北京市科学技术协会
科普创作出版资金资助

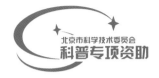
北京市科学技术委员会
科普专项资助

家有肾事

U0346898

主　编　饶向荣
编　委　李　深　张改华　郭　欢　石培琪
　　　　袁　博　熊梦冉　高向峰　孟令华
　　　　杨玉洁　李金璞　董摩扬

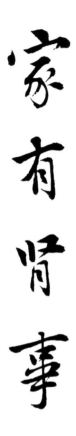
人民卫生出版社
PEOPLE'S MEDICAL PUBLISHING HOUSE

图书在版编目（CIP）数据

家有肾事 / 饶向荣主编 . —北京：人民卫生
出版社，2017

ISBN 978-7-117-25337-6

Ⅰ．①家⋯ Ⅱ．①饶⋯ Ⅲ．①肾疾病－防治

Ⅳ．①R692

中国版本图书馆 CIP 数据核字（2017）第 248548 号

人卫智网	**www.ipmph.com**	医学教育、学术、考试、健康，购书智慧智能综合服务平台
人卫官网	**www.pmph.com**	人卫官方资讯发布平台

家　有　肾　事

主　　编：饶向荣

出版发行：人民卫生出版社（中继线 010-59780011）

地　　址：北京市朝阳区潘家园南里 19 号

邮　　编：100021

E - mail：pmph @ pmph.com

购书热线：010-59787592　010-59787584　010-65264830

印　　刷：北京画中画印刷有限公司

经　　销：新华书店

开　　本：710×1000　1/16　印张：17　插页：4

字　　数：314 千字

版　　次：2017 年 9 月第 1 版　2017 年 9 月第 1 版第 1 次印刷

标准书号：ISBN 978-7-117-25337-6/R・25338

定　　价：39.00 元

打击盗版举报电话：010-59787491　E-mail：WQ @ pmph.com

（凡属印装质量问题请与本社市场营销中心联系退换）

主 编 简 介

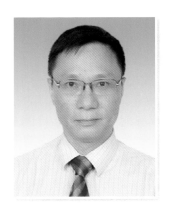

饶向荣,男,医学博士。中国中医科学院广安门医院主任医师,博士研究生导师,北京中医药大学客座教授。先后师从戴希文教授、陈可冀院士、高荣林教授。近年来主要致力于中医药延缓慢性肾衰竭进展、动脉粥样硬化性肾脏病的临床和实验研究。多年来,承担或参加了国家自然基金、国家中医药管理局课题,北京市以及院所级课题等20余项。在核心刊物发表论文100余篇,SCI论文4篇。获中国中医科学院科技进步奖、中国药学会科技奖多项。2006年《马兜铃酸肾病及中医药治疗》获得中华中医药学会科普奖2等奖。2001年被评为"中央国家机关先进青年",2007年被评为广安门医院首届"十佳中青年医师",2012年被评为"中国中医科学院中青年名医"。现为中国中西医结合学会活血化瘀专业委员会常委,中国民族医药学会肾病专业委员会常委,中国中医药研究促进会常务理事,北京市医师协会肾内科专家委员会委员、理事,兼任《中国中西医结合杂志》《北京中医药》等杂志编委。

序

　　饶向荣教授精通传统医学及现代医学,从事肾脏病临床多年,经验弘富,能融汇传统医学及现代医学于一体,取得显著疗效,深得病家欢迎。近期饶向荣教授以其所著《家有肾事》一书行将面世,索序于我。我注意到该书涉及面甚广,深入浅出地介绍和议论了包括传统中医学肾的一系列问题,囊括了男女正常性生活的理论及实际问题、与性反应和功能障碍及与生育相关的一系列疾病问题,以及临床上最为常见的肾虚证候及其预防和医疗处理问题,等等,十分切合临床实际。对肾与衰老及健康长寿的关系,也做了实事求是的解说,可指导读者增加实用的保健及预防疾病的知识,很是可贵。

　　就现代医学而言,本书更极为细致地阐述了各类现代医学肾脏疾病的一系列临床表现与疾病各个时期的各类个体化具体治疗以及不同阶段整体性辨证治疗的经验,深入浅出,甚有参考价值。对于不同时期、不同阶段的肾脏疾病的血液及尿液代谢组学客观实验检查等,也都有实事求是的指导介绍。对接受各类诊断、治疗包括肾穿刺、肾透析、肾移植等,以及合并糖尿病、高血压、贫血、水肿、肥胖等等病症,也都做了包括饮食在内等的注意事项的评介。很为实用。

　　今谨以此序,祝贺该书问世。

陈香美

2017 年处暑于北京

前　言

　　华氏《中藏经》有云："肾者,精神之舍,性命之根",中医学认为,肾纳气贮精存神,内藏元阴元阳,为人生长壮老,繁衍生息的根基所在。正所谓"家之本在于人,人之本在于肾"。家庭的建立和传承取决于个体的健康和繁衍,而个体的健康或疾病,无不关乎于肾,也无不求之于肾。由此可见,认识肾和肾相关的疾病,了解这些"家中肾事",可谓是关心家人、重视家庭、维系家族的一件要务。

　　在现代医学中,肾脏病学是内科学范畴下的二级学科,与心血管病学、风湿免疫病学、代谢疾病学、神经病学等学科并列共存却又交织难分。作为一名医学后学,甚至是一名资深临床医生,读及肾脏病学的内容时,也往往因其晦涩艰深而浅尝辄止。因而想要在不具备医学基础知识的非医生群体中进行科普,其艰难程度,可见一斑。

　　首先遇到的困难是中西差异。中医学与西医学学科之间存在着许多同名异义、同义异名的概念,甚至出现概念上的交叉。辟如脉,如脾,尤其如肾。西医所讲的肾脏,功能多样,与众多学科交织,学来艰深;中医所讲之肾,为先天之本,又无医不求,无患不问。而随着学习的深入,又会慢慢发现两者之间千丝万缕的联系,由此可窥东方医学和西方医学、经验医学和实验医学间殊途同归的妙处。

　　之后的困难来自于科普的撰写角度。撰写科普书与撰写专业书不同,其重不仅在于知识的丰富和先进,也在于知识信息的传递。有如铺路建桥,如果不能成功搭建起桥梁,不能将艰深的医学知识讲得通俗易懂,久很难将所学传递到读者的一端。唐朝著名史学家司马贞曾以"敏捷之变,学不失词"来评价"伟哉方朔,三章纪之"这位历史上最会讲故事的东方朔。如何在精研学术之余,能将化繁为简后的医学知识,未病先防、既病防变的医学理念传达到群众中去,是撰写医学科普书籍的重中之重。

　　不才在肾病学界修业以来,也常向前辈老师请教,与学生同好探讨,每有所得，不敢自珍，整理考据，成此拙作。其中有学习吸收到的一些较新的病理生理研究成果，如"出生低体重"、"成长追赶"等，借鉴以讨论"禀赋不足"与疾病的关系，如此种种，较之以往的同类科普书籍，也算是较新的思路和论点。更冀望能将肾脏和肾脏病的相关医学知识讲述得更加浅显易懂，让更多朋友提高健康意识，减少病情的贻误。书中所论，多有不足，且恐有同道难以认同之处，烦请指正。但若能使含灵众生得万一之惠，与同道师长有几处交流，则不胜荣幸，不才余愿尽矣。

特别感谢北京市科学技术协会及北京市科学技术委员会对本书的大力支持，承蒙业师中国科学院资深院士、国医大师、内科学家陈可冀为本书作序，唐史和敦煌研究学者、中华书局徐俊先生为本书题写书名，这些都是对我的鼓励，在此一并表示感谢！

饶向荣

2017 年 7 月

目　　录

千家万户有肾事,肾病肾虚须认知

　　中国人重视肾,其中的奥妙是因为中医学的肾的含义十分广泛。中医学认为"肾为先天之本""生命之根""肾主水""肾主纳气""肾主骨,生髓充脑,其华在发""肾藏精,主人体发育与生殖""肾开窍于耳与二阴"等等。因此中医讲的"肾",既包括了实质器官的肾脏,也涵盖了其他一些组织器官的功能,包括膀胱、性腺以及男女生殖器官的功能。这就不难理解,"肾"出了问题,可能会影响到生活的许多方面,影响到自己的家庭角色,甚至健康堪忧。

　　在中医看来,一个人的生、长、壮、老和婚嗣,皆与肾有关。

　　生:《灵枢·本神》言:"生之来谓之精,两精相搏谓之神。"人的出生,乃父母精气相搏而成。《灵枢·天年》又说:"血气已和,荣卫已通,五脏已成。神气舍心,魂魄毕具,乃成为人。"意即父母媾精结胎成形之后,神气舍心才产生生命。

　　长:人的生长过程:女子到七岁,肾气已经充盛,牙齿更换,头发生长;"二七",生育功能逐渐发育成熟,任脉通畅,太冲脉旺盛,月经按时来潮,所以能怀孕生育;"三七",肾气充满,智齿长出,生长发育期结束。男子到八岁,肾气充实起来,头发开始茂盛,乳齿更换。"二八"时,肾气旺盛,生育功能渐成熟,精气满溢而能外泄,两性交合,就能生育子女。"三八",肾气充满,筋肉骨骼强劲,智齿长出,牙齿长全,生长发育期结束。

　　壮:女子"四七",是身体最强壮的阶段,筋肉骨骼强健坚固,头发长得最茂密;到了"五七",身体开始衰老,首先是阳明脉衰退,面容开始憔悴,头发也会脱落。男子"四八",是身体最强壮的阶段,筋骨粗壮,肌肉丰富。到了"五八",肾气开始衰退,头发脱落,牙齿开始枯槁。

　　老:女子"六七",上部的三阳脉衰退,整个面容枯焦槁悴,头发开始变白;到了"七七",任脉空虚,太冲脉衰微,生育功能衰退,月经停止,所以形体衰老,不再有生育能力。男子"六八",人体上部阳明经气衰竭,面容枯焦,发鬓斑白;"七八",肝气衰,筋骨活动不便;到了"八八",生育功能衰退,精气少,肾脏衰退,形体衰惫,牙齿和头发脱落。

肾能接受五脏六腑的精气而贮藏起来,所以只有五脏旺盛,肾脏才有精气排出。随着年纪增大,五脏都已衰退,筋骨懈怠无力,天癸(生殖之精)也完全枯竭,所以出现发鬓斑白,身体沉重,步态不稳,不再有生育的能力。衰老是人生长发育的必然规律。发现女性在"五七"(35岁左右)、男性在"五八"(40岁左右),就开始出现衰老的征象;之后,随着年龄的增长,衰老逐渐明显。在"八八"之后,就可见"天癸衰""齿发去""九窍不利""涕泣俱出""发鬓白,身体重,行步不正"等老态龙钟之象。

在清代,随着西方医学的传入,"kidney"被翻译为"肾脏"。西医讲的肾脏,只指人体内左右各一的实质性器官,其主要功能就是产生和排泄尿液,调节水、电解质和酸碱平衡,其主要生理的功能大致等同于中医"肾主水"。现代医学认为肾脏也有内分泌功能,如分泌促红细胞生成素和参与活性维生素D的合成。故肾脏病的某些阶段,也可能出现影响到其他脏器的功能,如肾性贫血和肾性骨病,可能会出现乏力、腰酸腰疼等符合中医的肾虚或者精血不足的症状;此外,慢性肾脏病也可能出现性功能下降,一般人群心里就会将其和"肾虚"联系起来。而这些在中医看来,只是这个慢性肾脏病出现了中医的"肾虚"这个证。实际上,西医的肾脏病的症状表现可能对应着中医多种不同的证型,因而在治疗上,需要采取不同的治法,绝不是一个"补肾"可以涵盖的。

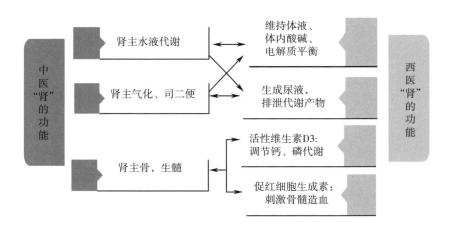

中医的"肾"与西医的"肾"在其他生理、病理方面也有着"对应"关系,比如:中医认为肾为气之根,主纳气,肾具有摄纳肺所吸入的空气、防止呼吸表浅的生理功能。当肾失纳气,则出现呼吸表浅等症状,这与西医所说的酸碱失衡导致呼吸频率的改变相符合,在疾病状态下,可以出现"肺肾串扰"。中医重视"肾主先天之精",认为先天不足、禀赋不足,可能会带来一些先天性疾病。现代研究发现,儿童先天性疾病中,肾脏相关疾病占50%以上。

中医对涉及"肾主水"相关的生理理论和疾病状态下的治疗体系已经较为完善，至今仍然用于治疗肾炎、肾病和肾脏衰竭等西医病症。在当今医学体系下，中医治疗肾病，更多的是以现代医学的肾病为纲，以疾病下出现的中医证候为目，以中医学理论为指导，病证结合下遣方用药，是中医肾病临床的主要内容。

当今，肾小球肾炎、糖尿病肾病等慢性肾脏病带来的社会、家庭问题，对个人健康的影响之大、对人群影响之广，已经成为突出的社会公共卫生问题。超过 10% 的慢性肾脏病的患病率及其高致死率、高合并症发生的特点，以及在防止该病过程中所表现出来的普遍的低知晓率（合理的诊断和评估）和高不认知率（对疾病特点和应对措施的了解）都是我们防治肾病的障碍。

作为肾脏病临床医生，感受得到肾病患者的生活质量的下降，目睹了众多肾脏替代患者给他们家庭生活带来的影响，深感一般人群特别是患者及其家人认知肾脏病的重要性。随着近年来的肾脏病防治的总结和探索，许多新的理念应该为广大国人所熟悉，例如"防治肾脏病从娃娃抓起""关注肥胖防治肾脏病"等。在延缓或阻止进入透析的同时，还需减少心脏死亡、提高生存质量等。要做到这些，都不只是关乎医生和患者自身，相当程度上需要家庭的参与。

简而言之，本书所言之"肾事"，是在西医的肾病基础上延展开的中医话题。如何发现和管理肾脏疾病，保持相对好的生活质量，防止临床终点事件的发生，是摆在我们面前的重要课题，一般人群应该提高对肾病的认知。

> 君从家中来，当知家中事。
> 生长壮老嗣，盛衰肾气知。
> 现代肾脏病，肾虚难全释。
> 防之未病时，已病循证治。

儿童肾病有夙根，先天不足多病衍

先天因素对人一生健康产生的影响不容忽视，很多肾脏疾病往往因为先天不足而发病，甚至从幼儿、少年时期，就开始影响人的健康。

2000 年 8 月的一个清晨，正在院里忙活家务的刘大婶，突然听见院子外传来阵阵婴儿的啼哭声，刘大婶赶忙放下手中的家什儿，三步并作两步的跑到院外，循着声音寻找，在西南边的墙角下，阵阵哭声从一个红布包里传来。刘大婶走近一看，布包里竟是一个瘦弱的婴儿，于是一边抱起孩子哄着，一边赶忙招呼屋里的老伴儿张大叔。张大叔翻开红布包，一张叠好的纸条掉落出来："孩子早产，害怕今后体弱，无奈家境贫寒，可怜好心人收养，不胜感激。"张大叔四下打听，询问邻里，却也没有孩子父母的一点线索。刘大婶连日带着女婴，又爱又怜，心生疼惜，又寻不得父母下落，于是和张大叔商量，想要收养这个孩子。张大叔年轻时也见过些世面，拿家中买菜的秤称了称婴儿，只有不到四斤八两（出生时体重＜2.5kg，称之为出生低体重），夫妇俩看婴儿一出生便被父母遗弃，又先天瘦弱，着实可怜，于是决定收养这个女婴，随大婶姓刘，并将之视如己出，抚养长大。夫妇俩的善心给了孩子一个家和长大成人的机会，但早产儿及出生低体重儿的先天缺陷也在刘英（化名）的身上渐渐表现出来。

孩子一天天长大，夫妇俩渐渐发觉小英子与同龄的孩子有些不一样。正常的孩子在 4~7 个月乳牙就开始生长，但英子到了 1 岁左右才开始渐渐长出参差不齐的乳牙。本应在 1 岁左右逐渐开始掌握的说话和行走能力，英子到了快 2 岁也没能学会。这与中医所讲小儿五迟的症状十分吻合（五迟是指立迟、行迟、语迟、发迟、齿迟）。

而在孩子 3~6 岁期间，却开始飞快地长高、长胖。小英子在 3 岁时开始急速长胖，体重在一年内从 10kg 剧增到 24kg（正常 3 岁体重在 12~14kg），夫妇俩本以为从此小英子能够追上同龄的孩子，但在英子 6 岁以后，生长发育逐渐减慢，与同龄人的身高差距也逐渐拉大。到如今，17 岁的英子身高只有 143cm，体重却达 108kg，体重指数（BMI）高达 53kg/m^2，比我国肥胖标准（28）高出将近 1 倍。这种短时间内身高体重剧增，医学上称为生长追赶现象。生长追赶是指某些因素导致儿童生长迟缓，当这些因素去除后则出现以身高、体重增加为主的生长加速现象，是机体自我保护和代偿的生理机制。早产儿出生后，随着营养状况的改善，机体出现追赶生长，以弥补早产儿发育迟缓的缺陷，但是生长追赶可增加患儿发生 2 型糖尿病、肥胖及心脑血管疾病的风险，并且不利于早产儿在青少年后期的认知和智力发育。

日子一天天过去，转眼小英子 8 岁了。刘大婶家虽然经济条件有限，但夫妇俩一合计，8 岁的孩子再不上学也是不成。刚到学校，小英子显得"老实、内向"，老师和刘大婶、张大叔觉得孩子可能怕生，便没太在意。后来逐渐觉得英子学习能力很差，怎么教都教不会，夫妇俩也很着急，问来问去，带着小英子到残联进行了智力鉴定。经过鉴定，孩子智商只有 60 左右（正产儿童 8 岁智商≥70），属于智力低下。直到今天，17 岁的英子仍旧不能计算 10 以上加减法，理解能力和分析能力也很差，大多数时间只能听懂父母简单的嘱咐和要求。

英子 12 岁的一天，在厕所小便时，不小心跌倒了。刘大婶赶来扶起了孩子，却发现地上孩子溢出的小便异常粘脚，晚上跟张大叔一合计，觉得还是不放心，于是又带着英子到医院检查，一查随机血糖值为 17mmol/L（正常值：3.9~7.8mmol/L）。经医生诊断，属于 2 型糖尿病，并建议她住院治疗。住院期间，检查发现孩子的子宫是幼稚子宫（即子宫发育不良）。直到今天，英子的子宫发育仍旧不良，17 岁的姑娘还没有来过月经。住院期间，发现英子同时患有高血压、高脂血症，中老年才会见到的"三高"疾病却在风华正茂的她身上纷纷出现。祸不单行，英子的糖尿病病情没有得到很好地治疗、控制，2015 年 12 月被诊断为糖尿病肾病。

小英子出生时便不幸被抛弃，不幸中之万幸，遇到张刘夫妇对她怜爱有加，百般照顾，视如己出，抚养成人，无奈先天不足，命途多舛，疾病缚身，令人惋惜！从医学的角度讲，孩子较差的出生状况，早产儿、出生低体重，都是后来发育不良、疾病产生的"不祥之兆"。中医称之为：先天禀赋不足，这便是我们今天要聊起的话题——儿童肾脏病。

明代大医家张景岳认为："以人之禀赋言，则先天强厚者多寿，先天薄弱者多夭"，"禀受者，先天也……先天责在父母"。这说明中医早就认识到先天遗传因素与健康密切相关。禀赋即先天，乃禀受父母遗传因素所成，所说"先天强厚"是指父母所遗传健康少疾，没有遗传性疾病；"先天薄弱"则与此相反。

张景岳还提出先天禀赋的强弱，除了与父母的"基"、"楯"盛衰有关外，与男女相合时的气候、情绪、精神亦有一定关系，"然惟天日晴明，光风霁月，时合气爽及情思清宁，精神闲裕之况……非惟少疾，而必且聪慧贤明，胎元禀赋实基于此"，因此提出"气盈则盈乘之则多寿，气缩则缩犯之则多夭"，这不但是对寿命问题的精僻见解,也是我国古代优生学的重要体现。

清代徐灵胎言:"当其受生之时,已有定分焉。所谓定分者,元气也,视之不见,求之不得,附于气血之内,宰乎气血之先。其形成之时,已有定数"。徐灵胎将这种定数理解为"视之不见、求之不得"的因素,也就是先天遗传因素,在胚胎形成之初已有"定分",与张氏所说"以母为基,以父为楯""责在父母"之说,一脉相承。

古人这种"先天"理论,在一定程度上被儿童肾脏病现代研究所证实。当今肾脏病学界已经开始对遗传因素与儿童肾脏疾病和可能从儿童时期迁延而来的成人肾脏病的关系予以高度关注。

儿童肾脏病流行病学:
发病率低,因地域和文化差异导致不同国家数据不同,每百万儿童中约有 15~74.7 个肾脏病患者。

一、儿童肾脏病有哪些病因?

儿童慢性肾脏病(CKD)的病因与成年人慢性肾脏病不同,前者以先天性及遗传性为主,而且儿童急性肾损伤也是重要的因素。各种不同原因造成儿童的急性肾损伤(AKI)都可能产生后遗症,从而导致学龄期儿童或成年出现高血压和慢性肾脏病。先天性和遗传性肾脏病是儿童慢性肾脏病的主要原因,也是儿童尿毒症的主要原因,而且还是成人尿毒症的重要原因。

引起儿童慢性肾脏病及终末期肾病的病因

病因	儿童慢性肾脏病病因百分比(%)	儿童终末期肾病病因百分比(%)
先天性肾及尿路畸形	48~59	34~43
肾小球肾炎	5~14	15~29
高血压肾病	10~19	12~22
溶血尿毒综合征	2~6	2~6
囊性肾病	5~9	6~12
缺血性肾病	2~4	–

　　研究发现，许多成年时发现的高血压、蛋白尿及慢性肾脏病在儿童时期就已经开始"酝酿"，有些甚至早在宫内就已开始。无论是先天性、遗传性还是后天获得性肾脏病（出生后出现的慢性肾脏病），随着年龄的增长，对肾脏及生活质量影响都逐渐增加。因此密切关注有家族遗传史和存在高危因素的儿童尤为重要，以便尽早识别肾脏疾病，提供有效的预防或治疗方法。

　　区分不同儿童肾脏病是正确认识肾脏病的关键，因此读者首先应分清先天性、遗传性、罕见性肾脏病。

先天性肾脏病	指出生时即有的肾脏病，多因肾脏发育异常所致；CAKUT[1]占全部先天性疾病的20%~30%。其患病率为3‰~6‰	常见的CAKUT包括：肾盂输尿管连接处梗阻、输尿管膀胱连接处梗阻、肾脏发育不良、单肾缺失、重复肾、马蹄肾、膀胱输尿管反流以及后尿道瓣膜病等
遗传性肾脏病	指由先天基因遗传导致的肾病，包括单一基因缺陷、多基因共同影响、线粒体基因变异、染色体变异等。可分为结构异常和功能异常两大类	结构异常的遗传性肾病包括：①膀胱输尿管反流等CAKUT；②ADPKD[2]、ARPKD[3]、髓质囊性肾病等纤毛病；功能异常的遗传性肾脏病包括：①Alport综合征、薄基底膜肾病、常染色体显性或隐性激素耐药肾病综合征、Fabry病等肾小球疾病；②肾性糖尿、原发性Fanconi综合征、遗传性近端或远端肾小管性酸中毒、遗传性或家族性高尿酸血症、Bartter综合征、Gitelman综合征、Liddle综合征、肾源性尿崩症等肾小管疾病和代谢性疾病；③Dent病、胱氨酸尿症、原发性高草酸尿症等肾结石相关性疾病
罕见肾脏病	指一些患病率很低的肾脏病。不同国家定义有差别，美国定义为患病率<1/200 000的疾病，我国患病率<1/500 000或新生儿发病率<1/10 000的疾病。	有150种以上疾病

注：[1] CAKUT：先天性肾及尿路畸形（congenital anomalies of the kidney and urinary tract，CAKUT）

　　[2] ADPKD：常染色体显性遗传性多囊肾病（Autosomal Dominant Polycystic Kidney Disease，ADPKD）

　　[3] ARPKD：常染色体隐性遗传性多囊肾病（autosomal recessive polycystic kidney disease，ARPKD）

值得注意的是,先天性、遗传性、罕见性肾脏病三者既有区别又相互联系,遗传病多为先天性的,但先天性疾病不一定遗传;大多数罕见病与遗传有关,但遗传病不一定罕见。

先天性肾脏疾患是先天性疾病中很常见的病。迄今为止,已发现大于150种基因突变与肾脏发育异常或对肾小球、肾小管功能不良有关。大部分基因突变在儿童时期就已经存在,且多数可导致肾功能不全。

最近有研究表明,轻度先天性肾脏及尿路畸形患者,在成年可进展为终末期肾病,高发年龄为40~50岁。囊性肾病是肾发育不良的主要亚型,由肾小管上皮细胞初级纤毛基因异常导致。

多数儿童肾小球病由足细胞(附着于肾小球毛细血管外的特殊上皮细胞)基因异常或获得性缺陷导致。遗传性代谢异常是儿童慢性肾脏病少见但极为重要的致病原因,如:高草酸尿症、胱氨酸病和不典型溶血性尿毒综合征(aHUS)——补体、凝血或代谢途径基因异常导致的血栓性微血管病。

此外,许多传染性疾病、系统性疾病导致的儿童死亡都与肾脏受累密切相关,例如患有霍乱和其他感染性腹泻的儿童常死于容量不足和休克诱发的急性肾损伤(AKI),而不是感染本身。

二、儿童肾脏病的危险因素有哪些?

肾脏发育受多种因素影响,鉴于先天和遗传性肾脏病是儿童肾脏病的主要原因,在这里,我们重点讨论先天性和遗传性肾脏病的危险因素,其主要包括环境因素、基因遗传因素和表观遗传因素。

环境因素:包括母亲的营养与健康状态、孕期的药物使用、孕期某些物质的摄入过多或过少。

当胎儿使用某些药物时,如血管紧张素转换酶抑制剂、可卡因、激素、非甾体类抗炎药物等,可以引起肾脏及尿路畸形。孕期低蛋白饮食和高盐或低盐饮食均会影响肾单位数目,导致肾脏发育不良。

　　表观遗传因素：指在发育期间可以促进环境因素与遗传因素的相互作用，并使此类患者更易患某些疾病。

　　表观遗传作用，主要包括 DNA 甲基化、组蛋白乙酰化、组蛋白甲基化以及组蛋白磷酸化等。这些作用可以改变染色体结构，改变特定区域与转录因子的结合活性，从而促进基因表达或使基因不表达。表观遗传可逆且易受环境应激的影响。

　　基因遗传因素：如编码多囊蛋白 1 的 PKD1 是常染色体显性遗传性多囊肾病主要致病基因，编码Ⅳ型胶原 α5 链的 COL4A5 是 Alport 综合征的主要致病基因。

　　由于临床异质性的存在，单基因突变会引起不同患者不同的临床表现，不同的基因突变也可能引起相同的临床表现。

三、儿童肾脏病有哪些特点？

　　先天性肾脏及尿路畸形是儿童慢性肾脏病主要原因。

　　出生低体重和肾单位数量减少与儿童时期急性肾损伤、局灶节段性肾小球硬化的发生有关。

　　出生低体重和肾单位数量减少与成人高血压、糖尿病和慢性肾脏病有着密切的关联。

　　儿童是急性肾损伤的高危人群，急性肾损伤可能造成永久性慢性肾功能损伤，进而迁延至成人阶段。

　　儿童肾小球疾病不同病理类型进展不一，有些肾小球疾病可导致儿童时期的终末期肾衰竭。

四、如何及早发现儿童肾脏病？

　　进行产前胎儿超声检查，可发现大部分泌尿系统异常的儿童，从而进行早期干预。然而，由于检查技术的普及问题，在世界的许多地区，结构发育异常的儿童往往是在后期出现临床症状的时候才被发现。一些国家和地区开展了蛋白尿、血尿及尿路感染普查,但该类普查的有效性尚未达成共识。目前,普遍认为具有以下情况的儿童需进一步检查:产前超声检查显示可疑生殖泌尿系统异常、有肾脏病家族史、生长障碍、有泌尿系感染病史、排尿异常、尿外观异常。初步筛查包括:针对性体检、尿试纸检查、尿液分析及基础生化,如有需要可进行针对性评估。

五、常用于诊断儿童肾脏病的技术有哪些?

随着基因测序和生物信息分析技术的进步,过去很多诊断困难的先天性、遗传性、罕见肾脏病已逐渐能够被精准诊断,并成为先天性和遗传性肾脏病的主要诊断和研究手段。

例如,一些表型明显的先天性肾及尿路畸形,通过临床资料和影像检查即可明确诊断。超声检查可作为先天性肾及尿路畸形的筛选手段,确诊该病还需借助静脉肾盂造影或 CT 或 MRI(核磁共振成像)。另外,用 EPI 公式(用于估算肾小球滤过率的公式)估算马蹄肾患者(CAKUT 的一种)的肾小球滤过率(GFR)较真实值偏高,需同位素肾图测算肾小球滤过率。对于遗传性肾脏病和部分罕见肾脏病,则需要基因检测和分子病理检查来确诊。

早期精准诊断对于判断预后、指导治疗和减轻不必要的经济负担都有非常重要的意义。

常用的遗传检测技术

CNV(Copy Number Variations,拷贝数变异)分析	分析染色体结构异常。
候选基因分析	单基因遗传病或有明确致病基因疾病的基因诊断。
基因连锁分析	用于家族性遗传疾病。
全外显子测序	发现新的致病基因。
全基因组测序	检测内含子以及调控区域,用来分析内含子与调控区对基因的影响以及调控。

针对不同的疾病可以选择不同的检测技术,但由于个体差异和某些检测技术的局限性,还有许多未知的基因检测需要开发。应该利用各种检测手段之长处,在降低患者费用的情况下精确地做出诊断,以便选择正确的治疗方法。

虽然目前还没有建立完善的关于先天性、遗传性和罕见肾脏病的筛查方案,但鉴于它们是引起儿童肾脏病的主要原因,并且长期影响患者的生存质量,建议对遗传性肾脏病进行筛查。

六、如何防治儿童肾脏病？

由于儿童肾脏病中的先天性和遗传性肾脏病是儿童尿毒症的主要原因、成人尿毒症的重要原因，因此，应该重视先天性及遗传性肾脏病患者的早期诊断及肾功能保护，以延缓其肾脏病的进展，改善患者的生活质量。

诊断不同，相应的治疗也不同。但是，目前有关可延缓儿童慢性肾脏病进展的治疗比较有限。

主要干预措施：
- 健康管理
- 对症支持治疗
- 针对分子发病机制的靶向治疗
- 基因或干细胞治疗
- 中医药治疗
- 肾脏替代治疗
- 胚胎优选

1. 健康管理

饮食治疗需要满足儿童生长发育的需要。对于肾小球疾病伴发高血压、大量蛋白尿、水肿的患者，应该控制盐的摄入，严格控制血压可延缓各种病因所致的儿童慢性肾脏病进展。避免使用肾毒性药物。

2. 对症支持治疗

合理选用降压药，减轻尿蛋白排泄，延缓肾功能恶化；对于肾小管间质损害的患者，主要维持内环境稳定，保持机体水、电解质平衡；注意对心血管病的防护（众多研究表明，儿童期起病的慢性肾脏病可增加心血管病发病率、缩短患者生存时间）；对于肾脏结构异常的患者，如无症状可不进行治疗，但应定期检测肾功能，如出现症状则需进行对症治疗。

3. 靶向治疗

随着分子发病机制研究的深入，为寻找其治疗靶点提供了新方向，针对不同靶点的药物或治疗方案相继涌现。

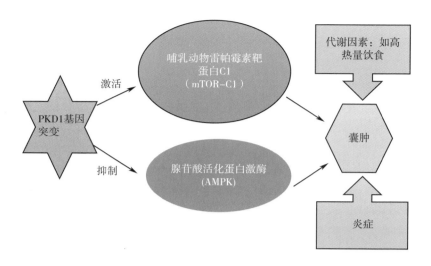

4. 基因治疗以及干细胞移植

基础研究提示各种因子将成为治疗 Alport 综合征的新靶点,有望开发新的药物以达到进一步延缓肾衰竭发生的目的。

5. 中医药治疗

以整体观、个体化和辨证论治为基础的中医药治疗对于改善病人症状、延缓疾病进展、保护肾功能具有一定的疗效。

6. 肾脏替代治疗

如果疾病恶化进入终末期阶段,则需进行肾脏替代治疗,包括血液净化和肾移植。其中肾移植是儿童终末期肾病患者最根本的治疗方法,另外肾移植后还需要根据不同阶段进行药物治疗以使患者平稳过渡到成年期,保证患者生活质量。有研究显示 Alport 综合征患者肾移植 10 年肾存活率高达 80%。

先天肾及尿路畸形导致的终末期肾病较少,尿毒症多出现在成年后。但有些婴儿早期就需要肾脏替代治疗,例如,常染色体隐性遗传性多囊肾病在儿童期就已表现且易进展为终末期肾病。全球登记资料数据表明,从新生儿时期就开始透析的患者存活率也相当可观。肾移植是儿童优先选择的肾脏替代治疗方式,适用于年龄大于 12 个月的儿童,具有较好的患者存活率、移植物存活率、生长发育。

7. 胚胎优选

有研究报道,对于常染色体显性遗传性多囊肾病、Alport 综合征等单基因显性遗传病,可以通过体外受精、胚胎培养、单细胞活检、基因检测等手段,筛选染色体正常无致病基因的健康胚胎植入母亲子宫内,孕育出健康的宝宝,从而预防单基因遗传病的发生。

七、出生低体重与儿童肾脏病

> 大量流行病学数据表明，早产儿与出生低体重儿是高血压、蛋白尿、慢性肾脏病的高危人群。注意避免出生低体重和早产显得尤为重要。

1. 出生低体重和早产儿的潜在肾脏问题

> 出生低体重：出生体重＜2500g（世界卫生组织）
> 早产儿：胎龄＜37周（259天）出生的新生儿。

现代医学认识到，早产、出生低体重是慢性肾脏病的危险因素，除了先天性肾脏病儿童以外，即使在儿童时期并无明显的肾脏病，围产期疾病（指怀孕28周到胎儿出生1周时期内所患疾病）也可影响以后的健康。出生低体重可由胎儿在子宫内生长受限或早产导致。

早产儿及出生低体重儿患肾脏疾病的风险增加，而且在今后很长时间里，其患病风险依然很高。

2. 早产儿与出生低体重影响儿童肾脏疾病可能的外在原因

随着早产儿存活率不断提高，多数肾脏发育尚未完成的早产儿也可存活。

早产儿在新生儿重症监护室救治过程中，难免需要使用有一定肾毒性的药物，存活下来的早产儿存在肾脏损伤但不易被发现。

3. 早产儿与出生低体重影响儿童肾脏疾病发生的内在机制

许多成人的疾病事实上起源于胎儿期。在疾病或营养匮乏的环境中，胎儿必须对如何使用资源来实现最大化的生存做出选择，甚至以增加对慢性疾病的易感性和成年期的死亡率为代价，这些现象都可能发生在出生低体重者。与此相关的问题包括肥胖、高血压、胰岛素抵抗、冠心病等。

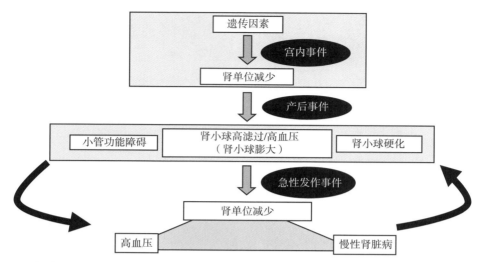

图为肾单位减少假说机制。三个事件：宫内，产后和急性发作，造成肾单位数目减少。多种因素进一步引起肾单位的损失，从而通过肾血流动力学导致肾单位数目减少、高血压和慢性肾病之间的恶性循环。

由于人类肾单位数目的变化很大（从 20 万到 200 万），早产及出生低体重儿肾小球、肾小管发育不成熟，肾单位减少，肾小球超滤过，导致肾小球损伤，所以无论是先天还是后天肾单位数目的减少都使其更易患高血压、慢性肾脏病。人肾单位的减少在初期可以维持正常的肾小球滤过率，这是通过肾单位扩大、肥大来代偿的，个体肾单位扩大可增加肾小球的有效面积；随着时间的推移，这种适应性反应反而变得有害。另外增加肾小球面积可以导致钠潴留继而造成全身性高血压，同时肾小球高滤过影响肾脏的自动调节机制，产生肾小球内高压和蛋白尿。

这些过程导致肾脏变得硬化和衰老，反过来又导致了额外肾单位数目减少和残余肾单位更高的滤过功能，最终导致更快速肾损伤的恶性循环。

当个体在出生后出现继发性因素，如高盐摄入、生长追赶、肥胖和妊娠，这些因素可以促进肾小球的高滤过和高血压，引起肾小球硬化，从而加速肾单位毁损。此外，伴随老龄化的动脉硬化可以导致肾硬化，肾单位数量减少。肾单位减少的个体，如出现新的肾小球疾病，肾功能不全的进展速度可能会明显加快。

因此，对早产儿或出生低体重儿进行肾功能及血压的终身随访非常关键。与此同时，应尽量避免使用有肾毒性的药物，这样有助于多数慢性肾脏病的预防。

4. 孕妇影响新生儿肾脏发育的因素

母亲	新生儿肾脏	说明
孕妇的营养状况（孕妇的营养不良增加了其娩出低体重婴儿的风险，同时也增加了其后代罹患高血压和慢性肾脏病的风险）	孕妇蛋白或热量的摄入障碍，导致胎儿血压升高，肾单位数目减少和肾功能的紊乱	营养对肾脏发育非常重要，维生素、矿物质（Fe、Zn）和氨基酸的摄入可降低后代患病的几率。正常蛋白饮食可以使早产儿出生率降低、增加平均出生体重
	叶酸缺乏虽然不会对肾小球产生直接影响，但对基因甲基化和表观遗传有影响	应遵医嘱适时适量补充叶酸
	维生素 A 摄入过多会抑制肾脏发育、导致肾脏畸形，摄入不足会导致肾单位减少	摄入适量的维生素 A，避免视黄酸缺乏或过量，有助于肾脏的正常发育
孕妇的健康状况	孕妇处于疾病状态可能会造成胎儿早产、患病甚至死亡。孕产妇超重和肥胖与后代慢性肾脏病的风险增加相关	由于孕妇营养过剩对后代是有害的，所以整个孕期应控制体重妊娠高血压、妊娠糖尿病需特别注意
	先兆子痫和子痫孕产妇怀孕前就患有高血压、糖尿病肾病、肾脏疾病或者孕妇本身就是早产儿或出生低体重	注意高危人群妊娠的监控
孕妇用药与烟酒等危险因素	硝基呋喃类、硝咪唑类、四环素类、大环内脂类、喹诺酮类、β- 内酰胺类等抗生素可造成新生儿出生低体重，造成了肾单位数目的减少	避免相关药物的使用
	孕妇酒精的摄入会增加早产儿和新生儿出生低体重的发生，两者之间呈剂量相关	避免酒精的摄入
	孕期吸烟增加了低出生体重及早产的风险，并和后代肾脏体积的减少呈剂量相关性	避免吸烟

5. 早产儿及出生低体重未成年肾脏疾病的常见类型

★ **急性肾损伤**（AKI）

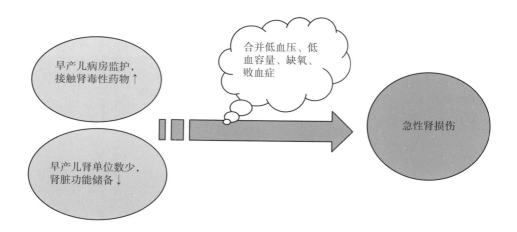

急性肾损伤是慢性肾脏病的危险因素,AKI曾经被认为是可逆性灌注损伤,但是越来越多的证据提示**急性肾损伤**所引起的损伤是累积性的,所以早产儿和出生低体重儿发生**急性肾损伤**几率的增加导致慢性肾脏病的发生率增加。目前新生儿没有一个明确的血清肌酐水平标准来表明肾脏的损伤,所以增强发现肾损伤意识,最大化的减少肾脏损伤,对于早产儿的将来是非常有必要的。

★ **局灶节段性肾小球硬化**（FSGS）

原发性的**局灶节段性肾小球硬化**与足细胞相关的基因突变有关,继发性者与慢性肾小球肾炎、感染、高血压、肥胖、药物以及出生低体重等有关。

早产儿及出生低体重儿肾单位数目减少,足细胞减少或损伤,可能与**局灶节段性肾小球硬化**有关。此外,胎儿期肾小球结构过早停止发育可能比直接损伤足细胞造成更严重的后果,母亲的生活压力、营养情况、是否酗酒以及是否患有心脏病或高血压等许多因素都会影响子代肾小球的发育,其肾小球过早停止发育可导致**局灶节段性肾小球硬化**的发生。

此外,出生低体重可促进肾小球系膜基质的改变,如肾小球系膜扩张和透明变性,这可能是发生**局灶节段性肾小球硬化**的另一个原因。

6. 早产儿及出生低体重儿与成年慢性肾脏病的关系

研究表明,早产儿及出生低体重使成人患糖尿病和高血压的风险显著增加,而高血压、糖尿病是慢性肾脏病的重要发病原因,也是慢性肾脏病进展重要的危险因素,关注高血压、糖尿病,也就是关注肾脏病。

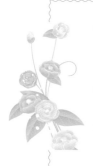

- 孕期母亲应合理饮食，摄入蛋白质及微量元素应适宜，控制体重以防止肥胖、糖尿病的发生，避免肾毒性药物和抗生素的使用。
- 早产儿及出生低体重儿未成年时期易患肾脏疾病，主要原因是其出生时肾单位数目减少。
- 早产儿及出生低体重儿成年时期易患高血压，主要机制与盐敏感性增加**有关，低盐饮食可能可以预防高血压的发生。**

这里对儿童肾脏病的治疗问题做一个简单的概括：

首先重视胚胎优选，重视早期筛查，特别是避免出生低体重和早产儿、先天性肾及尿路畸形；其次重视儿童急性肾损伤，特别是不典型溶血性尿毒综合征（aHUS）所导致的急性肾损伤，因易进展为终末期肾病，移植后易复发，长期以来一直无特效治疗药。随着特异性阻断 C5 活性的单克隆抗体（依库珠单抗）的出现，该病也得以控制，但价格极为昂贵。儿童和青少年急性肾损伤医疗资源不平衡导致众多发展中国家儿童和青少年患者未能得到及时治疗而死亡。

鉴于先天性和遗传性疾病的特点，儿童慢性肾脏病医疗资源一直局限于免疫治疗。随着遗传学和诊断学的提高，新型药物研发解决了小儿肾病一直无有效治疗药的问题。另外，抗利尿激素受体拮抗剂的出现，可阻止多囊肾患者囊肿生长从而保护肾脏功能。抗利尿激素受体拮抗剂是成人常染色体显性多囊肾病的首个有效治疗药，同时对常染色体隐性遗传性多囊肾病也有一定疗效。然而，新型治疗药的高额成本大大降低了治疗进展给患者带来的益处。解决罕见疾病高额医疗成本是未来小儿肾脏病治疗的关键。

随着基因检测技术的发展，很多遗传性肾脏病的遗传基础已经被揭示，但由于先天肾脏病临床表型的异质性及遗传基础的复杂性，还有许多罕见遗传性肾脏病相关的基因尚未被挖掘。科学技术的不断进步和经济的发展，以及人们对先天因素对肾脏病的发生影响的认识提高，也印证了古代大医家张景岳对先天因素的认识。有感先贤的伟大，有诗为赞：

儿童肾病有夙根，先天不足多病衍。
胎元禀赋须强厚，景岳之言示千年。

少壮自恃多妄为,中年修理复根基

　　人在一生当中,会受到各种因素的影响,继而产生疾病,甚至最终影响寿命。先天不足易出现儿童肾病、高血压等疾病,通过优生优育可以使下一代先天充足,继而保障健康少疾;青年时期,适当进行体育运动,加强营养,可促进健康地生长发育;而人到中年,保全真精对中年、老年健康都至关重要。《黄帝内经》记载:"食饮有节,起居有常,不妄作劳,故能形与神俱,而尽终其天年,度百岁乃去……以酒为浆,以妄为常,醉以入房,以欲竭其精,以耗散其真,不知持满,不时御神,务快其心,逆于生乐,起居无节,故半百而衰也。"阐述了不良的生活行为方式会耗散精气,使人早衰。当然,中年人健康的生活行为方式,对预防和延缓肾脏病也同样重要。

　　吴先生今年 54 岁,年轻时虽说生活艰辛,为工作四处奔波,但身体倒是没有什么毛病。中年后工作岗位发生转变,生活条件也改善了不少。即便是从家步行到单位离只要花五六分钟,也是开车上班。白天基本在办公室一坐就是一整天,平时既爱抽烟,又不爱活动。下班后应酬多,推杯换盏如家常饭。到家后,基本上就是往沙发上一倒,一边吞云吐雾,一边看着电视。日积月累,种种不健康生活行为方式,对于已到中年的人来说无疑是埋下了疾病的种子。

　　就在吴先生不到 50 岁的时候,查出了高血压、高血脂、高血糖,痛风也反复发作,发作时不能行走,当服用秋水仙碱等药物稍加控制之后,却又继续享受自己的快乐生活。即使血压曾一度高达 170/110mmHg,也未曾服药控制。2016 年 6 月检查发现血肌酐 120μmol/L,并且血肌酐水平逐渐攀升,到 2017 年 7 月血肌酐升至 180μmol/L,伴尿中有大量细小泡沫,尿蛋白 3+,24 小时尿蛋白定量 3726mg/d,方才引起重视,后来入院做肾穿刺,发现是轻度系膜增生性 IgA 肾病伴缺血性肾损害。综合考虑吴先生 IgA 肾病病程较短,病理较轻,从理论上来说肾功能受损情况不应如此之重,可能主要原因还是在于高血压长期未得到控制,导致肾脏高压力、高滤过,加上高血脂、高血糖的作用导致肾功能衰竭。轻度 IgA 肾病治疗本不难,但由于吴先生疾病复杂多样,肾脏损伤病出多因,使治疗难度陡增,归根到底还是不良的生活行为方式埋下的祸根。

　　由此可见，青、中年阶段，不良生活行为方式引起的如高血压、糖尿病、高脂血症、高尿酸血症等全身代谢性疾病是损害中年、老年阶段肾脏健康和全身健康的罪魁祸首。

　　因此，中年保肾，无论是中医还是西医，无论是已患病还是未曾患病，均以整体健康为导向，不能只顾局部脏器，而不顾整体的全身疾患。自身不良的生活行为方式对整体健康有着不良的影响，因此中年对肾脏的保护，应从健康的生活行为方式做起。关于这一点，中医先贤很早就关注生活行为方式。

　　话说人至中年，由盛转衰。《素问·阴阳应象大论》有云："年四十而阴气自半也，起居衰矣"；《素问·上古天真论》认为女子七七、男子七八则天癸（生殖之精）竭，标志着人体进入老年期。由于个体生活条件各异，或受各种因素影响，或后天失养，在中年至老年前期即出现早衰、罹患多种老年病。孙思邈曾直白地告诉人们，中年人是何等的脆弱，其在《备急千金要方》写到："四十以上，即顿觉气力一时衰退；衰退既至，众病蜂起，久而不治，遂至不救"。这种生理功能的衰退和疾病的多发是由于人到中年以后，元气渐虚、精血衰减，脏腑亏弱而致。欲求复壮延年，中年是个关键时期。

一、病弱有因，唯人自作

　　中年人患病危险因素非常多，张景岳称之为"危事"，除了天灾人祸、庸医之害外，酒、色、财、气（意气）的侵扰均可以剥削元气。"未有日加剥削而不致残伤元气者，此消耗之不可不慎也"，既然"所丧由人，而挽回之道，有不仍由人者乎"，那么从自身改变，可以避免这些祸害。

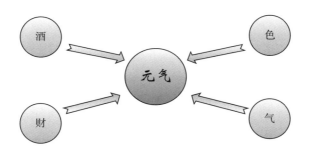

　　饮酒太过，可导致"病变百出"，如肝硬变（鼓胀）、中风、脾胃功能失调等；沉迷于美色，房劳过度会造成身体虚弱、积劳成疾；也有因为沉浸于儿女情长之中承受相思之苦而无法自拔，情志过极，伤及五脏；在现代快节奏的生活中，因为工作劳累而倒下的数不胜数……复杂多变的原因导致壮年时期健康受损，已不得不引起人们重视！

二、中年修理，重振根基

到了中年必须对身体状况加以关注。基于后天摄养对健康和寿命的重要作用，中年时期及时养生，有着积极的意义。这就是张景岳著名的"中年修理"的学术主张："人于中年左右，当大为修理一番，然再振根基，尚余强半"。中年摄生是自己的积极参与，身体力行。诚如张景岳所言是"后天之养，其为在人"。以期预防早衰，防老防衰。许多养生家只重视对老年人的保健治疗，面对老年以前的养生注意不够，那种"已老防老"的办法，虽有必要，但犹如"渴而穿井，斗而铸锥"，张景岳根据对人体生长壮老的认识，强调"中年修理，求复益壮"，是对中医"治未病"和老年医学的卓越贡献。

三、元气既损，贵在复之

"我命在我不在天"，中年人通过自身的努力挽回早衰，具有很大的可能性。因为中年时期，就其本质而言与老年时期完全不同，虽然出现衰的表现，但远比老年之气血、脏腑之充盈，此时只要注意"修理"，复壮可待。那么，如何做到中年修理？首先是减少"危事"对元气和正气的耗损，达到一个正常状态，即是张景岳所谓之"常度"。"人生之常度有限，而情欲无穷。精气之生息有限，而耗损无穷"，如果减少自己的妄为，加以必要的修整，恢复自己的元气是有可能的，因为"非逆天以强求，亦不过复吾之固有"。强调的是积极主动地避免危险因素所害，尽早养生。

四、培补修理，元气再振

至于防老延年的办法，张景岳认为趁中年元气尚未大虚之时，认真加以培补修理，使元气得固，根基再振。因此于中年而重"修理"，保元气而为复壮，养护之道关键还在于后天自我的不断栽培扶植。

1. 养静。《黄帝内经》说："恬淡虚无，真气从之；精神内守，病安从来。"养静为摄生首务，张景岳说："纯粹而不杂，静一而不变，淡而无为，动而以天行，此养生之道也。"元气为虚无缥缈之物，非一般药饵或呼吸之气所能补益。培补元气，须向虚静中求，当清心寡欲，恬淡虚无，如此元气自然生发，病不由生。

2. 宝精。宝精方可摄生。莫要"醉以入房，以欲竭其精，以耗散其真"。因此，张景岳指出"欲不可纵，纵则精竭；精不可竭，竭则真散。盖精能生气，气能生神。营卫一身，莫大乎此。故善养生者，必宝其精。精盈则气盛，气盛则神全,神全则身健,身健则病少。神气坚强,老而益壮,皆本乎精也"。精气神同出一源,宝精也即是护气、养神。

3. 养慎。《景岳全书》说:"若以人之作用言,则先天之强者不可恃,恃则并失其强矣;后天之弱者当知慎,慎则人能胜天矣。所谓慎者,慎情志可以保心神,慎寒暑可以保肺气,慎酒色可以保肝肾,慎劳倦饮食可以保脾胃。"养慎就是要时时处处养护元气,不要被七情六淫所伤,要饮食有节,起居有常,不要妄于作劳,切忌恃强妄为。

4. 治形。张景岳中医的"形与神俱"的思想,首倡"治形"论。他认为,人形有二,内形即神气,外形即躯体。因此,强调人生之首务当养其形,应不以情志伤其"内形",毋使过劳伤其"外形",张氏指出"其形即败,其命可知。然则善养生者,可不先养此形以为神明之宅,善治病者,可不先治其形,以为兴复之基乎?"对于养形者,他引《庄子》中语句"毋劳尔形,毋摇尔精,乃可以长生",以明养形以求长生。

5. 重脾胃。张景岳说:"凡先天之有不足者,但得后天培养之力,则补天之功亦可居其强半,此脾胃之气所关人生者不小……是以养生家必当以脾胃为先"。饮食太过,劳倦也伤中,特别是药物,最容易损伤中焦脾胃,应该值得人们注意。

6. 食补养肾。除了适当减少房事消耗之外,平时也可以根据自身情况,在医生指导下服食一些填补肾精之品,比如张景岳自创有"全鹿丸",又如左归丸、三阴煎、大营煎、地黄醴等,重用熟地、山茱萸、枸杞、山药、菟丝子、当归、人参等,均有一定补益精气的功效。

五、明其道,述其理

张景岳在其《中兴论》中曾感慨:"欲明其道,可无言乎。然言而无证,则人多不信。"实际上,其所传达的"中年修理"理念,已经为近期的大量流行病学资料所证实。

中年时期的一些特定的和多样的危险行为与慢性疾病有着密切的联系,中年时期影响健康的行为对晚年生活所造成的影响是非常深刻的,甚至与残疾、痴呆、身体虚弱和其他的非传染的慢性疾病密切相关。反之,中年多进行日常锻炼,饮食健康和戒烟都有助于健康老龄化及预防残疾和慢性疾病。

中年人生活行为中所累积的一些风险,极大地影响了晚年心理和社会活动能力,促进了非传染慢性疾病和残障的发生。四个主要的危险因素——吸烟、酗酒、不良饮食和缺少运动,在发达国家的研究数据证实,与将近一半的疾病发生有关,如痴呆、糖尿病和心血管疾病。2016年剑桥大学临床医学院公共卫生研究所发布关于中年人的生活行为危险因素与成功老化、残障等各方面的研究报告,旨在告诉人们,重视日常生活行为方式才能保持身体健康。具体报告结果如下表:

(一)中年进行体育锻炼对健康老龄化等影响

健康和健康老龄化:研究报告一致认为,中年进行体育锻炼有助于健康和健康老龄化[1],而且锻炼越持久,对健康和健康老龄化越有益。

残障和虚弱:研究一致认为,中年进行体育锻炼有助于预防或延缓老年残障和虚弱。
绝大部分研究称,中年进行体育锻炼可保持身体灵活度和身体机能,并减少残障。也有研究报告称,中年进不进行业余锻炼与75岁时出现残障,没有多大关系。
中年体育锻炼可降低髋关节或手腕骨折的风险,改善骨质密度,但降低骨关节炎的风险不显著。

痴呆和认知功能:研究普遍认为,中年进行体育锻炼可降低今后患痴呆的风险,或保持更好的认知功能。
有研究称,轻微和适度锻炼坚持时间越长,患痴呆的风险越低。

死亡率:研究一致认为,中年进行定期、中等强度和高强度的体育锻炼可降低晚年死亡率。

心血管疾病:有强有力的证据表明:中年进行锻炼可降低心血管风险和死亡率。
中年缺少体育锻炼与中风、脑血管病,心肌梗死、缺血性心脏病的发生显著相关。
中年锻炼可降低由中风、冠心病和脑血管疾病所致的死亡率,中年缺少锻炼可增加心血管病的死亡率。

糖尿病/代谢综合征:部分研究表明,中年锻炼可降低晚年糖尿病的发病率,还可改善糖尿病的前提条件和代谢综合征以及胰岛素的敏感性。

心理健康的影响:中年体育运动与心理健康之间的关系证据不一致。
有研究称,中年进行高强度体育锻炼,5年内患有焦虑和抑郁的风险较低。
也有研究认为,心理健康(包括焦虑和抑郁)与体育运动无明显相关。

注:[1]健康老龄化被定义为:没有重大慢性疾病史和无认知障碍史,无身体或心理障碍,从中年健康步入老年的过程。

(二)中年饮食和饮食结构对健康老龄化等的影响

健康老龄化、生活质量、健康:研究一致认为,中年健康的饮食与健康和成功老龄化有关。
地中海式饮食执行得越好[2],健康老龄化效果越佳;越偏嗜西式饮食[3],健康老龄化效果越差

残疾/虚弱:关于"健康"的饮食或饮食模式能使身体机能保持更好,目前证据还有限;研究发现,中年时期的饮食和日常生活活动有关;**最多2天吃一次肉的男性在日常生活活动中受到的损伤可能性更低。**

痴呆与认知功能：关于中年健康的饮食或饮食习惯与老年痴呆和认知功能有关，目前证据有限。

中年摄入水果和蔬菜有利于预防老年痴呆症。

适量的饮用咖啡而不喝茶可能会降低患老年痴呆症的风险。

摄入抗氧化剂、黄酮类化合物与痴呆关系并不显著。

摄入中等量饱和脂肪酸比摄入少量、中等量多不饱和脂肪酸以及摄入少量饱和脂肪酸患痴呆症风险都要大。

"健康模式"的膳食[4]今后可能保持更好的认知功能，每天超过两种水果和蔬菜可能更有助于保持认知功能。

大量摄入饱和脂肪更易出现晚年认知障碍。

总体死亡率：饮食和饮食模式对死亡率的影响的证据还不明确。

大量摄入水果和蔬菜可以大大降低死亡的风险。

每增加 20 克 / 天的蔬菜摄入量可明显降低总体死亡率。

每天摄入大于三种水果和蔬菜与总体死亡率相关性并不显著。

关于冠心病高危人群摄入大量鱼可增加死亡率，证据有限。

心血管疾病：研究一致认为，健康饮食对心血管结局有积极影响。

水果和蔬菜摄入量不足与心血管疾病死亡率相关。

多摄入类黄酮可能降低缺血性卒中风险，也可能降低心血管病死亡率。

肉类摄入量与脑血管病相关。相比于每周食肉至少 1 次的人群，每月食用肉类 1~2 次的人群脑血管疾病的风险要低，同时比不吃肉的人群也低。

女性人群摄入鱼而不摄入肉，可降低心血管事件和死亡率。

每周一次摄入海洋 ω3 脂肪酸，可降低心脏衰竭的风险。但更多的 ω3 脂肪酸的摄入量与心力衰竭没有显著相关性。

与适度的咖啡饮用者相比，大量饮用咖啡者与冠心病事件和死亡风险更高；不饮用、少量饮用和中等量饮用咖啡者则风险相同。

导致血糖水平升高或高糖负荷的膳食，和心血管事件之间可能存在着关联。

中年人蛋白摄入，尤其是中等量蛋白摄入和缺血性心脏病之间没有显著的关联。

男性多摄入水果和蔬菜，可能降低发生高血压的风险；

所有水果和绝大部分蔬菜的摄入量越高，女性高血压风险降低就越显著。

女性膳食镁摄入量的增加可能对高血压的发生有一定的作用。

低脂乳制品、钙和维生素 D 的摄入可以降低中老年妇女的高血压风险。

饱和脂肪酸、单不饱和脂肪酸和反式脂肪酸摄入量增加，可以增高中老年妇女高血压风险。

总饱和，单不饱和或多不饱和脂肪和致命或非致命心血管事件之间没有显著关联。

糖尿病/代谢综合征：饮食对糖尿病和代谢综合征的影响证据不一。
少吃主食多喝牛奶的饮食模式可减少患糖尿病的风险；
水果和蔬菜与糖尿病之间没有显著的联系；
过多摄入饱和脂肪可降低胰岛素敏感性；
女性适量、大量摄入鱼和贝类可降低患糖尿病风险，而且摄入越多，风险越小；
食用大量红肉和加工肉类增加患糖尿病的风险，而且摄入越多，风险越大；
每天喝咖啡与糖尿病的关系目前结论不一致。

心理健康：对心理健康的影响，证据有限。
严格坚持地中海饮食的人比不能很好地坚持地中海饮食的人心理困扰少；
少量和大量摄入咖啡可能降低患严重抑郁症的几率；
摄入锌与抑郁症之间没有相关性。

对其他方面的影响：关于饮食对其他的结果的影响的证据有限。
摄入水果和蔬菜可以减少中年妇女体重增加的风险；
高纤维，全麦食物的摄入量越多，而精加工的食物摄入越少，女性体重增加风险越小；
摄入咖啡和咖啡因可使帕金森病的发病率显著降低。

注：［2］地中海式饮食：泛指希腊、西班牙、法国和意大利南部等处于地中海沿岸的南欧各国，以蔬菜水果、鱼类、五谷杂粮、豆类和橄榄油为主的饮食模式。
［3］西式饮食：以大量摄入油炸、甜食、加工食品和红肉，精制谷物及高脂肪的乳制品为特征的饮食模式。
［4］健康模式的膳食：多摄入的水果、全谷物、蔬菜而少摄入肉类和家禽，精制谷物，动物脂肪和加工肉类

（三）烟草对健康老龄化等的影响

健康老龄化、生活质量、健康：研究普遍认为，吸烟不利于健康老龄化、生活质量或健康状况。
不吸烟有利于安逸的老年生活。
从不吸烟者比重度吸烟者的寿命长，并且在他们的多出的年数中有更好的生活质量。
对抽烟数量依赖习惯的人群，随数量增加生活质量更差。

残疾/虚弱：研究证据一致表明，吸烟量与运动障碍有关。
有吸烟史，尤其是重度吸烟史，不管有没有戒烟，会更早出现从中年到老年的过渡时期的行走问题，并且会进展更快。
女性吸烟者比不吸烟者患脊柱椎骨骨折风险更高。
男性吸烟者比不吸烟者患低能量骨折、脊柱骨折、肱骨近端骨折和髋关节骨折的风险更大。
吸烟和腕关节骨折或骨质疏松性骨折没有关联。
吸烟越多，患骨关节炎的风险越高。

痴呆和认知功能: 有强有力的证据表明,中年吸烟和老年痴呆症及老年认知衰退有关。

老年痴呆症、痴呆症继发的住院风险与抽烟有很大的关系。

吸烟可导致记忆力减退和推理能力下降,长期戒烟者比正在吸烟者和近期戒烟者,在记忆、词汇和语言流利度方面中出现认知缺陷可能性小。

吸烟者的记忆功能、认知的灵活性、认知功能减退更严重。

所有大脑认知区域随着抽烟数量的增加而恶化。

吸烟起始量与认知能力下降程度无关。

吸烟能够增加进行性脑管脑损伤、全脑及海马区萎缩。

总体死亡率: 有强有力的证据表明,中年吸烟和总死亡率有关。

吸烟者比从不吸烟者死亡风险高。

随着抽烟根数增加其总死亡率也升高。

男性长期吸烟死亡风险最大;而那些坚持戒烟的人群与不吸烟的人群的死亡风险相当。

吸烟者可能通过戒烟来改善整个肺功能以期提高他们的预期寿命。

与当前吸烟者相比,从不吸烟者、长期戒烟者、刚戒烟者全因死亡率下降,而且从不吸烟者和长期戒烟者,其非肺癌致死率也会下降。

和坚持吸烟者相比,减少吸烟或戒烟的也可以降低全因死亡率。

心血管结局: 正在吸烟或曾经吸烟可增加心血管死亡和心血管疾病的风险。

强有力的证据表明,吸烟与心血管死亡率相关。

绝大部分研究认为,正在吸烟者比不吸烟者更可能死于心血管疾病。

大量抽烟患冠心病事件和中风的风险最高。

吸烟会增加所有携带 APOE 基因的男性患冠心病的风险,尤其是携带 e4 等位基因的男性。绝大多数研究显示,吸烟可导致中风、心肌梗死。

糖尿病 / 代谢综合征: 吸烟是 2 型糖尿病的独立且可变的危险因素;

吸烟与胰岛素敏感性和代谢综合征的关系,目前证据还不充分。

从吸香烟转为烟斗或雪茄的人患糖尿病的风险与持续吸香烟的风险相当。

吸烟可能是独立于 BMI(身体质量指数)和身体活动的 2 型糖尿病的危险因素。

(四)饮酒对残障等的影响

残障 / 虚弱: 饮酒者比不饮酒的人患病和发生骨质疏松性几率高。

与滴酒不沾的男性相比,饮酒男性可能增加骨折的风险。

就日常生活独立程度,爬楼梯和走路困难程度、亚健康和住院史而言,有饮酒史者更可能出现健康状况不佳。

痴呆和认知: 研究普遍认为,戒酒和 / 或酗酒与认知障碍有关。

与适度饮酒相比,戒酒会带来执行功能减弱和记忆力减退。

认知障碍或痴呆与适量饮酒无关。

续表

总体死亡率：饮酒与全因死亡率的关系复杂。
男性在被诊断为癌症和有心血管疾病的这段时间内，过度饮酒与死亡有很大关系。
饮酒与慢性阻塞性肺疾病死亡率无关。

心血管疾病：饮酒与心血管疾病的关系证据不一致。
酗酒者比偶尔饮酒者患有冠心病和中风的风险高
饮酒和心血管病结局（如疾病的发展、死亡）之间没有显著的关系。

糖尿病/代谢综合征：研究一致认为，饮酒对糖尿病/代谢综合征有影响。
大多研究认为，饮酒量越多，患糖尿病/代谢综合征风险越高。

心理健康：饮酒对心理健康影响证据有限。

由此可见，中年不良的生活行为方式对身体和心理上的影响是显而易见的，而这些疾病、生活质量问题恰恰是影响肾病的发生和发展的重要因素。中年慢性肾脏病防治的一个重要方面，就是积极治疗或控制糖尿病和高血压等早期相关疾病的原发病阶段，使血压血糖达标，可以抑制或延缓相关疾病肾脏损害的发生。因此中年护肾，应顾全整体。控制糖尿病、高血压、保证良好的生活质量，也即是在保护肾脏。

六、中年肾脏调护——无病早防，防重于治

早在二千多年前《黄帝内经》时代，我们的祖先已经有着非常先进的预防医学思想，表现在疾病的预防、治未病和既病防变等。

中医强调未病先防的思想对现代仍然有着非常重要的现实意义，最主要的是，在精神上和躯体上主动地适应环境的变化，这也符合现代所要求的"社会-心理-生物"医学模式的变化，包含着非常深层次的健康的含义。根据疾病发生、发展特点及肾脏病自身发病的特点，肾病的未病先防包含着以下几个含义：

（一）虚邪贼风，避之有时

肾病的发生与外感风湿热毒之邪密切相关。常以感受风寒、风热、风湿之邪为始因，所以，要预防肾病的发生，就应注意天气寒暖的变化、增减衣服、避免汗出当风、涉水冒雨、穿潮湿衣服，时刻警惕外邪的侵袭。

1. 预防外感

肾系疾病常因外感风热之邪，或风寒之邪郁而化热，内归于肾，而触发疾病。因此防治外感，在预防肾系疾病有着非常重要的意义。

（1）锻炼身体，增强体质，提高抗病能力。

（2）注意环境和个人卫生，避免发病诱因。

（3）气候变化时，注意随时增减衣服，防止受寒。

（4）感冒流行期间，适当服药预防。板蓝根冲剂，每次 1 包，每日 3 次。

（5）感冒流行期，注意隔离，患者要戴口罩，避免去公共场所活动，防止交叉感染。室内可用醋蒸熏，进行空气消毒，预防传染，每立方米空间用市售食醋 5~10 毫升，用 1 至 2 倍水稀释后加热，关闭门窗，每次熏 2 小时，每日或隔日熏 1 次。

（6）肺气虚经常外感之人，可以经常服用玉屏风颗粒，以补益肺气增强卫外之功能。

2. 预防感受湿热之邪

泌尿系感染，中医谓之"淋证"，常归因为感受下焦湿热之邪。淋证本身就为中年女性患者常见之病，亦可诱发或加重其他肾系疾病，因此需要加以防范。为了减少感染，预防复发，需要注意以下几个方面：

（1）多饮水：现代医学认为多饮水可以冲洗膀胱和尿道，避免细菌在尿路繁殖，这是最实用而有效的方法。中医认为饮水可以清利膀胱，减少湿热之邪内侵。

（2）经常注意会阴部的清洁卫生，减少尿道口的感染机会。女性患者在月经、妊娠和产褥期，特别要注意预防。

（3）应尽量避免使用尿路器械，必须使用时宜服用抗菌药以预防感染。

（4）在留置导尿管的前 3 天给予抗菌药，可预防泌尿系感染的发生，但 3 天以后则虽服抗菌药亦无预防作用。

（5）与性生活有关的反复发作的泌尿系感染，宜于性生活后立即排尿，并按常用量内服 1 个剂量的抗菌药作预防，有效率可达 80%。

（6）女性泌尿系感染反复发作，可能与其配偶的包皮过长易藏污垢有关，应劝其配偶进行治疗。

3. 锻炼身体，增强体质

中年人需要锻炼身体、增强体质，控制体重。锻炼可以疏通气血、减少郁滞。《沈氏尊生书》云："郁者，滞而不通之义，百病皆生于郁。人若气血冲和，病安从作？有拂郁，当升不升，当降不降，当化不化，或郁于气，或郁于血，病斯作矣。"

锻炼可以较少肥胖的形成或减轻肥胖。肥胖是由于过剩的脂膏异位沉积所致，其中脂膏沉积于腹腔就形成腹型肥胖，对此，历代医家称之为"膏人"。如《灵枢·卫气失常》："是故膏人，纵腹垂腴"。肥胖是代谢综合征的基础，并且存在于代谢综合征的全过程。代谢综合征始于肥胖，肥胖责之痰浊、水湿内停，留着阻滞。痰浊由于脾胃肝胆肾等脏腑功能失调，气血津液运行失常，水液膏脂代谢紊乱,水湿痰湿膏脂留着脏腑,积聚肌肤,形成肥胖,进而郁滞经脉,引发诸病。

4. 早期治疗可能引起肾脏疾病的相关疾病

对于皮肤的疮疖痒疹、上呼吸道感染、扁桃体炎反复发作等,有变生肾炎的可能,因此有病早治非常必要。保持下阴清洁,勤换衣裤,可防止泌尿系感染;保持大便通畅,定时排便,有利于代谢废物的排出。

（二）劳逸结合,起居有常

养成良好的生活习惯,对身体健康非常重要。因生活无规律、睡眠不充足、暴饮暴食、酒色过度、劳逸过度,均可降低人体对外邪的抵抗力,增加患病的机会。所以,日常生活中,应劳逸结合,按时作息,以维持人体阴阳平衡与气血调畅。此外,肾为先天之本,生命之源。肾藏精,肾精充则元气旺、脑海充、身体健壮、大脑聪颖。反之,则元气虚,脑海空、身体虚弱、抗病力下降、大脑反应迟钝。房事过频易伤肾精而致肾亏,因此房事应节制。

（三）精神乐观,预防为先

中医学把人的情志变化归纳为喜、怒、忧、思、悲、恐、惊七个方面,称之"七情",七情不节,精神过劳,则神志散乱,气血失调,内脏不安而引起各种疾病。中医认为"喜乐无度则伤心,大怒气逆则伤肝,悲哀不止则伤肺,常忧久思则伤脾,大惊卒恐则伤肾"。中年人的情感易躁易动,平时应注意调节七情,减少各种异常的刺激,防止七情过激,心胸要宽,遇事不慌,无所惊恐,少思无悲,精神愉快,才能永保安康。

先天禀赋不足的人,应警惕肾炎的发生,但不必悲观,应消除对疾病的恐惧心理,到专科医生那里去咨询。除平时加强体育锻炼外,肾阴不足者可服六味地黄丸,卫气不足者可服玉屏风散,以补肾培元,固护卫表,防止外邪侵表诱发肾病。

（四）环境适宜,卫生舒适

《黄帝内经》里就有明确的记载:"一州之气,生化寿夭不同,其故何也?岐伯曰:高下之理,地势使然,崇高则阴气治之,污下则阳气治之。阳胜者先天,阴胜者后天,此地理之常,生化之道也……高者其气寿,下者其气夭,地之小大异也,小者小异,大者大异。"非常清楚地指出了:若是居住在空气清新、气候寒冷的高山地区的人多长寿,居住在空气污浊、气候炎热的低洼地区的人多短寿。可见,居住地方的水土、气候环境对人体的健康长寿是非常重要的。

（五）综合治疗,莫信偏方

对于大多数肾系疾病,目前均缺少根治手段,这些疾病病程缠绵,易于反复,收效需要一定的时间,有些患者"求医心切"就到处寻求"偏方",希望服下偏方后马上就好,从而延误了正规治疗。不可否认,有些偏方确有一定的治疗作用，但是肾脏病患者最好在医生的指导下服用。同时，必须明白，对于许多肾脏疾病需要系统的治疗，包括饮食管理、血压控制和其他危险因素的控制等，中医治疗更加强调辨证施治，在正虚邪实辨明的基础上用药。

肾病治疗在本书其他章节有专门论述，在此不再赘述。

七、中年与性功能障碍

虽说人至中年，精气渐衰，生殖功能开始逐渐下降，许多人容易出现性功能障碍，但是经研究发现，有相当一部分中年人是受到身体、生活其他方面的困扰导致的性功能障碍。研究调查显示，中年影响性功能障碍的因素主要有：丧偶和潜在再婚、身体健康状况不佳（某些疾病如：高血压、糖尿病）、心身健康状况（精神紧张、抑郁症）。这些因素与性功能障碍的关系可能因年龄而有所差异，而且这些因素之间又相互影响，造成性功能障碍。

总之，良好的身体和心理状况，无论是对肾功能还是性功能，都是有益的。因此着手于健康的生活行为方式，从整体方面去把握，是维护肾功能和性功能的重要手段，也是中年步入健康老年的重要措施。

有感于景岳五百年前的论断，业为今天的研究所证实，其《中兴论》充满警世铮言，于今亦切中中年人生活行为方式的弊端。故有诗曰：

> 人到中年须反省，酒色财忿诸事危。
> 肆意自溺多妄为，纵有良医难挽回。
> 再振根基复元气，修尔身命在自己。
> 已老防老业已迟，明哲力行莫待催。
> 谁道羸弱不复壮，门前流水尚能西。
> 当年景岳话中兴，至理名言千古垂。

神龟虽寿有竟时，养怡之福得永年

　　前文说到中年若得到及时修理，才能保证成功健康老龄化；否则"众病蜂起，久而不治"，加之老年脏器功能的生理性衰退，共同造成生活质量下降，颐享天年堪忧。

　　姜大爷是个老记者，干了一辈子的新闻采访报道工作，如今退休的他仍闲不下来，时不时还被电视台、报社邀去给新人讲讲课、分享当年的一些经验。年轻的时候或迫于生活压力，或是志于在工作上干出一番成绩，常常是吃饭没点，经常熬夜、抽烟，这样的生活一过就是四十多年。现今 76 岁的他落下了一身的病。在他 46 岁的时候就被查出高血压、高血脂，血压最高曾到 210/100mmHg。随着青丝转为白发，一系列慢性疾病也接踵而至：糖尿病、冠心病、慢性支气管炎、脑梗死、高尿酸血症、前列腺肥大等等。进入老年，体质渐减，因高血压住院查出血肌酐 120μmol/l，尿蛋白 4+，诊为"慢性肾功能不全（失代偿期）"。在 67 岁时发现肾动脉狭窄。青年时期生活不规律、生活方式不健康，中年各种慢性病未得到及时治理，在一定程度上，与老年出现肾动脉狭窄不无关系。

　　老年患病，加之衰老的过程，各种病症蜂拥而至，若得不到及时的治疗，不仅严重影响生活质量，甚至还会危及到生命，更谈不上颐享天年。当然，由于老年进入了一个衰老的过程，老年患病与治疗存在一定的局限性，但这也不代表我们不要积极地治疗和调护，俗话说"亡羊补牢，为时不晚"，老年积极地进行治疗和调护仍可以改善生活质量、延长寿命。另外，老年有个自然老化的过程，各脏器功能也会随之下降，包括肾功能的下降、性功能的衰退、认知功能的减退。正确认识这一过程，既有助于患者正确认识自然状态下肾功能下降、性功能下降的原因，减轻心理负担，也防止过度诊断，从而避免不当药物导致的肾脏等损害。

一、人的寿限及影响因素

　　认识人的寿限是认识肾等脏腑正常衰老的基础。那么人的寿命到底有多长？《尚书·洪范》解释："一曰寿，百二十岁也。"说明"天年"是120岁。这与现代科学的研究结果完全一致。

人的寿命当然离不开一定的历史发展阶段和社会、环境因素。诸如战争、自然灾害、经济水平、环境状况等，这些因素复杂而多变，涉及到社会诸多方面，不在我们本章讨论的范围之中。

中医学认为，就个人而言，强寿弱夭，肾气（元气）定论。元气是由元精（父母之精）所化生，由后天水谷精气和自然清气结合而成阴气（精、血、津、液）与阳气（卫气、宗气、营气、脏腑之气、经脉之气）。"气聚则生，气壮则康，气衰则弱，气散则亡"。故《辞海》曰："元气，亦称'原气'，指人体组织、器官生理功能的基本物质与活动能力"。

二、老年与衰老

老年与衰老既有联系又有区别，正确认识老年和衰老是正确认识老年疾病的基础。老年强调的是人生长周期的一个阶段，而衰老阐释的是人如何从中年阶段进入老年阶段的，以及老年阶段的生命特点；老年伴随着衰老，衰老是老年的一个基本特点和表现。

老年的定义，不同的地域有着不同的认识差异。由于生命的周期是一个渐变的过程，中年与老年的分界线往往是很模糊的。

老年人的定义
世界卫生组织（WHO）：＞65周岁以上的人群。
中国古代：＞50周岁
中华人民共和国政府：＞60周岁

1. 衰老的机制

现代生物学认为，生存和健康是生命体自身拥有的分子、细胞、组织和器官维持和修复系统的正常工作的结果。这些防御系统创造了个体的生命内动力空间。"内动力空间"表现为生命系统的"应激耐受、分子损伤控制和连续重塑"三个主要特征，即能够对外部和内部的压力做出反应，控制分子损伤水平的能力，以及不断调整和适应动态变化的能力。我们不难理解生命的这种力量和中医的元气有异曲同工之妙。

2. 衰老不是病

由于老化过程中,可伴随一些疾病。对"衰老是一种疾病还是一种增加了慢性病发病率的正常生命过程"的认识影响了现代社会和老年生物学家的应对策略。

衰老应该理解为一种必然的自然现象,它是每一个个体在年龄逐渐增大过程中逐渐地发生的。因此,在此基础上,衰老不能被视为一种疾病。所以,"人的衰老是一种疾病"的观点是不正确的。并且我们也应放弃以"敌人"的修辞手法定义抗衰老疗法,如"抗老化,""击败老化"、"征服老化"等,从而更正到老龄化干预法,以便正确认识衰老。

3. 理想的老年生命过程——成功的老化

20世纪60年代的R.J.Havighurst采用一个术语"成功的老化"来描述一个好的老年生命过程,并沿用至今。实际上在一般老百姓心目中,成功的老化可能包含着"增添寿命"的意义。虽然尚未就成功的老化作出明确定义,但普遍认为,它一般包含三个方面的意思:在避免慢性疾病、在老年人身体和精神上继续有效运作的能力。简而言之,成功老化的意义就是健康长寿。

三、肾脏衰老与老年肾脏病

中医认为,老年人肾气渐衰。在病理上,肾的气化失司,关门开合不利,就会引起水液代谢障碍等病变。如肾气虚衰,气化不利,则见小便不利,水肿,尿频,尿失禁等症。

如前所述,现代医学认为生物体的衰老以不同的速度进行,受基因、环境和偶然性的影响,肾脏参与了这一生理过程。人老化的过程可影响肾脏的各种功能,肾小球滤过率随着年龄的增长而逐渐降低,这个过程可能会受到其他疾病的影响。显微镜下观察到,肾小球的球性硬化是肾单位减少的主要表现形式。

在临床实际中,可能有不少老年人体检或者因为其他疾病住院后,都会被带上一个"慢性肾脏病"的帽子。究其原因,单用肾小球滤过率定义慢性肾脏病,可造成在老年人中慢性肾脏病的过度诊断。要理解这个问题,就必须了解老年人肾脏功能改变。

1. 健康老化进程中,肾脏解剖结构和肾小球滤过率的变化

20岁健康成年男性的正常肾小球滤过率约为100~110ml/(min·1.73m^2),而在60岁以上的健康成年人中5%~25%的肾小球滤过率可能降至<60ml/(min·1.73m^2),这主要取决于年龄和性别。

大约从 30 岁开始，随着年龄增长，肾小球滤过率和肾血流量（RPF）均逐渐下降。80 岁左右的时候，由于肾血流量的下降较肾小球滤过率的下降更快，从而导致滤过分数（肾小球滤过率与肾血流量的比值）相应地增加。在 30~75 岁健康个体中，肾小球滤过率每年约下降 0.7~0.9ml/（min·1.73m^2）。也有学者认为从 40 岁开始，肾小球滤过率每年下降 0.75ml/min。这种变化，实际是一个正常的老化过程。

2. 老年肾脏还受其他并发症的影响

在正常老化的基础上，其他并发症（如高血压、糖尿病、尿路疾病）会加快肾小球滤过率的下降。要分清肾小球滤过率变化是由老化本身还是其他疾病引起是很难的。大约 75 岁后，肾小球滤过率的下降速度可能略微加快，但绝大多数人不至于在人有限的寿命中进展为需要透析的终末期肾衰竭。

在健康的非高血压个体衰老过程中存在肾小球滤过率下降，其下降与血压无关。

3. 肾脏健康老化可能的机制

在健康老化过程中肾小球滤过率下降的根本原因目前还不完全清楚。由于临床上不允许医生对无肾穿刺指征的相对正常人群进行肾活检，因此这方面的资料非常少。斯坦福大学和梅奥诊所组关于健康活体肾移植供体的研究对于阐明肾脏健康老化可能的途径做出了很大贡献。这些发现包括：

（1）在衰老的过程中，肾皮质体积逐渐减少，而肾髓质体积的增加抵消了皮质体积减少对整体肾体积的影响。

（2）显微镜下，肾脏老化的表现为肾硬化：越来越多的局灶性和球性（非节段性）肾小球硬化（FGGS）、间质性纤维化、小管萎缩和动脉硬化症。与疾病相关的肾小球硬化病理改变相比，健康老龄化中的肾小球硬化临床意义可能有所不同。

（3）在健康老化人群中，肾小球滤过率的下降率与肾硬化程度无关，可能主要归因于肾单位的丢失。

当然，对于一个具有肾脏疾病危险因素，如糖尿病、高血压的老年人，就得另当别论。或者存在先天不足的因素，如先天肾单位数少，或者孤立肾等，可能会导致肾单位衰老加速或在衰老过程中出现更早、更明显的肾小球滤过率下降。

四、慢性肾脏疾病分期方案造成老年肾脏病的过度诊断

老化相关的肾小球滤过率改变与慢性肾脏病诊断以及不良事件风险评

估的相关性都采取现行的慢性肾脏疾病分期方案(CKD;KDIGO,2012)。该方案的弱点是,无论年龄大小,实测或估算的肾小球滤过率(GFR)<60ml/$(min \cdot 1.73m^2)$,持续时间超过 3 个月,无论是否存在其他肾损伤表现,即可诊断为慢性肾脏病,而慢性肾脏病分期取决于肾小球滤过率。结果,70 岁以上的老年人中有一半可达到慢性肾脏病诊断标准,将肾小球滤过率降低与"疾病"合为一同,并假定所有引起持续的肾小球滤过率<60ml/$(min \cdot 1.73m^2)$的原因都是肾脏疾病。

分级	GFR$[ml/(min \cdot 1.73m^2)]$
G1	≥90
G2	60~89
G3a	45~59
G3b	30~44
G4	15~29
G5	<15

这种情况可以并且确实发生在健康老化人群中。当然,一些肾小球滤过率降低的老年人确实患有肾脏疾病,其一般会伴有白蛋白的异常排泄或尿沉渣异常。绝大多数 65~70 岁老人被贴上慢性肾脏病标签的原因仅为估算的肾小球滤过率介于 45~59ml/$(min \cdot 1.73m^2)$之间(即慢性肾脏病 3a 期/A1 期,全球改善肾脏预后组织标准),而年龄较小的受试者通常因为发现蛋白尿被诊断为慢性肾脏病,而不是估算的肾小球滤过率的降低。

在老年人中,采用一个任意和绝对的肾小球滤过率或估算的肾小球滤过率阈值来定义慢性肾脏病是不适当的,因为可能会导致肾脏病的"过度诊断"。我们为什么要对老年人的肾功能有一个评估呢?一是了解肾脏风险,有无需要透析的可能。二是因为肾小球滤过率下降可能与心脏事件和死亡相关。因为老年人本身潜在的高死亡率,我们评价疾病风险的同时仍需考虑人有限的预期寿命。

肾小球滤过率在 45~59ml/（min·1.73m^2）的人群中，合并慢性肾脏病与没有合并慢性肾脏病的人群相比，相对死亡风险可能一样。

肾小球滤过率在 45ml/（min·1.73m^2）以下的人群中，有慢性肾脏病与没有慢性肾脏病人群的死亡风险相比，为后者的 2.2~3.5 倍。

因此在估算老年 GFR 时应将年龄因素考虑其中，避免过度诊断、过度治疗。

五、合理调护老年肾脏病

1. 健康行为方式管理

健康的生活行为方式是保护肾脏最基本、最简易、最可靠的方法。包括锻炼、健康饮食、健康的睡眠习惯、戒烟、控制饮酒，减肥。

2. 控制其他老年性疾病

由于老年人抗病能力下降，常同时患有多种疾病。据报道，老年患者中，78% 患有 4 种疾病，38% 患 6 种或 6 种以上疾病，13% 患 8 种或 8 种以上疾病。常见的老年疾病包括：高血压、糖尿病、高脂血症、脑梗死、冠心病、动脉粥样硬化症。这些疾病都是肾脏疾病的危险因素，可导致肾脏疾病的进展。因此，控制好这些老年疾病，也就是在保护肾脏、治疗肾病。

3. 防止药物损伤

由于老年人的多病性，造成多药并用。50% 以上的老年病人同时使用 4~6 种药物，不良反应的危险随之增加。肾脏是药物排泄的主要场所，低脂溶性药物容易经肾脏排出。高脂溶性药物由肾小管吸收，再经肝脏将其转化为水溶性，然后从肾脏排出。

由于老年人肾功能减退，肾脏储备力降低，易病，药物排泄能力降低，对主要经肾脏排泄的药物如地高辛、氨基糖苷类抗生素、青霉素、苯巴比妥、磺脲类降糖药、四环素、普鲁卡因胺等均要适当减量。

（1）老年人用药须注意的几点：

1）医生指导下用药：要有明确的用药指征，尽量不用药或少用药。不可滥用补药、抗衰老药物。

2）注意剂量：根据肝肾功能，调整剂量或给药间隔。适时停药。尽量避免肾毒性药物的使用。

3）注意药物的相互影响：老年人同时患多种疾病，治疗用药的种类必然增多，如不注意药物间的相互作用，就可能发生药物的配伍禁忌，影响疗效甚至引起中毒。治疗时要抓住主要矛盾，先治疗主要疾病，以提高疗效，减少药物不良反应的发生。

（2）常用药物可能出现的毒副作用

1）**抗生素类药物**：病毒感染患者应避免滥用抗生素。原因不明的发热患者，除病情危重外，不宜轻易采用抗菌药物以免掩盖症状，增加医生诊断困难而延误治疗。又如皮肤黏膜等局部感染，应局部应用抗菌药物，尽量避免使用全身性抗菌药物。当患者肾功能减退，不宜使用主要经肾排泄的抗菌药物。如庆大霉素与速尿（呋塞米）合用，不但增加耳毒性和肾毒性，也加强了庆大霉素其他毒副作用。另外，老年人长期和多种类使用抗生素比一般成年人更容易发生继发感染，故需引起注意。

2）**质子泵抑制剂（PPI)**：是广泛使用的一类抑酸药物，如奥美拉唑。近年来，越来越多的研究表明 PPI 与急性肾损伤风险增加相关，从而增加慢性肾脏病、终末期肾病风险。

3）**解热镇痛药**：不能滥用解热镇痛药，避免因热退而掩盖其主要矛盾，延误治疗。老年人发热时，若用药量过大或给药时间间隔太短，可能因出汗过多、过度失水、电解质紊乱、体温骤降而导致肾脏灌注不足，引起少尿、甚至休克。

4）**利尿药**：应用利尿药可引起水、电解质紊乱，体位性低血压，低血容量和血管内凝血，诱发低血钾而加重洋地黄类药物中毒，尤其是强效利尿剂在前列腺肥大患者中可以引起尿潴留，大剂量长期使用，会损伤耳蜗的外毛细胞，引起听力下降或暂时性耳聋。

5）**降血糖药**：老年人由于糖耐量下降，患糖尿病时易发生并发症，如肾脏病。应用降糖药治疗糖尿病，可出现老年低血糖症，由于老年低血糖引起的代偿性交感肾上腺活动增加所致的症状被抑制，使低血糖不易察觉，可能不出现低血糖先兆而进入昏迷。磺酰脲类降糖药与水杨酸类等药合用，能增加降血糖作用而引起低血糖，故应减少用药量；降血糖药与噻嗪类利尿药和皮质激素类合用可加重糖尿病，故老年人切勿滥用降血糖药。

总之，老年人由于生理功能减退，慢性疾病增多，因而药物治疗十分普遍，致使老年患者用药的安全问题较为突出。为了使老年人的用药合理、安全、有效，对老年人的用药应高度重视，持慎重态度。应根据其生理特点，强调用药的个体化，注意老年人的身体健康状况、用药的过敏史以及代谢与排泄功能等情况，从实际出发，做到合理、安全、有效用药。

4. 合理进补，带病延年

有些患者认为得了肾病，重点在于治肾或者补肾，这是片面的。其原因是，把中医的"肾"与西医的"肾"的概念混淆了。实际上，现代一些所谓的肾炎、肾病、肾衰竭等，从中医来讲，病本在于脾肾两端，甚至某些时候治脾较治肾更加重要。脾胃为后天之本，水谷之海。脾胃功能对老年人健康状况有很大影响。调补后天以培虚损，对老年保健具有重要意义。

肾虚与衰老及老年性疾病密切相关。无论是老年人生理性肾气虚衰，还是老年性疾病涉及肾而出现的老年病肾虚证，给以适宜的补肾药膳辅助治疗，不仅有助于改善临床症状，延缓生理性肾气虚衰的发展，而且对老年性疾病本身的治疗也是有益的。

首先，药补食补要有机结合。所选用药物及食物之间有机配合，相互协调，主次分明，讲究实用，才能有效发挥其作用。

其次，应该根据自己的体质选用一些补品。体质即人体的素质，决定着对某些致病因素的易感性和发病证型的倾向性。人的体质素有偏阴偏阳之不同。人到老年，由于体质之偏，精气之耗，及环境、疾病等因素影响，这种偏阴偏阳的现象较为明显。故老年人不仅体质下降，抗病能力降低，而且大都有不同程度的偏属，因而在选用保健药膳时应根据体质之不同，辨质论补。著名老中医岳美中认为："了解素质寒热虚实之偏，饮食喜暖喜凉、嗜酸嗜咸，对于施治均有参考价值。"针对体质而选用药膳食疗，可以做到有的放矢。一般来说，阴虚者补阴，阳虚者补阳；气虚者补气，血虚者补血；痰湿者补肺、脾、肾，化痰祛湿；血瘀者活血化瘀，佐以行气、理气、益气；阴阳无偏颇者，宜缓和之品。通过如此调整，可使老年人体质增强，改善偏颇，气血充盛，阴阳平衡，精力持久而长寿。由于个体的体质不同，因而服食药膳的反应也不一，应注意个体反应，随时调整。

再次，在医生指导下可选用一些滋补品，医生会根据老人不同的个体情况进行指导。现阶段保健品种类繁多，尤其是补肾方面的。老年人大多有一定程度的肾虚，可以用一些补肾的药。这里需要说明以下几个问题：

肾虚是老年人的生理变化的规律，但肾虚不等同于肾脏病。

中医的肾系疾病和西医的泌尿系统疾病有相当程度的类似，但不能完全等同。

泌尿系统疾病并不一定有肾虚，或者说肾虚并不一定是泌尿系统疾病的主要方面。

肾虚有肾阴、肾阳、肾气、肾精亏虚之不同，不可妄用补肾之品。

对于大多数老年人正确使用一些保健品可能有益,但最好选用一些药性平和的品种,即通常所谓的滋而不腻、温而不燥之品,如何首乌、当归、枸杞子、龙眼肉、女贞子、菟丝子、杜仲、肉苁蓉、刺五加等。

除病后体虚、身体极弱者外,一般少用大补、峻补药物,正如《灵枢·终始》所云:"不可因饮以至剂"。因为体质不同,药性有偏重。

六、衰老与性能力

人类老化和性行为的关系,须从不同年龄阶段和不同文化背景下进行讨论。性能力下降与年龄相关,对于人类来说是典型的,但也高度依赖于其性行为的社会文化背景和个体表达方式。

老年人群某些特定的病理生理状态可以引起性能力下降。如患有代谢性疾病的老年男性伴有勃起功能障碍,以及潜在的性腺功能减退症。生活方式的改变和减肥是治疗勃起功能障碍患者代谢疾病的第一步。在具有代谢障碍和肥胖的症状性关节炎男性中,结合睾酮替代与生活方式改变可能导致更好的结果。

七、衰老与认知能力

许多人由中年步入老年,记忆力日渐减退;还有的人注意力不集中,总是感觉到疲劳。在中医看来与肾精不足有一定的关系。人的认知能力主要是由脑来完成的。《黄帝内经》上说:"肾主骨生髓通于脑"。肾藏精,精生髓,因此肾的好坏也会影响到脑的功能。髓可分为骨髓、脊髓、脑髓三部分。骨髓藏于全身的骨骼之中,起到营养骨骼的作用。脊髓和脑髓是相通的,骨髓汇聚到脊髓,最终汇入到脑髓之中,所以中医将脑称为"髓海"。骨髓、脊髓、脑髓是人体的精华,是由肾精所化生的。所以脑的营养是来源于肾精的。

肾精不足,脑髓也就不足,所以才会出现记忆力减退、智力活动能力下降的现象。这种情况如果再继续发展的话,会导致痴呆。为什么老年人患痴呆的比较多呢? 就是因为老人多肾气虚,"主骨生髓通脑"的能力弱了,脑也就得不到足够的滋养了。

从上面的分析中可以看出,肾和人的认知有着非常密切的关系,养好肾是重要的一个方面;另一方面,遗传因素在衰老过程中也起着重要的作用。

研究显示,健康自我管理能力存在不同年龄的差异,这可能与认知衰老有关。因此，照顾老人的亲人和临床医生都应该意识到这个问题，确保老年患者的自我管理健康的任务与老人的认知能力相适合。

生活方式调整有助于降低认知功能障碍的风险

认知训练

在复杂环境中的生活可以增强认知功能和社会互动功能。复杂环境可以改善学习和记忆力，促进神经生长，增加脑重量，促进树突分支和新突触形成，并增加神经营养因子基因的表达。

减少食物摄取量和健康饮食

热量限制在大脑老化过程中具有保护作用。这些影响包括改善学习和记忆，减少脊髓损失和增加神经生长。热量限制可能对阿尔茨海默病和帕金森病具有保护作用。

特定的营养物质，如 ω-3- 脂肪酸和维生素 E 和 C 可以通过保护细胞膜免受氧化损伤和降低认知衰退以及阿尔茨海默病的进展速度来降低脑老化速率。

叶酸和维生素 B_{12} 可治疗轻度脑萎缩患者的轻微认知障碍，如阿尔兹海默病。

长期保持地中海饮食可降低轻度认知损伤和阿尔茨海默病的发病风险，并能保持良好的认知状态。

研究者推荐，地中海饮食 + 橄榄油可改善认知和记忆力。

大豆异黄酮可提高记忆力。

有氧运动

有氧运动可在整个生命中保持大脑的健康和可塑性。运动会改善人体的认知功能，导致脑容量的增加，刺激神经发生和突触发生，并增加脑部不同部位的神经营养因子。

锻炼身体可以缓解老年人认知功能的下降，并延缓发病和减缓老年痴呆症的发展。

减少慢性压力

慢性应激可能会导致老年人的认知功能障碍，并可能增加阿尔茨海默病患者认知衰退的发生率。已有研究提出有压力的生活方式可增加大脑中具有神经毒性的糖皮质激素水平，影响神经元的能量平衡和产生认知功能的下降。建议尽量将生活压力最小化。

正念

一种精神集中到当下的精神状态，包括瑜伽、太极、气功等身心锻炼。练太极可提高老年人的认知能力。

八、如何延缓衰老

1. "智者寿"，"仁者寿"

有一次，哀公向孔夫子请教，问："夫子，是聪明有才智的人比较长寿，还是心地仁慈、厚道的人比较长寿呢？"孔子回答道："是这样的，人有三种死，并不是他寿命到了，而是自己折损掉的。比如起居没有定时，饮食没有节制，时常让身体过度疲劳或无限度地放逸。这些都是因自己不懂得爱惜身体，使身体受到损伤,这样,疾病就可以夺去他的性命。第二,居下位的人却无视君王,以下犯上;对于自己的嗜好欲望,不肯节制,贪求无厌。这样的人,刑罚也能夺去他的寿命。第三,人少却去冒犯人多的人;自己弱小,却还要去欺辱强大者;忿怒时不懂得克制自己,意气用事;或者不自量力,不计后果地行动。这样,刀兵战事就可以让他夭折。而仁人廉士,他们行动有节,合乎道义,喜怒适时,立身行事有操守,懂得培养自己高尚的性情,这样他们得享长寿,不也是合乎道理的吗?"

这里我们可以将智者理解为具有一定智慧和健康素养的人。仁者可以理解为与社会或他人产生良性互动的人。

2. 重视后天养护

中医认为,人的生命禀赋于父母,以母为基,以父为楯。但是,后天之养,尤其重要。对于后天养护,张景岳是这样说的:"然则后天之养,其为在人,可以养生家而不以此为首务乎!"。"凡孽由自作而致不可活","如酒色财气及功名之累、庸医之害皆是也。"

3. 固护元气

《景岳全书》明确提出:"善养生者必宝其精,精盈乃气盛,气盛则神全,神全则身健,身健则病少。"可见,肾气衰弱,老之将至,肾气衰竭,死之将至,寿命之短长,系乎先天肾气之多寡与后天肾精、肾水之养护。我们姑且将其理解为:维护元气,就是维护自身生命的原动力,保护自身维持和修复的能力;若元气受损,生命动力空间就变小了。如原阳不足,阳损及阴,随之出现"真阴妄行,脉络疏涩"。所谓真阴妄行,乃是相火易动,阴液煎熬,阴虚则病。张景岳认为"阴虚即精虚,精虚则气无所依,生化之机息矣";所谓脉络疏涩,乃真阴妄行,虚火内生,由是气虚血瘀,脉络瘀血,血中瘀浊,常发卒中、真心痛、胸痹之疾,即现代所谓之心脑血管疾病。

4. 管理老年病,干预衰老

目前,针对预防、治疗或管理衰老和老年病,有四种国际主流看法:①乐观思维疗法:这常常会使生物老化的复杂性转变为在智力重设和器官正逆运转的问题;②修补疗法:这是最常见和最普遍的抗衰老或抗疾病的疗法,目的是"修补损坏之处";③补其不足或补充一个或多个生化药剂;④加强"兴奋效应"的内动力。

在老年学中,"兴奋效应"被定义为从细胞反应到对轻微应激的单轮或多轮反应,从而产生维持生命的有益影响。通俗地讲,是指某些因素的刺激对身体产生有益影响。适量和重复的体育锻炼就是已被证明的刺激兴奋效应的最好的例子。据报道,在细胞和动物中,还有很多其他的刺激可以调节衰老和延长寿命,这些刺激包括摄入黄酮、短期和长期饮食限制以及间歇性禁食等。这一疗法可进一步分为：①物理疗法，比如体育锻炼、热能、日光浴等；②生物和营养疗法，如微营养物质，存在于物种和其他天然或合成的食物源中的植物化学成分，以及禁食和限制卡路里。③心理或精神疗法，如通过适当的认知游戏和挑战包括解决谜题，集中注意力和冥想来增强大脑活动。

虽然寿有天数，但能否安度百岁，颐养天年，仍需要做到避其害，防其损，养其气。

圣人垂念众苍生，至理名言后世传。

强寿弱夭肾气定，上古寿星养后天。

和术数而不妄劳，节饮食而起居常。

顺四时而适寒暑，调喜怒而安居所。

虚邪贼风避有时，恬淡虚无真气从。

酒色财忿为危事，无谓之药多遗恨。

不伤己形固己精，内外俱全方延年。

腰痛本是常见病，岂是肾虚所能尽

说起腰痛，很多中国百姓会联想到"肾"的问题，比如肾虚。当然这里谈及的"肾"是中医里的概念，有别于西医的肾。老百姓们这样的联想，不是不无道理。早在中医经典古籍《黄帝内经》里，已有相关记载："腰者，肾之府，转摇不能，肾将惫矣。"可见，古人当时便已明确提出了肾与腰部疾病的关系。但要释疑腰痛和肾虚的关系，还需要进一步推究。

肾虚腰痛是慢性腰痛中的一个证型。多为先天禀赋不足，后天劳累太过或久病体虚，或年老体衰，或房室不节，导致肾精亏损，无以滋养腰脊而发生疼痛。一般认为：腰部隐隐作痛，口燥咽干，面色潮红，手足心热为肾阴虚腰痛的常见临床表现；而局部发凉，喜温喜按，面色㿠白，肢冷畏寒为肾阳虚腰痛的常见表现。

一、腰痛治疗有哪些？

（1）中医中药治疗：治疗原则为补肾强身，健腰止痛。对偏于阳虚者，可选用右归丸以温补肾阳；对偏于阴虚者，可选用左归丸以滋补肾阴虚；对于无明显阴阳偏虚者，可选用青娥丸以补肾治腰痛。

（2）必要时可给予适量的性激素治疗。

（3）辅以钙剂、维生素等治疗。

（4）合理膳食，注意补充营养。

二、引起腰痛的原因有哪些？

腰痛是一个症状，不是一个独立的疾病，引起腰痛的原因很多，绝大多数的原因已经知道，但仍有少数病因尚未明确。常见的病因可概括为四大类：
①由于脊柱骨关节及其周围软组织的疾患所引起，如挫伤、扭伤所引起的局部损伤、出血、水肿、粘连和肌肉痉挛等。②由于脊髓和脊椎神经疾患所引起，

如脊髓肿瘤、脊髓炎等所引起的腰痛。③由于内脏器官疾患所引起，如子宫及其附件的感染、肿瘤可引起腰骶部疼痛，这种病人往往同时伴有相应的妇科症状。④由于精神因素所引起，如癔病患者也可能以腰痛为主诉，但并无客观体征，或客观检查与主观叙述不能以生理解剖及病理知识来解释，这种腰痛常为癔病的一种表现。

腰痛患者能穿高跟鞋吗？

日常生活中，很多人喜欢穿高跟鞋，特别是年轻女性。高跟鞋的高度一般约4~6厘米，甚至更高。穿上高跟鞋后，鞋跟的高度使身体重心相应提高，为了稳定由身体重心改变而失去的原有平衡，身体的肌肉张力，特别是腰背肌肉张力会重新调整，创造新的平衡状态。人穿上高跟鞋后，因骨盆的前倾增强，重力线通过骨盆后方，使腰部为支撑体重而增加负担，随之后伸增强，长期持续，会因腰背肌过度收缩而出现腰痛。鞋跟高度每增加1厘米，腰椎的后伸及腰背肌的收缩就会成倍增加，腰痛的机会就会越来越大。

由此可见，腰痛患者穿高跟鞋是不合适的，为了防止腰痛，一般人也最好不经常穿高跟鞋。

三、打麻将会引起腰痛吗？

长时间打麻将，腰背挺直、椎间盘和棘间韧带长时间处于紧张僵直状态，日久就易使腰背疼痛僵硬，不能仰卧和转身。而且久坐会使骨盆和骶髂关节长时间负重，腰部缺少活动，气血易在腰部凝滞而出现气滞血瘀，影响下肢血液循环，而出现两腿麻木。在这种情况下，肌肉僵硬，稍一活动就可能扭伤或引起其他损伤而导致腰痛。

四、吸烟与腰背痛有关系吗？

许多吸烟的人容易患腰背痛，其原因尚不明确。可能是吸烟引起慢性支气管炎，而咳嗽时引起椎间盘内压及椎管内压增高之故。将动物注射尼古丁，可减低椎体血容量，从而影响椎间盘的营养，使椎间盘容易发生退变。这也许是吸烟者易患腰背痛的原因。

> **下腰痛的原因**
>
> 　　下腰部主要是指腰椎、骶椎、双侧骶髂关节及其邻近的组织，可涉及肌肉、韧带、筋膜、后关节、腰骶关节或骶髂关节。每一个人都或多或少、或轻或重地有过下腰痛的历史。经常有人发生下腰痛后就说得了腰椎间盘突出症，实际上并不是所有下腰痛症状都是腰椎间盘突出症引起的。引起下腰痛的原因很多，大致可分为以下几类：
>
> 　　（1）腰椎先天性或发育异常。
> 　　（2）腰椎退行性改变。
> 　　（3）下腰部炎症。
> 　　（4）下腰部损伤。
> 　　（5）下腰部肿瘤。
> 　　（6）邻近组织的疾患。
> 　　（7）功能性缺陷。
> 　　（8）其他：中毒性疾病，如氟骨症等；营养性疾病，如骨质软化症等；神经系统疾病，如癔病等。

五、妇科疾患所致的下腰痛有什么特点？

　　女性由于解剖及生理特点而产生一些女性特有的疾病，如子宫体炎、附件炎、子宫后倾、子宫脱垂、盆腔肿瘤等。患有这些疾病的妇女，常会有下腰痛症状。此外，月经期间、盆腔充血、经期紧张、怀孕期间均可致下腰部疼痛。妇科疾患所致的下腰痛的特点有：

　　（1）妇科疾患引起的疼痛部位较为局限，一般常位于腰骶部，很少有下肢症状。

　　（2）妇科疾患引起的疼痛性质一般为胀痛、钝痛、酸痛或隐痛，无明显的放射性疼痛。

　　（3）下腰痛的症状与月经期或原发的妇科疾患有密切关系。如子宫后倾的妇女，在月经来潮时常出现下腰痛症状。

　　（4）除下腰痛症状外，主要表现为妇科的症状，如：下腹部胀痛或坠痛、白带增多、痛经、月经不规律等。

（5）骨伤科方面的检查腰骶部无阳性体征发现，压痛不明显，压痛点不局限，直腿抬高试验为阴性，叩痛不明显，叩后有舒适感；妇科方面检查可有子宫后倾、子宫脱垂等。

（6）盆腔部位、子宫及附件的 B 超等检查可有影像学方面的改变，腰骶部的 X 线等辅助检查无阳性征象。

妇科疾患之所以能导致下腰痛的原因是：子宫及附件的神经来自腹下与卵巢交感神经丛和副交感神经的盆内神经，这些神经又起自第 2~4 骶神经，当病变累及这些神经，就可反射性地引起下腰痛症状。

六、骨质疏松症引起的腰痛与腰椎间盘突出症 所致的腰痛有何区别？

骨质疏松症是指各种原因所引起的全身性骨数量减少，骨小梁间隙增大，骨基质减少和重量降低，骨的机械强度减低导致非外伤性骨折，或轻微外力即可发生某些部位骨折的一种临床综合征。

骨质疏松症的病因与发病机制目前尚未完全清楚。目前，比较公认的致病原因主要有以下几个方面：

（1）内分泌紊乱：多见于老年人，尤其是更年期以后的女性患者尤为多见，说明性激素对骨质的代谢有直接关系。当肾上腺皮质机能亢进时可引起骨质疏松，不仅是柯兴氏综合征的主要特征，而且在临床治疗上长期使用肾上腺皮质激素亦可同样引起这一后果。这表明，肾上腺皮质激素可加速骨质疏松的过程。而性激素能抑制垂体前叶素，间接抑制肾上腺皮质激素。所以，老年人性激素分泌减少，尤其是更年期后的女性，则更易出现骨质疏松。

（2）钙代谢失调：钙缺乏是成年人骨质疏松症的原因之一。正常人每日摄入钙量约为 10mg/kg 体重，其中少量为人体所利用，大部分随尿及大便排出，以维持钙的代谢平衡。如果摄入的钙量减少，或是肠吸收功能障碍，或是从尿及大便中排泄量增加，则易引起由于缺钙所造成的骨质疏松。此时，如果再加上内分泌紊乱因素的影响，则更易引起骨质疏松。

（3）废用因素：正常情况下，由于肌肉的舒张收缩及各种应、压力而刺激骨骼组织保持正常的钙代谢平衡。但当肢体或全身一旦失去生理性活动及体力劳动或锻炼，则容易引起骨组织内的一系列改变而引发脱钙及尿钙排出量增加，导致骨质疏松。长期卧床者表现为全身性骨质疏松，而肢体石膏夹板固定或神经过敏性废用则表现为局部骨质疏松。

骨质疏松症多见于老年人，尤其以 60 岁以上女性多见。患者多诉全身疲乏，喜卧床或仰坐位而不愿活动；全身酸痛，尤以腰部为明显，可由腰向臀部和下肢放散,亦可由背部向肋骨和腹部放散。患者自己感觉身高逐渐变矮,除因椎间盘退变原因外,与椎体骨质疏松易引起压缩骨折有关。同样原因可使驼背畸形逐渐加重。

天气寒冷与腰痛有关吗?

有一部分人会因天气变化而出现腰痛或腰痛加重,而且有的患者腰痛症状会像天气预报一样准确,寒冷就是导致、诱发腰痛的一个原因。寒冷主要是通过腰背部血管收缩、缺血、瘀血、水肿等血液循环方面的改变而使患者产生腰痛的。患者多是由于在寒冷地区长时间停留,或在寒冷地面、风口处睡觉而出现腰痛。寒冷可导致肌肉收缩,在一定程度上影响身体动作,另外,为了御寒,衣服穿得较多,行动不灵活,若进行腰部急剧运动,也容易造成腰部损伤。

七、什么叫牵扯性腰痛? 哪些内脏疾病可引起腰痛?

牵扯性腰痛是指腰痛不是由于腰椎的原因所致,而是由于某一内脏器官的疾病表现出来的一种腰痛症状。既然产生腰痛的原因并非脊柱的骨骼、关节、肌肉、韧带等脊椎本身组织,故又称非脊柱源性腰痛。具体地说,可引起腰痛症状的内脏疾患有:

(1)泌尿系统疾患:如急慢性肾盂肾炎、肾肿瘤、肾结石、输尿管结石、肾结核、肾下垂、肾周围脓肿、前列腺炎、前列腺瘤等。

(2)消化系统疾患:如消化道溃疡、慢性胆囊炎、胆结石、胰腺癌、直肠癌等。

(3)妇科疾患:如附件炎、子宫体炎、子宫后倾、盆腔肿瘤、子宫脱垂、盆腔充血、经期紧张等。

(4)其他:如膈下脓肿、腹膜后肿瘤等也可引起腰痛。

正如头痛一样,头痛的原因不一定就在头内。有些腰痛只不过是某一脏器或全身疾病的一个症状而已,内脏疾患引起腰痛的原因主要有以下两个方面:①病变累及腰部或其邻近组织:当内脏疾患的病变累及脊柱周围组织与后腹膜时,腰部可感到疼痛,且同时多伴有腰背肌痉挛。例如,腹膜后肿瘤、肾周围脓肿等所引起的腰痛。②通过神经纤维传导,反射性地引起腰痛:由于某些脏器的病变刺激感觉神经纤维,传入后根或脊髓的某一阶段,将刺激转移、扩散到这一节段脊髓和神经根所支配的腰部皮肤、筋膜等组织,产生腰部疼痛。

对于牵扯性腰痛即非脊柱源性腰痛的治疗,应按其发病的原因给予对症治疗。确切地说,必须先找出原发病,在治疗原发病的基础上,可适当选用中药、针灸、理疗、按摩等方法配合治疗,并可进行腰背肌功能锻炼。这些方法皆可奏效。

八、内脏疾病所致的腰痛与其他腰痛有何区别?

腹腔及盆腔内的脏器疾患所致的下腰痛与腰椎自身疾患造成的腰痛,虽然笼统地讲都是腰痛,但还是有一定的区别,其区别如下:

(1)内脏疾病所致腰痛的性质大多属牵扯性疼痛:这种腰痛的病变不在脊柱,所以脊柱的活动不受影响。查体时,发现病人腰部的活动性良好。牵扯性腰痛究竟占全部腰痛病人的比例有多少?目前还没有这方面的统计数字,但患有这种腰痛的病人为数不少。

(2)内脏疾病所致的腰痛大多为继发性:主要表现为躯干的前面,一般为继发性,而且远没有腹部的疼痛程度严重。虽然极少数情况下,某些内脏疾患首先引起腰部疼痛,但随之而来的是剧烈的腹部疼痛,且程度更严重。

(3)内脏疾病所致的腰痛一般不是唯一的症状:除了腰痛症状外,一般有内脏疾病的其他临床表现。例如:肾结核患者可有低烧、盗汗、消瘦等;胰腺瘤患者可有食欲减退、体重减轻等恶病质表现;消化道溃疡的腰痛发作多与饮食有关等。

(4)下腰部骨伤科方面的检查无阳性体征,如压痛点不集中,压痛不明显,直腿抬高试验阴性等。病变脏器本身可有阳性体征。

(5)腰椎影像学检查可无明显改变;内脏疾病所致的腰痛,脏器自身可有阳性结果,如输尿管结石,X线平片或造影片可见结石影,胰腺癌 CT 或核磁共振可显示肿瘤大小等。

九、不同人群下腰痛的种类有何不同?

(1)不同年龄导致下腰痛疾病的种类不同。少儿或青少年导致下腰痛疾病的常见原因主要是先天性畸形,如隐性脊柱裂、移行脊椎等;姿势性的疾病,如腰椎侧弯等;炎症性的疾病,如腰椎结核等。青壮年引起下腰痛的常见原因主要是损伤性的疾病,如腰肌劳损、腰扭伤、腰椎间盘突出症、腰椎压缩性骨折等。此外,免疫系统方面的疾病,如强直性脊柱炎等也是导致青壮年下腰痛的比较常见的原因。

中老年引起下腰痛的常见原因主要是退行性改变,如腰椎增生性脊柱炎、腰椎管狭窄症、骨质疏松症等,其次可能是腰骶部的各种肿瘤。

(2)不同性别导致下腰痛疾病的种类不同。男性一般在日常生活和工作中腰部的活动量较大,当负荷过大、姿势不当、保护欠缺等原因,就可能造成腰骶部软组织及骨与关节损伤,因此,男性的下腰痛以损伤因素为主。

女性由于解剖及生理特点而产生一些女性特有的疾病,如子宫体炎、附件炎、子宫后倾、子宫脱垂、盆腔肿瘤等。这些疾病均可引起下腰痛。此外,月经期可致下腰痛;怀孕期由于腰椎负荷加大而导致下腰痛;产后由于内分泌的改变,致使关节囊、韧带松弛,也可导致下腰痛。

(3)不同职业导致下腰痛疾病的种类不同。体力劳动者,尤以重体力劳动者、运动员等引起下腰痛的原因主要是损伤性的疾病;长期在空调、潮湿、寒冷环境下工作者,易患腰背部筋膜纤维组织炎;脑力劳动者由于缺乏锻炼,腰背部肌肉力量薄弱,极易发生腰肌劳损及腰扭伤。

很多人一出现腰痛就以为自己患了肾虚,滥用补药事件时有发生,细分起来,腰痛的原因还是很多的。

> 腰痛本是常见病,岂是肾虚所能尽。
> 风寒湿热可腰痛,年老体弱骨失荣。
> 经带胎产跌岁挫,筋脉痹阻滞不通。

阴阳本为天地道，男刚女柔肾气求

性生活是指在保证安全并且是自愿的前提下，为了满足自己的性需求的固定或不固定的性接触，包括拥抱、亲吻、爱抚、性交等。性生活是夫妻生活的重要组成部分，男女双方都需要了解关于性生活的一些常识。

多久进行一次性生活

我国古代医家孙思邈在《千金方》中提出：20 岁盛者 1 日再施（二次），虚者 1 日一施；30 岁盛者 2 日一施，虚者 3 日一施；40 岁盛者 3 日一施，虚者 4 日一施；50 岁盛者 5 日一施，虚者 10 日一施；60 岁盛者 10 日一施，虚者 20 日一施；70 岁盛者 30 日一施，虚者不施。

随着年龄的增长，性生活的频率应适当减少以保持身体健康。美国学者根据年龄因素对性能力的影响规律，总结出一个"性爱频率公式"——性爱频率＝年龄的首位数 ×9，即用自己年龄的十位数乘以 9，所得乘积的十位数即为一个性爱周期所持续的天数，而个位则为应有的性爱频率。比如说 30 多岁的男性，3×9=27，应该是在不影响身体健康和工作状态的情况下，20 天内可性爱 7 次，大约 3 天一次。这个公式适用于 20 岁以上的成年人。可以看出，这个问题是因人而异的，在双方身体和精神能够适应并接受的情况下，无论是一日一次，一日多次或多日一次都是正常的。

性生活的好处

1. 减肥:性生活一次相当于慢跑,可燃耗卡路里,保持身材。

2. 缓解疼痛:性爱过后,脑部会分泌内啡肽,可缓解身体的疼痛,并且有助于睡眠。

3. 使月经规律:女性每周至少一次性生活,可使月经变得规律。

4. 放松,缓解压力:性爱是放松,缓解压力的一个好方法。

5. 提升自信:有研究表示,如果一个人在床上表现的很好,那他的自信心会大大增加。

性生活过度的危害

1. 对于男女双方而言,性生活过度都会造成体力上的较大消耗。久之,必然造成体质及精神状态、思维能力、记忆力、分析能力的下降。

2. 由于性冲动的连续与多次发生,无论男女都会加重性控制神经中枢与性器官的负担,经常性的劳累反而会引起性功能衰竭,造成性功能的"未老先衰"。

3. 男子经常多次性生活,会延长射精时间。因为第二次性生活出现射精的时间肯定比第一次长。这就埋下了诱发阳痿、不射精、射精延迟、性生活无快感的隐患。

4. 男子性生活后有一个不应期,即性生活结束后有一段时间对性刺激不再发生反应。多次性生活就会延长其不应期,也就容易引起性功能衰退。

5. 男子经常多次性生活,性器官反复与持久性地充血,会诱发前列腺炎、精囊炎等疾患,造成会阴部不适、腰酸背痛,还会出现血精。女子经常多次性生活,性器官始终处于充血状态,会诱发盆腔充血、下身沉重感等不适。

6. 不论男女,多次性生活时,性满足程度肯定比前一次差,于是容易造成心理上的影响,认为自己性能力有问题,最终可能导致心因性的性功能障碍。

一、阴茎勃起功能障碍

性生活不总是和谐的，随着年龄的增长或是疾病的产生或是心理因素，有些男性会发现性活动不能正常进行。其中一种原因就是阴茎勃起功能障碍（erectile dysfunction，ED），也叫做阳痿或不举，那我们就来说说阴茎勃起功能障碍的临床表现和处理方法。

（一）定义

阴茎勃起功能障碍（阳痿）是指至少 6 个月内持续或反复地阴茎不能达到或维持充分勃起，以完成满意的性生活。这个定义明确了在诊断 ED 时，不仅要考虑勃起的能力——能否勃起和硬度，还包括出现这一现象的持续时间；最后以能否进行满意的性生活作为评估勃起功能的最终目标。ED 是男性性健康的重要问题之一，目前国内还没有一份完整、详细和可信的有关 ED 的发病情况统计报告，美国报告的发病率为正常人群的 10%，估计美国总体有 100 万 ~200 万患者。

（二）发病原因

男性的性唤起是涉及脑、激素、情绪、神经、肌肉和血管的复杂过程。勃起功能障碍可能是由于任何这些问题引起的。同样，压力和精神健康问题也可能导致或恶化勃起功能障碍。

1. 器质性和心因性

ED 传统上分为器质性和心因性两大类。但由于受到环境、社会及家庭的影响，无论何种原因引起的 ED，患者都会引起担心和焦虑，所以 ED 的发生总是两种原因结合而成的。

阴茎勃起功能障碍的器质性原因

在大部分情况下，勃起功能障碍是由身体本身的原因引起的，常见原因包括：

- 心脏病
- 血管堵塞（动脉粥样硬化）
- 高胆固醇
- 高血压
- 糖尿病

- 肥胖
- 代谢综合征（一种涉及血压升高，胰岛素水平升高，腰围身体脂肪和高胆固醇的病症）
- 帕金森病
- 多发性硬化症
- 佩罗尼病（阴茎海绵体白膜内形成纤维样斑块）
- 某些处方药
- 烟草使用
- 酗酒和其他形式的药物滥用
- 睡眠障碍

阴茎勃起功能障碍的心因性原因

大脑在触发引起勃起的一系列身体反应中起着关键作用，从性兴奋的感觉开始。多种心理原因可以干扰性感觉，导致或恶化勃起功能障碍，这些原因包括：

- 抑郁，焦虑或其他精神健康状况
- 压力
- 由于压力，沟通不畅或其他担忧而导致的夫妻关系问题

2. 原发性和继发性

原发性 ED 是指没有明确诱因，从有性行为开始就出现 ED。继发性 ED 是指开始有性行为时，勃起功能正常，后来由于存在明确诱发因素的情况下出现 ED。

需要注意的是，在定义中提到诊断 ED 首先需要有一个发病的时间概念，一般要有 6 个月以上的病程。许多人出现短暂 ED，往往与环境、情绪等因素有关。过度疲劳、愤怒、抑郁或焦虑等情绪反应，或首次性生活经验不足，都可以导致暂时的阴茎勃起障碍或勃起失败。出现这种暂时性的勃起功能障碍并不用担心，除非这种状态持续至 6 个月，否则该类患者一般不需要医疗干预，调整好心态或者累计经验后勃起功能就正常了。

（三）治疗

如果你满足阴茎勃起功能障碍的所有诊断条件，不要感到困惑与不解，更不要产生羞愧的心理，第一时间前往医院就医是最好的选择。医生会根据您的具体情况，针对任何可能导致或恶化勃起功能障碍的健康状况，制定出正确的治疗方案。现阶段国内与国际上常用以下几种方法治疗勃起功能障碍。

1. 口服药物

口服药物是大部分男性成功治疗勃起功能障碍的方法之一。常用药物有：西地那非（伟哥）、他达那非（希爱力）、伐地那非（艾力达）等。以上三种药物为口服磷酸二酯酶-5抑制剂（PDE5抑制剂），磷酸二酯酶-5主要分布在阴茎海绵体里，磷酸二酯酶-5抑制剂将此酶抑制之后使阴茎的海绵体松弛、血管扩张，以增强血液流动，使得阴茎在接受性刺激时可以正常勃起。但服用这些药丸不会自动产生勃起，也就是说，勃起功能障碍药物并不是壮阳药，不能引起兴奋，故正常勃起的男性不需要。当然，是药三分毒，在服用此类药物时必然会有副作用，常见的副作用有头痛、面部潮红、胃部不适、视力模糊、鼻塞或流鼻涕、背痛、肌肉痛、恶心、头晕、皮疹等。在服用勃起功能障碍的药物之前请询问医生，因为一些非处方补品和草药，可能会使药物失效或产生毒副作用。还有在一些情况下不可服用勃起障碍药物，如下：

- 正在服用任何剂型硝酸酯类药物的患者。包括硝酸甘油。如果与任一种硝酸酯类药物合用，患者的血压可能会突然下降至不安全或危及生命的水平。
- 有非常低的血压（低血压）或不受控制的高血压（高血压）。
- 有严重的肝病。
- 有需要透析的肾脏疾病。

万艾可（伟哥），其前身并不是用来治疗男性性功能障碍的药物，1986年，美国辉瑞分公司，研发出一种用于治疗高血压和心绞痛的药物，但经过两年的临床试验，发现并无疗效。就在辉瑞公司无奈将药物逐一收回时，接受临床试验的部分男士却都不愿意将药物上缴。原来，他们在服用药物后，虽然血压和心脏方面的疾病没有被治愈，但是精神好了很多，发现勃起功能恢复了。辉瑞公司发现了新商机，又研究了10年，在1988年正式推出，从此成为勃起功能障碍患者的福音。

2. 心理辅导

对于勃起功能障碍的患者来说,其精神上的痛苦要远大于疾病本身的痛苦。对于一些能够消除其不良心理因素的患者,首先可以采取性心理治疗的方法;在一些混合性或器质性勃起功能障碍的患者,心理治疗有助于减轻他的焦虑,并消除与药物或其他治疗有关的不现实的期望。而大多数心因性勃起功能障碍经过一些方法治疗之后,能够恢复阴茎的勃起,但是有相当高的复发率。

3. 其他

性生活是男女双方共同参加的活动,双方要不断交流各自的体验和感受,互相配合才能提高性生活的质量。故在对 ED 患者进行治疗时,也需要男女双方的密切配合。

二、肾 虚 与 性

一名在美国留学的博士在婚后出现了"难言之隐",身为中国人的他首先想到的当然是"肾虚"。于是他前往当地医院,要求医生给他做肾功能检查。检查结果出来后,发现一切数据都正常,他感到非常困惑。在医生的进一步了解下才知道,该留学生是因为性功能出了问题前来就医的。

很多人不明白,明明是肾虚,为什么肾功能检查没有问题呢? 其实,这就涉及到中医与西医"肾"概念的不同。这里就要跟大家说一下,"肾功能检查"的肾是西医角度的肾,是真实长在我们体内的肾,是一个器官;而"肾虚"的肾是中医角度的肾,并非特指某个器官,而是指人体的一类功能。西医的肾是泌尿系统的一个器官,其功能是负责过滤血液中的杂质、维持体液和电解质的平衡,最后产生尿液从尿道排出体外,同时具有内分泌的功能以调节血压。而中医的肾,功能就多了。我们来细说一下。

中医对肾的认识,内涵比现代医学解剖之"肾"广泛。它认为肾在人体是一个极其重要而又包涵多种功能的脏器;内藏元阴元阳(肾之阴阳的别称),为水火之宅,是先天之本,生命之根。中医的肾与膀胱、骨髓、脑、头发、耳、二阴等构成系统。

肾的生理功能主要包括三方面:主藏精,主水,主纳气。中医认为肾内藏有先天之精,也就是人体生命之本源,古人云"人始生,先成精",故将肾称为"先天之本"。而藏于肾中的先天之精,在人出生之后,不断地得到饮食中水谷精微(也被称为后天之精)的不断充实滋养下,逐渐成为人体生育繁殖和生长发育所必须的基本物质,在人的生命活动——从孕育成形到发育壮大过程中起着决定性作用。此外,中医认为肾中所藏之精又可根据其阴阳属性的不同分为元阴和元阳。元阴是指肾之阴精，元阳是指肾之阳气，由于人体全身的脏腑功能都有赖于肾阴和肾阳的资助、推动与协调，故肾又被称为"五脏阴阳之本"。

一个人肾中精气的盛衰直接关系到这个人的生长发育乃至衰老的全过程，也关系着其生殖能力。在整个生命过程中，人体会随着肾中精气的盛衰变化，而呈现出生、长、壮、老、已的不同生理状态。从幼年开始，肾精逐渐充盛。到了青壮年，肾精进一步充盛，乃至达到极点，体格壮实，筋骨强健。而到老年，肾精衰退，形体也逐渐衰老，全身筋骨运动不灵活，齿摇发脱，呈现出老态龙钟之象。打个比方，假如人是棵大树的话，肾就像大树的树根一样，根深方能叶茂，同样道理，肾好身体才好。对生长发育障碍的临床治疗中，补肾是重要的治疗方法之一；补肾填精又是延缓衰老和治疗老年性疾病的重要手段。

主持和调节人体的水液代谢是肾的另一个重要生理功能，古人简称为肾主水。主要包括两方面作用：一是将饮食中具有濡养滋润脏腑组织作用的津液输布到周身百骸；二是将各脏腑组织代谢利用后的浊液排出体外。

中医的肾还有调节呼吸的作用，也就是肾主纳气的功能。古人认为人体的呼吸运动是肺肾之间相互协调的结果。人吸入之气，只有下归于肾，由肾气为之摄纳，呼吸才能通畅、调匀。正如《医碥·气》中所记载"气根于肾，亦归于肾，故曰气纳气，其息深深"。

此外，肾在体合骨，生髓，通脑，其华在发，在窍为耳及二阴，在志为恐，在液为唾。足少阴肾经与足太阳膀胱经相互属络于肾与膀胱，相为表里。肾在五行属水，为阴中之阴，与自然界冬气相通应。

中医肾的生理功能

1. 贮藏精气，为人体生殖、造血、生长发育、防卫病邪的基础物质。
2. 平衡身体水液代谢，与膀胱合作排泄尿液。
3. 负责纳气，协调呼吸运动。
4. 主骨生髓，养脑益智。
5. 促进头发生长。
6. 肾气通耳，控制听力。
7. 控制二阴的开合。

综上所述,正常的性生活除了与肾中所藏精气有关外,还受到其他脏腑的调节。性功能障碍除了"肾虚"之外,尚与整体健康(其他脏腑功能)以及情志因素有关。从中医学理论来讲,性功能障碍仅从"肾"或"肾虚"治疗是解决不了所有问题的。

三、慢性肾脏病患者的性功能问题

全球数以百万计的人患有慢性肾脏病(CKD),过去几十年的发病率持续上升,尽管这些患者的预期寿命有所增加,但一定程度上影响了他们的生活质量。其中性功能障碍在慢性肾脏病特别是接受透析的患者中是普遍存在的。

男性患者主要表现为性欲降低,勃起功能障碍和难以达到性高潮。接近70%的CKD男性有勃起功能障碍(ED),这些估计值高于普通人群。原因通常是多因素的,心理、神经、内分泌、血管和医源性因素共同作用从而增加了ED发生的可能性。适当的激素条件通过睾酮发挥主要作用导致勃起的发生。神经血管控制、异常激素水平或心理因素的干扰是绝大多数ED的原因。情志因素也是影响性功能的重要因素,如经济压力,工作压力,失恋、失意、思虑过度或夫妻感情不和,精神紧张,或所欲不遂,或过度悲哀,或恼怒太甚等异常情志因素强烈或长期的刺激等。神经系统受损如帕金森病、中风、肿瘤、多发性硬化和脊髓损伤均与ED有关。此外,激素失调如性腺功能降低,高催乳素血症和甲状腺功能亢进和甲状腺功能减退都会导致ED。糖尿病、高血压、血脂异常、吸烟、钝性会阴或盆腔创伤和盆腔相关的动脉功能不全是ED的最常见原因。CKD患者中,随着肾脏疾病的进展,CKD的早期阶段可以检测到继发性垂体-性腺轴的干扰和睾丸衰竭的组合,并逐渐恶化。同时ED也被认为是比家族史、高血压、血脂异常等传统危险因素更有力的预测因子。

一般来说勃起功能障碍和生活方式有一定的关系,治疗勃起功能能障碍首先应进行一般状况评估,了解影响勃起功能的生活行为方式并加以干预,如戒烟、减少酒精消费和定期体力活动。就透析患者而言,临床医生会着重优化透析输送和适当的营养摄入。考虑到许多药物如利尿剂,β受体阻断剂,抗抑郁药和H2拮抗剂都与勃起功能障碍有关,因此医生会审查每名患者的药物资料。治疗最初旨在优化透析,用重组促红细胞生成素纠正贫血,并控制与维生素D有关的继发性甲状旁腺功能亢进程度。对于许多肾脏科医师,西地那非已成为治疗阳痿的一线药物。在性欲降低的性腺功能减退者中,睾丸激素可能是有益的。

女性性功能障碍主要是由于周围神经系统疾病、血管损伤和心理原因等导致。在慢性肾脏病患者中,性欲降低,闭经,月经紊乱和生育能力降低均由促卵泡激素（FSH）和黄体生成素（LH）升高引起。中枢性 LH 波动不能通过内源性施用雌激素来缓解，证实了中枢性下丘脑功能紊乱。在糖尿病和慢性肾脏病患者中，月经异常、无排卵、不孕症等很常见。妇女性功能障碍的临床表现包括过早绝经、皮肤皱纹、尿失禁、热潮红、睡眠和认知障碍以及心血管疾病。心理因素可对慢性肾脏病患者的性功能产生重大影响，20%~30% 的糖尿病和慢性肾脏病患者患有临床抑郁症，抑郁症似乎是妇女性功能障碍的主要决定因素之一。

尿毒症妇女需要定期进行妇科的随访，以防止不必要的雌激素的潜在并发症。在透析时应建议尿毒症妇女不要怀孕。

成功的肾移植是男性和女性慢性肾功能衰竭患者恢复正常性功能的最有效手段。手术后的性功能可能受到移植物功能障碍、糖尿病预先存在的并发症状、高血压、吸烟和血脂异常、移植前透析持续时间、免疫抑制或高血压治疗效果的影响，并与肾功能不全的原因有关。肾移植前血液透析持续时间的影响可能是由于外周血管疾病的持续时间较长，因此透析患者的血管损伤和激素变化较明显。

性生活是夫妻生活的重要组成部分，在一定程度上影响着家庭幸福。一些疾病状态的人群，如慢性肾脏病等，性能力和性生活质量会有一定的困难，需要减少一些影响性生活的不利因素，合理应对，从而提高生活质量和幸福指数。

阴阳本为天地道，男刚女柔肾气求。
肾病肾虚添烦恼，情志疾病多因由。

肾脏起病多隐袭,及时发现早干预

　　流行病学调查结果显示,我国成年人中慢性肾脏病的患病率为10.8%,也就是说,每10个成年人中可能就有1个慢性肾病患者,虽然它不是像肾脏衰竭这么严重的问题,但确实对生活质量产生了影响。而且在未来十年内,慢性肾脏病增长率将超过17%。然而最严重的问题既不是它的发病率之高,也不是它增长率之快,而是它的知晓率,仅仅只有12.5%,这个数字意味着8个肾病患者,只有1个人是知道自己的情况的。

　　肾脏起病多隐匿。

　　不知何时起,你不仅下班累,甚至上班时间也完全提不起劲。你可能想,腰酸背痛,大概是坐太久了吧,休息休息就好。你最近小便颜色怪怪的,或者泛起了泡泡,晚上也老是起来上厕所,你觉得可能是饮料喝多了。你早上起来照镜子,发现镜子里的自己看上去有些浮肿憔悴,心想难道是加班熬夜弄成这样的? 到了一年一度的公司体检,就是血压偏高,你想了想,反正头也不疼不晕,少吃点盐就行了吧。

　　你并不以为意,你觉得这些小问题小伤痛又何必流于言语、挂碍心头,于是,就一次又一次错过了发现肾脏病的机会。很多身体信号都有可能是早期肾病的症状,不妨去医院做一做检查,不会占用你太多的资金和时间,如果真的肾脏有问题,早发现,早治疗,自然是最好不过的。

身体信号

　　当身体出现了这些问题,就应当引起注意,你的肾脏可能出现了一些状况,当然有这些症状并不代表一定是肾病,先去医院做一下检查是最佳选择:

　　1. 水肿　　　　　　　　　　　2. 腰痛

3. 夜尿　　　　　　　4. 尿色尿量改变

5. 疲劳乏力　　　　　6. 视物模糊

7. 高血压

一、尿液好比肾之镜，眼睛就是肾之窗

1. 尿液检查

收集尿液标本注意事项

1. 收集尿液的时间：任何时间排出尿都可以做尿常规化验检查。一般肾病病人为长期观察对比，一般采用清晨起床第一次尿液送检。

2. 尿标本必须新鲜：尿液停放几小时后，白细胞即可破坏而脓尿消失，葡萄糖被细菌分解，管型破坏，细胞溶解等问题出现，会影响检查结果的准确性。

3. 尿标本必须清洁：使用医院提供的清洁尿杯。按排尿的先后次序，可将尿液分为前段、中段、后段。前段尿和后段尿容易被污染，因此一般都留取中段尿。

4. 送检尿量：一般不少于 10ml（至少达到一半尿杯的量）。

5. 一般要求女性留取尿标本时应避开经期。

最简单最直观的检查要数尿液检查了。尿液检验可以提供很多信息，所以说，尿液好比肾之镜。那尿液检查能给我们带来哪些信息呢？

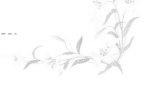

尿色　尿量
比重　白细胞
尿蛋白

（1）**尿色**：首先最直观的自然就是外观，自己上厕所的时候就能看到，正常的尿液是透明的淡黄色，一定程度上会受饮食、运动、出汗等影响。

透明尿：如果你没有糖尿病、肾萎缩、尿崩症的问题，那么，你可以考虑少喝一点水。

红色尿:红色尿应该是最常见的尿色改变之一。如果看到红色尿,首先应该想到的就是血尿。尿中血细胞多,肉眼就能观察到的叫肉眼血尿;尿中血细胞不多,肉眼看与正常尿差异不大,但是借助显微镜才能看到红细胞的叫镜下血尿。血尿往往提示肾脏、输尿管、膀胱或前列腺出现了问题,比如:肾炎、肾结核、肾结石、泌尿系感染、泌尿道结石、膀胱炎等。当然,并不是说红色尿就一定是有血,利福平、维生素 B、华法林等药物,或者是过多食用胡萝卜、黑莓等食物,尿液也会呈红色,这时候不需要特殊处理,多喝水,促进色素排出就可以了。

橙色尿:脱水会使尿色加深,呈现橙色;肝细胞性黄疸或阻塞性黄疸时,由于尿中胆红素增多,尿会呈现橙色;同样,食用大黄、甜菜、黑莓等食物,其中的色素也会使尿液呈现橙色。

绿色或蓝色尿:可能是你的尿中含有胆红素,放置过久时,胆红素氧化变为胆绿素,尿呈绿色;原发性高钙血症也会使尿液呈绿色。

其他各种颜色的尿液:当我们看到特殊颜色的尿时,首先想想是不是吃了一些药物或食物引起的,如果没有,就要及时通过尿检来鉴别这些颜色的原因。

(2)**尿量**:一般情况下正常成人一昼夜(24 小时)排尿 800~2000 毫升。饮水、运动、出汗等皆可影响尿量。

一天尿量＞2500 毫升为多尿,饮水、饮茶过多即可出现,病理性的多尿有肾性的比如多囊肾、急性肾小管坏死恢复期等,也有内分泌性垂体性的比如糖尿病,也可以是神经性的比如中枢性尿崩症等。

一天尿量＜400 毫升为少尿,＜100 毫升或 12 小时内完全无尿为尿闭,可以分为肾前性少尿比如脱水心衰,肾性少尿比如急进性肾炎、急性肾功能衰竭,还有肾后性少尿比如尿道结石等。

如夜间睡眠时,尿量＞750 毫升或大于白天的尿量,即夜尿量增多,除了 7 岁以下的儿童和老年人,常见于肢体下垂部位水肿的疾病——心力衰竭、肾病综合征、肝硬化等,或者是膀胱和前列腺等泌尿外科的疾病。

(3)**比重**:正常人 24 小时尿的比重在 1.015 左右,常在 1.010~1.025 间波动,受饮食、运动、出汗等影响。随意尿比重波动范围为 1.005~1.030。

测定一次随意尿,尿中无蛋白及糖时,比重≥1.025,表示肾脏浓缩功能正常,比重≤1.005 表示肾脏稀释功能正常。如固定在 1.010 左右,称等张尿,代表肾实质受损,肾脏浓缩及稀释功能降低。

(4)**尿白细胞**:尿白细胞阳性一般提示有尿路感染的可能性。

(5)**尿蛋白定性**:尿蛋白检查是肾脏疾病诊断、治疗、预后观察的重要指标。后文会详细说明。

2. 眼睛检查

现代医学研究认识到，眼部病变与肾脏疾病的有着密切关系。临床上初次就诊以视力减退，视物模糊等眼部病变为主诉，经检查发现早期肾脏病的患者不在少数。

然而肾脏疾病和眼部病变早期，患者往往不会表现出明显症状，因而常常被忽视。所以进行早期眼底检查，眼部疾病的筛查，尤其是在糖尿病和高血压这些肾病风险较高的人群中，眼底和肾脏常常平行出现损伤，这对于早期发现肾脏疾病，早期预防，早期干预和治疗，有着重要意义。

肾脏病中还有一种叫 TINUS 综合征，全名是肾小管间质性肾炎 - 葡萄膜炎综合征，它是免疫系统相关性疾病，常累及多系统，导致多器官损害，其中可表现出眼部和肾脏的损害。肾损害表现出现前后可见到眼色素膜炎（虹膜睫状体炎或全色素膜炎），尤其当虹膜睫状体炎和全色素膜炎同时出现时应高度怀疑此病，及时性肾活检明确诊断，以免贻误病情。

别的还有许多肾脏疾病和眼相关，这里就不一一举例了，总之，眼睛可以提示、反映肾脏疾病，是肾脏的一个窗口。所以如果眼睛出现了上述种种情况，一定要留个心眼，也许你出问题的不是眼睛，是肾。

二、血尿首先得其因，尿检超声当先行

血尿可以是肉眼可见的（肉眼血尿），或仅在显微镜检查时被发现（也称镜下血尿）。当尿液颜色呈红色或褐色时，可怀疑有肉眼血尿。但是要注意的是，大家看到的"血尿"，不一定是真的"血"，应当除外使尿液呈现红色的干扰因素。某些食物（如甜菜、辣椒、番茄叶等）和某些药物及其代谢产物（如利福平、苯妥英钠、酚噻嗪等）可导致红色尿液。血管内溶血引起的血红蛋白尿和肌细胞损伤造成的肌红蛋白尿也可使尿潜血呈阳性反应。上述情况的鉴别要点是尿沉渣镜检无红细胞。另外，如果女性月经期在尿中混入经血也可能误为血尿，应该避免经期进行尿液检查。

血尿的病因随患者年龄而异，其中最常见的是尿路或肾脏感染、膀胱或肾结石、前列腺肥大等。针对血尿患者的评估显示，81% 的患者存在泌尿生殖系病因。感染是最常见的病因。在年龄较大的患者中可能为肾脏或泌尿系恶性肿瘤，或者良性前列腺增生。

一般来说，**血尿本身并不危险**，除非肾小球外快速大量出血，以致产生血凝块阻塞输尿管。较为常见的是一过性血尿，在年轻患者中基本全为良性。大部分一过性血尿患者并没有明显的病因。发热、感染、创伤和运动都可能造成一过性血尿。但也不要因此放松警惕，特别是对于年龄超过 40 岁的患者来

说,一过性血尿可能是一种潜在严重疾病症状。

血尿往往存在一些指向某一特定**诊断的线索**,例如:

- **尿路感染**。尿路感染常发生在细菌通过尿道进入人体并开始在膀胱内繁殖时。症状包括持续的排尿冲动,排尿疼痛,小便气味重。

- **肾脏感染**。肾脏感染(肾盂肾炎)可以发生在细菌从血液进入肾脏或从输尿管进入肾脏时。症状通常与膀胱感染相似,但肾脏感染更容易引起发烧和胁痛。

- **膀胱或肾结石**。浓缩尿液中的矿物质有时会析出,在肾脏或膀胱壁上形成晶体。随着时间的推移,晶体可以变成小而硬的石头。石头通常是无痛的,你可能不知道他们的存在,除非他们造成堵塞。肾结石可能会导致极度疼痛。膀胱或肾结石也可引起肉眼和镜下血尿。

- **前列腺肥大**。前列腺位于膀胱下方,尿道上部,通常随着男性进入中年而开始生长。腺体增大时,压迫尿道,部分阻断尿流。前列腺肥大的症状和体征包括排尿困难、尿急或持续排尿,可见肉眼血尿或镜下血尿。前列腺炎可引起相同的体征和症状。

- **非感染性肾脏疾病**。镜下血尿是肾小球肾炎的常见症状,肾小球肾炎可能是全身性疾病的一部分,如糖尿病;也可以是原发病,由病毒或链球菌感染引起的血管疾病,如 IgA 肾病会影响在肾脏过滤血液的毛细血管(肾小球)。

- **癌症**。肉眼血尿可能是晚期肾、膀胱或前列腺癌的表现。不幸的是,早期阶段可能没有迹象或症状。

- **遗传性疾病**。镰状红细胞贫血——红细胞血红蛋白的遗传缺陷——可能是血尿的原因。Alport 综合征也可以影响肾小球滤过膜引起血尿。

- **肾损伤**。肾脏因意外或剧烈运动而受到打击或其他伤害会导致血尿。

- **药物**。环磷酰胺和青霉素可引起尿道出血。如果服用抗凝血剂,如阿司匹林和肝素,有时也会导致膀胱出血。

- **剧烈运动**。跑步者最常受影响,几乎所有运动员在剧烈运动后都会出现明显的镜下血尿。

不管是什么原因,如果发现尿中有血,一定记得及时与医生联系。

肾小球出血 vs 非肾小球出血:确定是不是肾小球性出血,对于优化后续评估是很有意义的。特别是,如果患者有明确证据表明血尿来源于肾小球,除非还有其他需要评估的原因,否则无需针对潜在的严重泌尿系统疾病进行评估,也就节省了大量的时间。肾小球性血尿可能由免疫介导所致的肾小球毛细血管壁损伤引起,或者在非炎性肾小球疾病中,如薄基底膜肾病,由肾小球毛细血管壁局部缺损导致。肾小球出血的表现包括存在红细胞管型、部分红细胞的异形表现，以及一些肉眼血尿患者的尿液呈褐色或可乐色，这些在尿常规的化验单上都可以看到。蛋白尿是血尿患者肾小球疾病最可靠的指标，它与血尿的发生存在时间关联——蛋白尿水平超过500mg/d提示有肾小球出血；不过，既往有长期蛋白尿的患者新发血尿应考虑血尿来自肾小球外或泌尿道。例如一名有蛋白尿但没有血尿的慢性肾病患者（如，肾硬化症患者）若新发血尿，那么出血不应该归因于最初的肾小球疾病。此类患者应接受全面的血尿评估。

红细胞管型——若存在红细胞管型，几乎可以诊断为肾小球肾炎或血管炎，尽管此管型也偶见于急性间质性肾炎中。需要注意的是，没有红细胞管型并不代表就可以排除肾小球疾病。

红细胞形态学——红细胞形态学评估可能有助于确定血尿的原因。肾外出血时，红细胞通常呈圆形且形态均一；而肾损伤时红细胞有变形的外观，如体积变小、出芽、阶段性丢失等，特别是肾小球疾病，但不仅限于肾小球疾病。

红褐色尿——肾小球外出血时，尿液颜色通常为红色到粉红色。尽管肾小球出血时也可能见到红色的尿液，特别是在碱性尿中，但通过肾单位的时间较长和酸性尿液 pH 可能导致形成高铁血红蛋白，从而呈烟灰色或可乐色。

血凝块——血凝块通常由肾小球外出血引起。血凝块的出现意味着局部大量出血，进入尿液的全血量足以形成血凝块。

对于所有肉眼或镜下血尿患者，如果没有肾小球性出血、感染或其他已知血尿原因的证据，应进行肾脏及集合管系统的影像学检查。

许多影像学检查手段已用于评估肾脏疾病患者，常常单独或联合应用这些检查手段来检测、诊断和 / 或评估多种疾病。

由于安全、操作简单和能够提供有用的信息，最常用于肾脏疾病患者的影像学技术是**肾脏超声检查**。对肾脏的实质性及囊性占位、结石、肾盂积水、肾周围脓肿或血肿有诊断价值。此外，显示弥漫性肾实质回声增强者，可提示肾实质病变。

还有几种**特殊类型的血尿**：

★ 运动型血尿：仅在运动后出现的血尿。一般多出现在长跑、拳击等竞技性剧烈运动之后。部分患者血尿的原因是尿液在剧烈运动时反复冲击膀胱壁引起的毛细血管损伤出血，所以运动前排空膀胱很有必要。

★ 直立性血尿：顾名思义，身体直立血尿出现，平卧就消失了。常见于胡桃夹综合征，多见于较为瘦高的青少年，30 岁以上者很少见。是由于左肾静脉受到压迫，左肾血流回流受阻，肾盂内静脉曲张渗血导致血尿。血尿一般没有其他身体症状，有的可出现左侧腰痛。胡桃夹综合征也可导致直立性蛋白尿。

通过多普勒超声检查或者通过 MR 血管造影或肾静脉造影,即可明确诊断。

★ **腰痛 - 血尿综合征**:常见于年轻女性,口服避孕药者,是一种界定不明确的疾病。其特征为严重且持续的一侧或双侧腰痛,以及提示肾小球来源的异形红细胞特征的血尿。该病患者的肾功能通常正常。

治疗方面:

血尿没有特定的治疗。相反,你的医生将专注于基础病的治疗。例如服用抗生素治疗尿路感染,开具治疗前列腺肿大的药物,或冲击波治疗膀胱破裂或肾结石等。如果基础病的病情并不严重,则没有治疗的必要。

通常不可能完全防止血尿,不过可以采取预防策略,减少疾病的风险,包括:

> **预防尿路感染**:尝试多喝一些水,有小便的冲动或房事之后及时排尿,女性上完厕所后由前向后擦;避免使用刺激外阴女性卫生产品。这些可以减少尿路感染的风险。
>
> **预防肾结石**:多喝水,限制盐、蛋白质和含草酸的食物,如菠菜、甜菜等。这些有助于降低发生肾结石的可能性。
>
> **预防膀胱癌**:戒烟,避免接触化学物质和喝大量的水可以减少你患膀胱癌的风险。
>
> **预防肾癌**:停止吸烟,保持健康的体重,健康饮食,保持运动和避免接触有毒化学物质。

三、尿中蛋白莫轻视,定性定量不宜迟

蛋白尿是血尿患者肾小球疾病最可靠的指标。事实上,蛋白尿本身是肾脏疾病非常有参考价值的一个指标,不仅仅是对血尿患者。

由于肾小球滤过膜的滤过作用和肾小管的重吸收作用,正常人尿液中仅含有微量蛋白,一天的总尿蛋白排泄量应该少于 150mg,一旦大于这个数值,就应该引起警示,因为它们经常提示肾小球通透性增加,从而使得在正常情况下不能滤过的大分子如白蛋白滤过。

和血尿一样,首先要鉴别真伪——并不是尿常规上写了个蛋白阳性,就真的是有蛋白尿了。在某些情况下,你可能是“假阳性”。比如尿中混入血液、脓液、炎症或肿瘤分泌物以及月经血、白带等,尿中混入精液或前列腺液,或下尿道炎症分泌物等；或者尿液长时间放置或冷却后，可析出盐类结晶，有些药物如利福平等从尿中排出时，也可使尿混浊，易误认为蛋白尿。

所以留好标本真的非常重要，要不然一个不小心，你就"患上"了"蛋白尿"，究其原因，却是留尿的时候不注意，这你说气不气。

四、留 24 小时尿标本

24 小时尿蛋白定量更能准确体现一天的总尿蛋白排泄量，是测量蛋白排泄的金标准。这里需要再说一下 24 小时尿蛋白定量的标本留取时应该注意的事项，否则稍不注意，患者就很可能因留尿方法不正确造成化验结果不准确，不仅不能反映病情的变化，还可能误导诊治。尤其是外地来看病的患者，从外地带着留好的尿标本赶来看门诊本就不容易，如果因为尿标本留取方面出了问题，实在是得不偿失。

留尿过多

留尿过多是留 24 小时尿标本最常出现的问题之一。虽然医院检验处或者大夫会做一个简单的交代，但是仍然很容易出错。比如一般向患者交代说："留今天早上 6 点到明天早上 6 点的尿"。于是有的患者就把两天两个 6 点的尿都留了，这样一来其实是多留了尿，相当于留了一天两夜的尿。仔细想想，是不是这样？

正确的做法应该是第一天早上 6 点的尿要排掉不留，这个时候膀胱是空的。从这个时间起，肾脏不断产生尿液并储存在膀胱内，假如到上午 10 点感觉尿意明显去留尿的话，这是 6 点到 10 点这 4 个小时产生的尿。依此类推，直到第二天早上 6 点，无论是否有尿意，都要排空膀胱，把尿搜集到洁净的容器里。这才是不多不少，24 小时的尿标本。

留尿过少

这也是很容易出现的问题。进厕所，并不一定只是小便，大便也是人们逃不掉的生理现象，有些患者在排大便时会忘了留尿，或者忙起来忘记了留尿的事，会导致部分尿液未被留下。建议需要留 24 小时尿标本的病人留尿当天尽可能不安排工作和外出，如果实在没办法也要带好留尿的容器，时时提醒自己，排大便时也不要忘了留尿。

饮食、运动等干扰

有的患者为了留尿，会在留 24 小时尿标本当天特意多饮水，其实这完全没有必要，只需要正常饮食就可以了，更不需要刻意多吃或少吃含蛋白质的食物。留尿当天不要进行跑步、打篮球、踢足球等剧烈运动。降压药物等照常服用。如果有发热、腹泻等情况，建议等这些情况消失后再留尿。

尿液污染

合适的容器非常关键,建议选用具有一定抗酸性、耐腐蚀、易清洗、有盖子的广口容器来储存尿液。留尿标本的前一天,用清水冲刷干净并控干备用。女性病人要避开月经期,如果白带较多,建议留 24 小时尿标本当天每次排尿前适当清洗会阴部,但是不要只接中段尿。

防腐剂

如果病人留 24 小时尿标本只是化验尿蛋白定量,则没有必要加防腐剂,但是建议把储存尿标本的容器放置在阴凉处。夏天室内室外温度都很高,不放心的话,可以把尿标本放置在家中冰箱里冷藏,注意把容器密闭即可。不要觉得难以接受,说起来你可能不信,尿液可比大多数你扔进冰箱的东西干净得多。

替代方案

对于一些小孩或者老年人,留 24 小时尿标本比较困难,可以选择留晨尿做尿白蛋白肌酐比值(尿 ACR)来代替 24 小时尿蛋白定量。

五、诊断与分型

把标本留好,我们已经做好了第一步。如果结果准确地提示了有蛋白尿,那么我们就要分析一下,这是生理性的还是病理性的,主要看患者的肾脏有没有器质性的病变。

1. 生理性的蛋白尿

(1)功能性蛋白尿:一般是暂时性的,尿蛋白量一般<1g/24h,蛋白尿以中分子白蛋白为主,发生在剧烈运动后或发热过程中;过度寒冷、高温作业、精神紧张等交感神经高度兴奋等状态,原因去除后,蛋白尿即可消失。

(2)体位性蛋白尿:一般小于<1g/24h,指尿蛋白在直立时出现,平卧时消失,也发生在我们上面在血尿部分直立性血尿中提到的胡桃夹综合征。

(3)运动后蛋白尿:正常人在运动后会出现蛋白尿。运动的剧烈程度是决定蛋白尿的主要因素,一般在运动停止后 0.5h 内出现尿蛋白量的最高峰。

需要注意的是,"生理性"蛋白尿的诊断要特别慎重,因为肾脏器质性病变的早期也可以出现类似表现,所以长期随访就显得十分重要。

2. 蛋白尿类型

肾小球性蛋白尿——肾小球性蛋白尿是肾小球毛细血管壁对大分子物质如白蛋白等滤过增加所致。这是存在肾小球疾病的敏感性指标。糖尿病肾病和其他肾小球疾病相关的蛋白尿,以及上述良性原因的蛋白尿如体位性或运动性蛋白尿,均属于此类。大多数良性原因的单纯性蛋白尿患者排泄量少于

1~2g/d。

肾小管性蛋白尿——较小的蛋白质可以从肾小球滤过，然后在近端肾小管几乎被完全重吸收。各种肾小管间质疾病或甚至一些原发性肾小球疾病所致的近端肾小管重吸收障碍，可以导致这些较小的蛋白质排泄增加。一般蛋白量<2g/d。

溢出性蛋白尿——血液循环中存在大量的可以从肾小球自由滤过的小分子蛋白，当某一种特殊蛋白质明显过度产生时，低分子量蛋白排泄会增加，导致肾小球滤过和排泄增加。这种情况几乎总是因为多发性骨髓瘤中的免疫球蛋白轻链，但也可能是因为溶菌酶（见于急性粒单核细胞白血病）、肌红蛋白（见于横纹肌溶解症）或没有与珠蛋白结合的游离血红蛋白（见于血管内溶血）。在这些情况下，滤过负荷增加到超过正常近端肾小管重吸收能力的水平。骨髓瘤肾病患者也可能具有肾小管性蛋白尿的成分，因为这些排泄的轻链可能具有肾小管毒性，导致重吸收下降。

肾后性蛋白尿——尿道炎症（伴发于尿路感染）可以引起尿蛋白排泄量增加，尽管该机制尚不清楚。排泄的蛋白常常是非白蛋白（常是 IgA 或 IgG），并且只有少量被排泄。这些患者中经常出现白细胞尿。肾结石或者尿道肿瘤患者也可能出现蛋白尿。

以上列举了四种出现蛋白尿可能的情况，但有些患者有不止一种类型的蛋白尿。例如，肾小球疾病（如，局灶性节段性肾小球硬化）可伴随近端肾小管损伤而导致肾小管性蛋白尿，这是需要注意的。

如果多次检查，发现有持续蛋白尿的患者，需要进行下述检查：
- 尿蛋白排泄量的定量检查，如上所述。
- 血清肌酐测定（估算 GFR）。
- 尿蛋白免疫电泳评估单克隆轻链排泄情况。如果尿单克隆轻链存在，应评估该患者有无骨髓瘤。
- 肾脏超声检查排除结构性原因。

另外，所有持续性蛋白尿患者，尿蛋白总量超过 500mg/d 或尿白蛋白总量超过 300mg/d，应转诊到肾病专科医师，以进一步评估和处理（如后面章节会讨论到的肾活检）。

总而言之，在尿蛋白这个关键问题上，应当引起相当程度的重视，定性和定量上都有着极大的参考价值。

现在我们知道肾脏起病其实并不会大张旗鼓，不过也并非没有任何蛛丝马迹——

肾脏起病多隐匿，及时发现早干预。
水肿腰痛肾相关，乏力眩晕要当心。
雾里看花不清明，双眼为肾开窗棂。
扰人夜尿几多事，定性确认需良医。

水肿见于多病种，局部全身当分清

说起水肿，大家一定不会陌生。组织间隙液体过多而引起的全身或身体的一部分肿胀，这种症状称为水肿，又称浮肿。水肿不是一个独立的疾病，而是与某些疾病的病理过程相伴随的临床症状。

一、水肿的分类

水肿的程度有轻有重，如果出现轻度的水肿，那有可能是：

- 坐或呆在一个地方太久了
- 吃了太咸的食物
- 经前的症状和体征

在某些情况下，水肿可能是一个严重的潜在疾病的迹象。水肿既可以发生于局部，称局部水肿，如肺水肿、脑水肿；水肿又可以波及全身，称全身性水肿，如充血性心力衰竭时的心源性水肿、肾病或肾炎时的肾源性水肿、肝脏疾病时的肝源性水肿和营养不良时的营养不良性水肿等。

- 具体到肾脏相关——
  - ★ **肾脏钠潴留**：原发性肾脏钠潴留的患者，由于肾小球滤过率减少，肾小管对钠的重吸收增加，钠离子潴留细胞外而引起水肿。
  - ★ **肾病综合征**：肾病综合征患者通常表现为眶周和外周性水肿，偶尔可见腹水，大多患者伴有非常严重的低白蛋白血症，尿液丢失白蛋白或肝脏白蛋白合成降低引起的低白蛋白血症也会促成水肿的形成。

全身性水肿的鉴别见下表。

	肾源性	心源性	肝源性	营养不良性	内分泌性
开始部位	眼睑或足部开始	足部开始。下垂部位明显	足部开始，腹水常更突出	足部开始	胫前或眼眶周围
可凹性	是	是	是	是	否或是

续表

	肾源性	心源性	肝源性	营养不良性	内分泌性
是否伴胸腹水	可见	常见	常见	常见	少见
发展速度	迅速	缓慢	缓慢	缓慢	缓慢
伴随症状、体征	高血压、尿量减少	心脏增大、肝大、颈静脉怒张	肝脾大、黄疸、肝掌、蜘蛛痣、腹壁静脉曲张	消瘦、体重下降、皮脂减少	怕冷、反应迟钝、心悸或心动过缓、多汗、便秘或腹泻
辅助检查	血尿、蛋白尿、血肌酐升高	超声心动图	肝酶升高、白蛋白下降	血白蛋白下降、贫血	甲状腺等内分泌功能异常

从部位来看,和肾病关系比较密切的是下肢水肿。

下肢水肿可以分为两类:一是静脉性水肿:毛细血管通透性增大造成的低黏滞度的、低蛋白含量的组织间隙液体过多,超过了正常淋巴通路回收的能力;二是淋巴性水肿:淋巴通路功能不全导致皮肤和皮下组织富含蛋白的液体过多。

那么下肢水肿了是否意味着肾脏就已经出了问题了呢? 事实上并不一定,看了下面的表你就知道,引起下肢水肿的原因有很多,并非独肾脏一家。

单侧		双侧
急性(<72 小时)	慢性(>72 小时)	急性(<72 小时) 慢性(>72 小时)
深部静脉血栓	静脉功能不全	静脉功能不全;肺动脉高压;心力衰竭;特发性水肿;淋巴性水肿;经前水肿;药物因素;妊娠水肿;肥胖

比如静脉功能不全水肿,它的特点是:慢性凹陷性水肿,下肢的下端皮肤棕褐色素(含铁血黄素)沉积,这种皮肤改变可以进展到皮炎和皮肤溃疡形成。大多数患者无症状,但可以出现疼痛或感觉迟钝;诊断主要是靠临床诊断,超声可以证实,1/3 的患者有深部静脉血栓形成。

再比如深部静脉血栓:典型的深部静脉血栓可以因为明显的肿胀和疼痛被发现,但是,临床上可以轻度的、无症状性水肿为表现,很可能被忽略;反射性交感神经性营养不良:是一种少见疾病,原因不明。主要表现是:上肢或下肢的不明原因的严重疼痛,伴有皮肤颜色改变、水肿、运功受限。

　　还有一些罕见的,比如单侧水肿:原发性淋巴水肿(先天性淋巴水肿;早发 / 迟发性淋巴水肿);先天性静脉畸形;髂静脉压迫综合征。双侧水肿:原发性淋巴水肿(先天性淋巴水肿;早发 / 迟发性淋巴水肿);导致蛋白丢失的肠道疾病;营养吸收障碍和营养不良;缩窄性心包炎;限制型心肌病;黏液性水肿等等。

　　另外,有一部分药物也可能会造成不同程度的水肿:

抗高血压药物	激素	其他
钙通道阻滞剂	糖皮质激素	非甾体消炎药
β- 受体拮抗剂	雌激素	匹格列酮
可乐定	黄体酮	罗格列酮
肼苯哒嗪	睾酮	单胺氧化酶抑制剂
长压定		
甲基多巴		

　　看到这儿我们知道,肾病不一定出现水肿,而出现了水肿也并不意味着肾脏一定出现了问题,所以,**治肾病 ≠ 治水肿**。

　　既然水肿可以见于多种疾病,又有全身、局部之分,所以对其是何种原因所引起的进行判断就显得尤为重要。

二、如何判断是何种水肿?

> 是否急性发作? 下肢水肿急性发作(<72 小时)而无其他相应的临床发现,首先要排除下肢深部静脉血栓。
> 是否为伴随疼痛的水肿? 反射交感性营养不良和深部静脉血栓是伴随疼痛的,淋巴水肿为无痛性。
> 是否有盆腔或腹部肿瘤? 是否有过放射接触?
> 过夜后水肿是否改善? 静脉水肿过夜后改善。
> 是否有呼吸睡眠暂停? 呼吸睡眠与肺动脉高压相关联。
> 所用过的药物?

以上几个问题能够对水肿进行一定程度的判断,但是只是这样肯定是不够的。有句俗话叫"君子动口不动手",不过大夫是既要动口还得动手——**查体**。

> BMI(身体质量指数,BMI= 体重(kg)÷ 身高(m)^2:肥胖和呼吸睡眠暂停和静脉功能不全关联。

- ➤ 水肿的分布:
  - ✓ 单腿水肿与静脉功能不全、深部静脉血栓和淋巴性水肿局部因素有关;
  - ✓ 双侧水肿与局部因素和全身因素均有关,如心力衰竭、肾病;
  - ✓ 足背水肿罕见于脂肪性水肿,但在淋巴性水肿却很常见。
- ➤ 水肿的质地:深部静脉血栓性水肿和脂肪性水肿常柔软,淋巴性水肿常不柔软。
- ➤ 凹陷性:深静脉血栓、静脉功能不全和,早期的淋巴性水肿常为凹陷性。
- ➤ 静脉曲张:常见于下肢静脉功能不全,但是下肢静脉功能不全也可不出现静脉曲张。
- ➤ Stemmer-Kaposi 征:第二脚趾背部皮肤不能够捏起的褶子,是淋巴性水肿的特征。
- ➤ 皮肤改变:出现疣状的纹理(表皮角化病)伴随着乳头状瘤病,常有慢性淋巴性水肿。

三、水肿的治疗

水肿的治疗包括逆转基础病因(如有可能)、限钠饮食(减少液体潴留)以及大部分患者需要利尿治疗。

> 在开始利尿治疗之前对于任何原因引起的水肿都需要考虑以下重要问题:
> 何时必须对水肿进行治疗?
> 去除潴留液体的后果是什么?
> 应以何种速度去除潴留液体?

1. 何时必须对水肿进行治疗?

水肿的症状和体征包括:

- 皮下组织肿胀或浮肿
- 皮肤紧绷或发亮
- 皮肤按压后几秒钟后仍有一个小坑

出现这些症状,你可以找个时间去医院看看医生,而如果你有以下症状,则需要立即寻求医护人员的帮助。

- ✓ 呼吸急促
- ✓ 呼吸困难
- ✓ 胸部疼痛

这些症状可以是肺水肿的迹象，需要及时的治疗。肺水肿是唯一一种危及生命且需要立即治疗的水肿类型。

在其他大多数水肿状态下，因为水肿不会立即对患者构成威胁，可较缓慢地去除过多的液体。**无症状性水肿可暂不处理**：以治疗病因为先，如缓解原发性肾病，解除静脉血栓等；无症状性水肿指对日常生活无严重影响、无明显胸腹水、不影响心肺功能的水肿。

不肿不一定代表最佳容量状态：某些患者在治疗过程中可以允许轻度水肿，用西药利尿过度或中药攻逐渗利太过，可以导致新的合并症出现。如肾病综合征的患者原发病不缓解，可以出现深部血栓形成、急性肾损伤，而导致严重后果。

如果不及时治疗，水肿可导致：

- 肿痛加重
- 行走困难
- 肢体僵硬
- 皮肤紧绷、痒、不适
- 肿胀的区域增加感染风险
- 疤痕形成
- 血液循环减少
- 动静脉、关节和肌肉弹性降低
- 增加皮肤溃疡的风险

2. 去除潴留液体的后果是什么？

在心力衰竭和肝硬化中，肾脏钠水潴留是**代偿性**的，因为它使有效动脉血容量（也称有效循环血容量）升高趋于正常水平。相比之下，在原发肾性钠潴留（如肾衰竭）的情况下有效循环血容量和总细胞外液容量均扩张，此时液体积聚是不适当的。如果水肿液潴留为代偿性的（如心力衰竭或肝硬化），使用利尿剂去除潴留液体会减少有效动脉血容量（即组织灌注）。当利尿引起的液体丢失来自于血浆容量时，静脉回心血量将减少，心脏充盈压将降低。根据Frank-Starling公式，左室舒张末期充盈压的降低会使正常及衰竭心脏的每搏输出量均减少，从而导致心排血量下降，并进而造成组织灌注减少。

尽管利尿剂会减少有效动脉血容量，但适当使用仍能让大多数患者获益。例如，在心力衰竭患者中，利尿治疗尽管会让心排血量平均减少20%，但能改善运动耐量下降和肺淤血的症状。观察显示患者能很好地耐受心排血量的少量减少。相似地,在非心源性水肿的患者利尿常能缓解疲劳及腹胀等症状。

与心力衰竭、肝硬化或某些肾病综合征患者利尿会出现不良血流动力学改变相反,在原发肾性钠潴留患者中,适当应用利尿剂是不会减少肾灌注的。原发肾性钠潴留患者的液体潴留使得有效动脉血容量高于正常,利尿治疗能减少有效动脉血容量,使之从最初的高水平趋于正常。

3. 应以何种速度去除潴留液体?

予利尿剂后,最先丢失的是血管内的液体,这导致静脉压下降,进而引起毛细血管液压下降,从而通过将水肿液转移至血管腔内来促使血浆容量部分恢复。这一过程发生的速度各不相同,在心力衰竭、肾病综合征或原发性钠潴留所致的全身性水肿患者,由于大部分毛细血管床参与其中,水肿液可很快被转移。因此全身性水肿患者通常可在 24 小时内去除 2~3L 或更多水肿液而不伴有临床显著的血浆容量下降。

4. 什么是利尿剂

利尿剂是一类作用于肾脏,增加 Na^+、Cl^- 等离子及水分的排出,产生利尿作用的药物,类似于开闸放水般的效果,临床应用利尿药主要治疗心、肾、肝脏疾病所引起的水肿。按作用途径的不同,利尿剂有袢利尿药、噻嗪类利尿药、保钾利尿药等,根据病情的不同,医生会为你选择不同的利尿剂。

然而有的时候我们会发现,利尿剂治疗水肿并不一定成功,造成失败的原因排除患者不按处方进行治疗和限钠,可以归结为利尿抵抗:比如肠道吸收障碍、长期应用袢利尿剂出现耐受等等。

四、中医对水肿的认识

中医认为,肾为水脏,和水肿密切相关,不过同时,水液代谢也不仅仅只和肾相关。无论肺失通调、脾失传输、肾失开合、膀胱气化不利,都有可能导致体内水液潴留,泛溢肌肤,就会表现以头面、眼睑、四肢、腹背甚至全身浮肿为特征的一类病症,就成了我们所说的水肿。

由于致病因素及体质的差异,水肿的病理性质有阴水,阳水之分,并可相互转换或夹杂。

阳水属实,你不是猪一般的队友,但是你面对的是神一般的对手,也就是风、湿、热、毒等重重强有力的敌人,导致水气的潴留,所以这种情况应先攘外,以祛邪为主,予以发汗,利水或攻逐,同时配合清热解毒、理气化湿等法。

阴水多属本虚标实,你面对的只是普通的对手,但是你自己是那种传说中的"猪一样的队友",也就是自身脾肾虚弱,而致气不化水,久则可见瘀阻水停。

这种时候就应当先安内，以扶正为主，健脾温肾，同时配以利水、养阴、活血，祛瘀等法。

对于虚实夹杂者，不用说，就是那种敌方又强大，我方又无能的情况，就不得不兼顾，先攻后补，或攻补兼施。

阳水易消，阴水难治。其实很好理解，阳水就像是雨下太大了，地上积了水，等到雨过天晴，自然就好了。而阴水就像是自身出了严重问题，下水管道淤堵或破坏，修复起来需要的工程量可绝不是一个"雨过天晴"所能比拟的。

我们简单来说一说怎么"排水"。西医一般使用利尿剂，中医则有以下三种常用办法——发汗、利尿、泻下逐水，具体应用视阴阳虚实不同而异，但总不外乎使水有出路。

1. 发汗法

用于外邪袭肺，肺失宣降，不能通调水道，下输膀胱而致水肿，除见水肿外，还见发热、恶寒、咳嗽、气逆或肠痈、痄腮、乳蛾等。

常用药物：

偏于风寒——麻黄、桂枝、苏叶、荆芥、防风。

偏于风热——银花、连翘、薄荷、僵蚕、大青叶、浮萍。

注：发汗时应适可而止，注意同其他方法配合，因发汗更伤其津。

2. 利尿法

治疗水肿最基本最常用的方法。凡水肿小便短少，外无表证者，均可使用此法。常与益气、温化、发汗等法合并使用。

常用药物：泽泻、猪苓、茯苓、车前子、葶苈子、玉米须等。

3. 攻逐法

这个就是下狠手了，用于利尿无效而形气实，水湿壅塞三焦的实证；亦可暂用于本虚标实，而又需治标的患者，用于阳水。

常用药物：大黄、甘遂、大戟、芫花、二丑、商陆等。使水湿之邪从肠道而出，小便也会增多，因为小便也靠气化作用，水液从大便而下，舒展了阳气，恢复了阳气的蒸化作用。

以上是治疗水肿的常用方法，但不仅限于这三种方法。好比仅仅把一次洪涝灾害解决并不代表以后就可以高枕无忧，还要发展"城市建设"、改良"地下管道"等等，也就是中医上根据患者情况采用实脾法、补气虚以利水——补肺脾法、助气化以利水——补肾阳法、温阳活血利水法等等，都是帮助解决本次水肿和防患下次水肿于未然的措施。

以下是一些自己可以做的措施，有助于减少水肿，不过在实行这些防范技巧之前，最好和你的医生谈谈哪些是适合你的。

如何防治水肿

- **减少盐的摄入量**。限制盐的摄入,因为盐可以增加液体潴留,加重水肿。
- **运动**。有助于泵多余的液体回到你的心脏。
- **抬举**。每天抬举几次水肿部位,如睡觉时抬高下肢。
- **按摩**。向心推拿水肿部位。
- **弹力**。四肢水肿,可以穿弹力袜、袖或手套。
- **食疗**:

  玉米须茅根饮:玉米须、白茅根各 50 克,共煎汤,加适量白糖分次服用。

  鲤鱼汤:鲤鱼 1 条(去肠脏),加适量冬瓜或者赤小豆均可,生姜 3 片,共炖汤,不放盐,吃鱼饮汤。

说到这,大家对水肿也有一个初步的认识了吧? 那么最后让我们来做个总结吧——

水肿见于多种病,局部不与全身同。

心肝栓药皆为因,不独肾家水翻涌。

肾病水肿分缓急,无肿未必治成功。

发汗利水是常方,气血脏腑法正宗。

肾穿有其适应证，显微镜下察病情

肾脏疾病往往较为复杂，许多肾脏疾病的临床表现与肾脏的组织学改变并不完全一致，依靠病史、实验室检查，也就是血常规、尿常规、血生化、24小时尿蛋白定量，我们临床上很容易做出肾炎或肾病综合征的诊断。但这些诊断是初步的，也就是说可以有许多病因都会引起肾炎或肾病综合征。这个时候，我们就需要进行肾穿刺检查。明确病因后，可以做出更精准的治疗方案，且可以帮助我们判断疾病的预后。

一、显微镜下察病情——肾穿刺

肾穿刺，或者叫肾活检，是将一小块肾组织在显微镜下检查是否有损伤或疾病的迹象。某些有必要做肾活检的患者一听说要做肾活检，就十分紧张害怕，宁可稀里糊涂地保守治疗，也不肯做肾穿刺后确定一个最好的治疗方案。希望接下来的简单介绍能减轻这些恐慌，为肾脏疾病的治疗提供更好的条件。

肾穿刺被用于：
- 诊断除了做肾活检外不能用其他方法识别的肾脏问题
- 基于肾脏的病理改变帮助制定治疗计划
- 确定肾脏疾病进展的速度有多快
- 确定肾脏疾病或其他疾病损害的范围
- 评估肾脏疾病治疗的效果
- 监控肾移植或找出为何肾移植后不能正常工作的原因

若血液或尿液化验的结果出现以下结果，**医生可能会建议行肾活检：**
➤ 出现血尿或蛋白尿
➤ 血液检查异常
➤ 原因不明的急性或慢性肾脏疾病
➤ 肾病综合征、肾炎综合征和其他肾小球病可能

具体到相应疾病，后面的章节会详细叙述。当然，并不是每个出现这些问

题的患者都需要做肾活检。是否做肾活检是基于你的症状和体征、测试结果和整体的身体状态。

二、肾穿刺的风险

一般来说,经皮肾穿刺是一种安全的手术,医生通过皮肤插入细针进行肾穿刺的这么一个过程。它可能的风险包括:

- **出血**:肾活检的最常见的并发症是血尿。通常几天之内出血就会停止。出血严重到需要输血的比例极其微小。
- **疼痛**:活检部位疼痛是肾活检后常见的问题,不过不用担心,因为它通常只持续几个小时。
- **动静脉瘘**:如果活检针意外损害附近动脉和静脉的血管壁,两者之间异常的连接(也就是瘘)可以形成血管。不过通常这种类型的瘘不会引起任何症状,会自行关闭。
- **其他**:肾周血肿可能会产生感染,但并不常见,治疗一般采用抗生素和外科引流。另一个不常见的问题是因大血肿而造成高血压的进展。

三、肾穿刺之前你应当注意的

如果你需要并已经决定做肾穿刺,那么在肾穿刺之间,你还需要了解一些注意事项,以确保尽量规避风险,增大收益:

药物

请把所有你服用的药物的列表,包括非处方药物、补品营养品、草药等等,一样不落的告诉医生。肾穿刺之前,你会被要求停止服用一些药物和补品,因为它们会增加出血的风险,包括:

- 稀释血液的药物(抗凝剂),如华法林、利伐沙班、达比加群或肝素;
- 阿司匹林;
- 布洛芬和其他非甾体类抗炎药;
- 某些膳食补充剂,如 ω-3 脂肪酸。

一般来说,这些药物会在手术前 7 天停止,在手术后 7 天恢复。医生会告诉你什么时候停止服用这些药物和补品,以及持续多长时间。

血液和尿液样本

肾穿刺之前,你需要提供血液和尿液样本,最好是做完整一套必要的实验室检查,以确保你没有感染或其他肾穿刺的可见风险。

饮食

肾穿刺之前，你会被要求 8 小时不吃不喝。

四、肾穿刺的具体过程

很多患者很抵触肾穿刺，总觉得它有着未知的恐怖，不要害怕，让我们来揭开肾穿刺手术神秘的面纱。

在肾穿刺过程中，你是清醒的，趴着或者侧躺。经皮肾穿刺大约需要 1 小时，包括以下步骤：

1. 通过超声波探头，手术医生确定确切的进针位置。超声检查可以定位出要穿刺的肾脏下极区域（此处穿刺到大血管的风险最小）。在某些情况下，例如明显肥胖的患者或小的强回声肾脏患者，可以用 CT 扫描来代替超声。

2. 手术医生在皮肤上作出标记以明确活检穿刺针插入的部位，清洁手术区域，进行局部麻醉。如果局部麻醉不能完全起效，手术医生可能会在手术过程中静脉给予止痛药。

3. 手术医生切开一个小切口以便于穿刺，使用实时超声引导活检针直接进入肾下极。

4. 你可能会被要求屏住呼吸，手术医生使用自动弹簧式活检针收集样本。你可能会感觉被"压"了一下，听到一点尖锐的声音。

5. 手术医生可能需要多次插入针——通常通过同一切口——以收集足够的组织。

6. 手术医生将针撤走，在小切口上缠上绷带。

7. 然后你就可以回病房等待病理结果了！

五、肾穿刺之后

1. 绝对卧床 4~6 小时，一般不超过 24 小时。

2. 监测血压，脉搏及尿液颜色。

3. 多喝水，避免血块阻塞尿路。

4. 给予止血药及抗生素 3 天，预防感染及出血。

5. 如果出现血尿、发热、头昏、穿刺部位疼痛，则需要及时检查。

需要注意的是，经皮肾穿刺并不是唯一的选项。如果你有出血史，有凝血障碍或只有一个肾，医生可能会考虑给你做一个腹腔镜检查。

从病理学实验室拿到你的肾穿刺的报告大约需要一个星期。有了这份报告，你的医生就可以根据结果进一步解释是什么导致了肾脏的问题，给予或改变相应的治疗方案。

六、不适合肾穿刺的情况

当然,也不是人人都适合做肾穿刺的,如果出现以下情况,通常不会为诊断原发性肾脏疾病而行经皮肾穿刺:

- 小的强回声肾(小于9cm),通常提示慢性不可逆性肾脏疾病;
- 孤立自体肾;
- 多发双侧肾囊肿或肾肿瘤;
- 无法纠正的出血倾向者;
- 使用抗高血压药物无法控制的严重高血压;
- 肾积水;
- 处于活动期的肾或肾周感染;
- 可能增加风险的肾脏解剖异常;
- 穿刺活检部位的皮肤感染;
- 患者无法配合。

有的患者会说,我年纪大了,做肾穿刺是不是会很危险?事实上,年龄大不是肾穿刺的禁忌证。一些研究表明,经皮肾穿刺活检术在老年人群(60岁以上)中是安全的,并且15%~33%的病例通过检查得到了未预料到的诊断。在高龄(80岁以上)人群中,肾穿刺也可提供有价值的诊断和预后数据。

还有一些怀孕的女性也会对此产生不安,不过妊娠也不是肾穿刺的禁忌证。几项病例系列研究已表明,妊娠患者俯卧位进行经皮肾穿刺活检的并发症发生率与非妊娠患者中报道的相似。尽管安全,但因为总是有发生母婴并发症的可能,除非穿刺可能会改变分娩前治疗方案,否则应考虑避免活检或推迟活检直到产褥期。

七、重复肾穿刺

对于大多数患者来说,肾穿刺可以说是一个一劳永逸的小手术,病理结果非常细致地揭示了肾脏疾病的具体类型,有助于医生做出相应的诊疗计划。但是肾病临床治疗过程中,我们还是能见到一些患者,虽然经过积极正规治疗,但临床仍不缓解或复发,这个时候,重复肾穿刺对比患者两次的临床指标、肾组织病理变化,及时调整治疗方案,就显得非常必要。

患者刘某,2003年的时候因为血压略高就医,常规检查发现尿蛋白3+,血肌酐高达170μmol/L,毫无疑问,患者的肾应该是出了一些问题。于是2月份住院行肾穿刺,病理提示:IgM 肾病(即 IgM 或以 IgM 为主的免疫球蛋白呈弥漫性颗粒状沉积于肾小球系膜区)。根据肾穿的结果,制定治疗方案为骁悉(吗替麦考酚酯)治疗,然而治疗后未见好转,后来停用骁悉,服用中药汤剂后得到一定的控制。但是水肿时而加重,蛋白尿时高时低,于是 1 年后又进行了重复肾穿刺。这回明确病理诊断为膜增生性肾小球肾炎,冷球蛋白血症肾损害。于是调整治疗方案为口服激素 + 静滴环磷酰胺冲击治疗,加上中药方剂益气养阴、清热解毒、利湿消肿。这一次,肾穿刺后的治疗效果有了显著提升。

现在肾脏学界普遍认为,IgM 肾病有可能是一个阶段性病理类型,那么这个病例的治疗过程是说明之前是误诊了吗? 其实不是的。极少情况下,肾穿结果并不一定能完完整整确切无误地揭示病情,有些疾病会进展,有些病理类型会转型,如狼疮性肾炎,第一次可能是狼疮肾 II 型,治疗不到位,蛋白越来越多,几年后再穿刺,可能结果就是IV型。

尽管肾穿检查有一定的风险,但是能通过该检查达到明确诊断、指导治疗及判断预后的目的,那么冒这个风险是值得的,而且目前为止没有什么无创的检查可以替代肾穿检查。

> 肾病诊治有路径,穿刺检查察病因。
> 见微知著综合参,治疗预后有据循。

肾炎病因有多种，急慢轻重治不同

自己或身边有得过肾脏疾病的人，应该多少都听过"肾炎"。稍加关注则不难发现，在日常生活中，也时常听到"肾炎"这个词。在临床工作中，肾内科医生接诊病人时，当问及病人得了什么病、身体哪里不好、如何不适时，医生听到最多的答案，往往也是"大夫呀，我得了肾炎"。可在通过反复勘问患者的发病经过、化验指标、检查结果等等"病史"之后，很大一部分患者的病情并非真正意义上的或者说是单纯的一个肾炎的状态。那究竟何谓"肾炎"呢？下面我们就从多方面、不同角度向大家全面、详细地介绍。

肾炎，是一个覆盖极广、极其笼统的称呼，是医生根据患者的病情及一些典型症状，所下的一个临床诊断。许多患者会出现蛋白尿、血尿、高血压、水肿，这一系列的症状，我们称之为"肾炎综合征"，见于多种肾小球肾炎疾病，也就是我们大家常说的肾炎。临床上，根据发病情况的缓急又可分为"急性肾炎"和"慢性肾炎"，其中又以慢性肾炎最为常见。

急性肾炎主要是指链球菌感染后所引起的以急性肾炎综合征为主要表现的疾病，多发生在儿童和青少年。在发病前的1~3周多有链球菌感染，引起自身免疫反应，血清补体C3成分下降，抗链球菌溶血素"O"滴度检查可有升高。如果病人同时见到血尿（包括肉眼血尿和镜下血尿）、蛋白尿、水肿、高血压，伴有或不伴有血肌酐的升高，基本可以诊断为急性肾小球肾炎。该种类型疾病预后较好，具有自愈倾向，一般发病8周内可逐渐减轻并恢复正常，不会遗留肾功能障碍。治疗上多以对症治疗为主，注意休息，控制感染和血压。但也有极少数病人会出现大量蛋白尿和肾功能的急剧减退，此类患者预后多相对较差，应当积极治疗。需要指出的是，急性肾炎好了，20年后有可能会出现高血压和慢性肾脏病，因此需要定期复查。

慢性肾炎是一个病程较长的慢性病变过程。在疾病早期，患者的肾功能往往比较正常；如果出现下述状况——蛋白尿控制不佳；血压控制不理想；身体经常处于疲劳状态；抑或是治疗不及时、方案的不规范；血肌酐升高，肾小球滤过率下降……都提示着患者病情的加重，即肾功能出现了减退，疾病进入肾衰竭阶段。另外，患者在疾病过程中如果经常出现感冒发烧，可导致病情反复，促进疾病进展，如同使患者加速进入肾衰竭甚至尿毒症、透析阶段的助燃剂。

慢性肾炎是疾病进展至慢性肾衰竭的主要原因。当今，肾衰竭患者数量之多，花费之高，超乎想象。一个家庭中有一个肾脏病、肾衰患者，即可给整个家庭带来巨大的精神压力和经济负担；同时，肾脏疾病在我国整个医疗体系中，也占据了大量的医疗资源。如果能有效控制这相当一部分数量的肾炎患者人群，将其进入慢性肾衰竭的道路阻断，那无疑将造福无数家庭，同时为其他疾病患者节省出大量医疗资源。这就需要肾病医生更加清楚、准确地认识慢性肾炎的不同分类、临床表现、在显微镜下的不同病理表型，选择最有针对性、最合理有效的治疗方案。

2015年全球权威肾脏病理学专家和肾脏病学专家们聚集在一起讨论并制定了全球性共识的肾脏病理学的描述标准，使肾脏病理的诊断、描述终得统一。该共识指出，肾小球肾炎（GN）是一系列以肾脏固有细胞增殖为特征的疾病，根据免疫荧光、光学显微镜和电子显微镜下改变的不同特点，大致分为 5 种类型，即免疫复合物介导的肾小球肾炎、寡免疫复合物型肾小球肾炎、抗肾小球基底膜型（抗 -GBM 型）肾小球肾炎、单克隆免疫球蛋白型肾小球肾炎和 C3 肾小球病。

> **肾小球肾炎（GN）分类：**
> - 免疫复合物介导的 GN
> - 寡免疫复合物型 GN
> - 抗肾小球基底膜型 GN
> - 单克隆免疫球蛋白型 GN
> - C3 肾小球病

在认识不同类型肾脏疾病的病理改变之前，首先我们需要认识肾脏病理的一些基本概念和基本病理改变的特点，只有知道了这些，才能读懂后面我们介绍的五大类型肾小球肾炎病理改变。

免疫复合物即抗原抗体的结合物。抗原，通俗地讲，是对我们人体有害的物质或影响，可来自于外界，也可以是体内本来正常存在的物质，由于过度产生或结构改变等原因，使得人体自身将它们识别为敌人，而发起攻击。而攻击、杀灭这些抗原所需要的工具就是身体产生的抗体，多数为免疫球蛋白（Ig）。抗体通过一定形式和途径与抗原紧密结合在一起形成抗原抗体复合物，即免疫复合物。本来，人体内存在着清理这些免疫复合物的处理工厂，如同日常生活中的垃圾处理站一样。但由于这些人体"垃圾处理站"内的机器不能正常工作以清理相应的垃圾废物，或者垃圾废物产生过多，超过了机器处理的能力，于是就导致了垃圾的堆积。人体内，这些垃圾（免疫复合物）在肾脏不同部位的异常堆积，逐渐损坏了肾脏原本正常的结构，使得肾脏本来的器官工作不能正常完成，然后就出现了我们临床所见到的蛋白尿、肌酐升高等情况。系膜、基底膜（GBM）、毛细血管网等均是上述正常肾脏结构的重要组成部分。

了解了以上内容后,再来理解下面我们所要讲述的肾炎的病理分型就会相对容易一些了。

第一类:免疫复合物介导的肾小球肾炎,也就是在显微镜下观察肾脏组织,可以看到多克隆免疫球蛋白及补体在肾脏不同部位的颗粒样沉积,如常见的 IgA 肾病、狼疮性肾炎就属于这种类型。

第二类:寡免疫复合物型肾小球肾炎,顾名思义,是指在显微镜下鲜少或几乎看不到免疫复合物的沉积,但此类病患,通过血液检查会发现其中 80%~90% 的病人可以见到抗中性粒细胞胞浆抗体(ANCA)阳性的表现。根据这一特点,我们又称此类肾炎为 ANCA 相关性肾小球肾炎。这一类型肾炎的诊断需要结合临床表现、病理改变和血液 ANCA 检查来进行。

第三类:抗肾小球基底膜(GBM)型肾炎,我们在这类病人的病理检查中,可以发现有抗 GBM 抗体的存在,而 GBM 是肾脏的重要结构,现在体内却异常出现了将 GBM 识别为抗原的抗体,抗 GBM 抗体异常结合在 GBM 上,攻击并破坏正常的 GBM,使之结构遭到破坏,表现为在显微镜下见到免疫球蛋白在肾脏 GBM 的线性沉积分布,最常见的为 IgG 和 C3 沿 GBM 的沉积。在此类型中,有大概 25% 的患者的血液检查中亦可见到 ANCA 阳性表现。

第四类:单克隆免疫球蛋白型肾小球肾炎,简单来说就是单克隆免疫球蛋白沿肾小球基底膜沉积造成的损伤。

第五类:C3 肾小球病是肾脏某些部位仅可看到补体 C3 的单独沉积,却未发现免疫球蛋白的踪迹,其进一步又可分为致密物沉积病或 C3 肾炎。

正如不同的个体会有不同长相、有着不同性格一样,不同类型肾炎在肾脏病理上的表现也各不相同,同时对不同药物的治疗反应也不一样。在临床医疗过程中,及时地进行肾穿刺,明确病理类型,结合发病特点,明确诊断,并及时准确地拟定治疗方案就显得尤为重要。通过对国内外大量病例的观察总结发现,在众多病理类型中,IgA 肾病是最为常见的一种,在亚洲人尤其是中国人中尤为凸显。在我国肾穿刺活检中,IgA 肾病占原发性肾小球疾病的比率高达 30%~40%,自然病程中 10 年内有 5%~25%,20 年有 25%~50%,25 年内则有高达 50% 的患者进入终末肾衰竭阶段,需要维持透析治疗。

日常生活中,我们时常听到身边的肾病病人说:我得了肾炎,得了 IgA 肾病,血压控制不好,尿里边总是有泡沫,有时候休息不好,或感冒发烧时还会伴有尿血。第一次听到这样的描述时,犹如云遮雾罩,这个英文名字的肾病究竟是什么? 有着什么样的发病特点? 我们又该怎么去预防和判断是否患有该病呢? 诊断明确后,又该如何正确对待、积极治疗,以期防止疾病的进展呢? 除了正确就诊、规律治疗外,还有什么是患者和家人可以做的呢?

一、什么是 IgA 肾病？

IgA 肾病是最为常见的原发性肾小球疾病，是肾小球肾炎的一种类型，其病理改变是以 IgA 为主的免疫复合物，在肾小球系膜区的沉积为主要特征。

IgA 肾病是肾小球源性血尿最常见的病因，也是我国患者发生终末期肾脏病（ESRD）最重要的原因之一。从发病年龄来看，IgA 肾病可发生于全年龄段，其中以 16~35 岁居多，占 80%，也就是说，青年是该疾病发生的主要人群，而这类人群中恰恰又包含了育龄青年，所以较其他类型肾炎相比，对医生来说，IgA 肾病的治疗极富挑战。

IgA 肾病的临床表现多为前面提到的肾炎综合征，即血尿、蛋白尿、高血压和水肿，此外还可出现不同程度的肾功能损害，而需要强调的是，其诊断必须经过肾穿刺活检方可得以完全明确。

IgA 肾病是如何发生的？

侯女士 20 年前被诊断为 IgA 肾病，来我门诊时，症状表现为镜下血尿、蛋白尿，没有高血压，肾功能也正常，但是经常感冒，自己也常感觉到腰酸体疼、容易疲劳，并表现出与之相关的严重焦虑症状。据侯女士说，自己当年就是在一次感冒之后，开始出现的肉眼血尿，在医院行肾活检术后，被明确诊断为 IgA 肾病。

现代医学认为，IgA 肾病的发生与黏膜免疫密切相关，比如感冒、上呼吸道感染、肠炎等。当机体免疫功能紊乱时，体内的 IgA 产生过多，黏膜免疫更是 IgA 产生的催化剂；另一方面，肝脏或单核 - 巨噬系统（清道夫系统）清除 IgA 的功能受损。产生增多，清除减少，造成了 IgA 在体内的蓄积。由 IgA 组成的免疫复合物沉积在肾小球的系膜区，会进一步激活补体等炎症介质，促发肾小球的炎症，就是肾小球肾炎。

从中医角度分析，IgA 肾病的发生与感受外邪相关，大多在感冒后出现肉眼血尿，系属风热湿毒之邪内侵伤肾所致。风热外邪往往首先相干于肺。肺主皮毛，司卫外，尤如车之华盖，遮风雨，避寒暑。如果肺卫外之气充足则机体不易感受外邪，通俗地讲，即肺卫外之气充足，则好比深沟高垒，外邪打不进来，就更不会有过多因外邪侵入而诱生的病理产物，如减少了黏膜免疫反应的发生，就减少了 IgA 的免疫复合物产生，减少了其于肾脏的沉积，也就不会激发肾炎或者加重肾炎。

此外，还有一部分 IgA 肾病的发生发展与脾胃、大肠相关。解剖学知识提示我们，消化道与呼吸道一样，都与外界直接连通，由黏膜组织覆盖，容易引起黏膜免疫反应。在中医理论中，肺与大肠互为表里，息息相关。结合 IgA 的临床发病来讲,有些抗原因感冒从呼吸道而来,另一些抗原则从消化道的胃肠黏膜而来。因此,临床常见到 IgA 肾病患者伴有慢性咽炎或慢性鼻炎;而经常发生腹泻、肠炎的病人,例如过敏性结肠炎的患者,因为其胃肠黏膜的损伤,即中医认为是中焦或下焦湿热,也容易内归伤肾,进而诱发 IgA 肾病。

　　总而言之,大多数情况下,IgA 肾病的表现与外邪相关。而另一些未见明显诱因的病例,可能表现出虚损的症状,但其表现并不单纯是平常认为的肾虚、阴虚或阳虚,而更多的是表现为本虚标实,虚实夹杂。正虚以气阴两虚和肺脾气虚证最为常见,其次为肝肾阴虚和脾肾阳虚,标实以湿热、瘀血、风热、浊毒为主,其中瘀血和湿热对病情的发生和进展具有重要作用;"瘀血"又是 IgA 肾病的主要病理产物,贯穿于疾病整个进程中,与疾病的预后转归有关。中医治疗上,应强调培本固正的同时,注意兼顾活血化瘀、清利水湿药物的使用,不应过分强调补虚,更应避免单独使用大量温补之品。

该何时就医呢?

　　1. 反复出现肉眼血尿(即尿血)或可乐色、茶色尿,尤其是在感冒后出现。

　　2. 尿中出现泡沫。

　　3. 手或脚突然水肿。

　　4. 单侧或两侧脊肋角(脊柱和最下肋骨交汇处)疼痛。

IgA 肾病常见病因

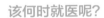

　　1. 基因:IgA 肾病呈现出家族聚集现象,白种人和黄种人比黑种人更常见。

　　2. 性别:在北美洲和欧洲西部,IgA 肾病对男性的影响至少为女性的 2 倍。

　　3. 肝脏疾病:包括肝硬化,慢性乙型肝炎和丙型肝炎感染。

　　4. 乳糜泻:由食用谷蛋白引起的消化系统疾病,大多数谷物中含有谷蛋白质。

　　5. 疱疹样皮炎:源自谷蛋白不耐受。

　　6. 感染:某些病毒和细菌感染,如上呼吸道感染。

常见危险因素

虽然 IgA 肾病的确切病因仍然未知,但下面这些因素可能会增加患这种病的风险:

1. 高血压　　　　　　　2. 高血糖

3. 高脂血症　　　　　　4. 高尿酸血症

5. 高蛋白饮食　　　　　6. 大量蛋白尿

7. 感染　　　　　　　　8. 酸碱、电解质紊乱

二、IgA 肾病的临床表现有哪些?

1. 血尿

无症状镜下血尿:这种类型血尿经常在体检时发现,因为患者平时并无明显不适,肉眼观察尿色也无特殊改变,所以病人通常并不会意识到要去做个尿检查。往往是在体检时,一查尿常规,发现镜下突然出现了几个红细胞。这种情况,起病比较隐匿,神不知鬼不觉,好在这类病人的预后往往还是比较好的。若只是单纯的镜下血尿,不伴有蛋白尿和肾功能异常或其他不适症状,只需要定期检测尿常规,无需任何特殊治疗,不会影响身体健康,没必要过分追求尿常规中红细胞的完全消失。若血尿病人平时很容易感冒,则可适当服用中药以固护正气,增强体质。

发作性肉眼血尿:肉眼可以看到尿的颜色变深,甚至是洗肉水色,这种肉眼血尿多发生在上呼吸道感染或消化道感染之后,平日里最常见的感冒就是一个重要的诱发因素。很多病人在感冒、发热后的 48 小时至 72 小时左右,开始出现肉眼血尿。但一般认为,肉眼血尿的程度与疾病的严重程度并没有相关性。

2. 蛋白尿

IgA 肾病的患者多表现为轻度蛋白尿,即 24 小时尿蛋白定量小于 1g/d,有少数患者可仅仅表现为单纯的镜下血尿而无蛋白尿。然而,也有一部分患者可表现为大量蛋白尿,甚至表现为肾病综合征状态,即 24 小时尿蛋白定量大于 3.5g/d。在我国,这一类表现为肾病综合征的患者较西方国家更为多见,病情往往也较为严重。

3. 高血压

IgA 肾病患者的高血压,往往伴随着疾病的发展而出现,偶有患者可表现为恶性高血压。而同时,血压水平控制不佳又会加重肾功能的损害程度,形成预后不良的恶性循环。

4. 水肿

IgA 肾病患者一般不出现水肿,尤其是一般不出现全身性水肿,或仅可见反复发作的晨起眼睑及颜面水肿、下肢的凹陷性水肿(即用手指重压小腿的前内侧或脚踝部位可出现一个个所谓的坑)。但少部分表现为肾病综合征的患者很容易出现水肿,甚至胸、腹腔积液,水肿严重者甚至可以同时伴有尿量的减少。

5. 肾衰竭

大多数 IgA 患者在确诊 10~20 年后进入慢性肾衰竭阶段。少数患者起病时即伴有一个急性肾损伤的过程,这类患者多起病较急而迅速,有时甚至需要透析治疗,但病人一般预后较好——解除了造成急性肾衰竭的病因后,肾功能损伤多能得到逆转。

6. 腰痛

部分慢性肾脏病患者就诊时会诉说有腰痛症状,一般呈现肾区的钝痛或胀痛。这些症状多由于肾脏之外起固定包裹作用的被膜受牵拉所引起,但临床并不常见,并且认为其与疾病无明显相关性。病人就诊时不应过度关注腰痛症状,在不影响正常生活状态的情况下,无须一味追求腰痛的缓解。

7. 多尿和夜尿增多

多尿是指每天的尿量大于 2500ml,并可持续多日。但健康人在饮水量增多的情况下也可出现一过性尿量增多,属于正常现象,不应当作疾病来看待。正常情况下夜间尿量应为白天尿量的 1/3 左右,老年人夜间尿量可能有所增加,但不会多于白天尿量。由于 IgA 肾病患者常合并高血压,或严重的肾小管间质损伤,或内分泌激素代谢异常,尤其是肾素 - 血管紧张素 - 醛固酮系统改变,则会出现明显的夜尿次数增多,夜间尿量远超过白天尿量的情况。

8. 并发症

IgA 肾病的病程因人而异。有些人患病很多年但病情平稳,波动很少;而有些人则出现难以控制的肾功能损害或病情的反复波动。事实上,此类情况往往是患者同时罹患的一些并发疾病未能及时得到确诊所致。有些患者可能会出现一个或多个下列并发症:

高血压:IgA 沉积致肾单位损害,使血压升高,而高血压则会造成肾脏进一步损害。

高胆固醇：高水平的胆固醇可能会增加心脏病发作的风险。

急性肾损伤：如果肾脏由于 IgA 沉积失去滤过能力，代谢废物会在血液中快速聚集，造成急性肾损伤。

慢性肾衰竭：IgA 肾病可导致肾脏逐渐停止运转，最终失去工作能力。在这种情况下，需要永久性透析或肾脏移植来维持生命。

肾病综合征：这是一组由肾小球损伤引起的问题，包括大量蛋白尿、低血蛋白血症，高胆固醇血症，眼睑、足、腹部水肿。

值得一提的是，IgA 肾病患者中大约有 1/4 可合并胡桃夹综合征，又称为左肾静脉压迫综合征。此病本身不属于肾脏实质性疾病，尤其是身材属于瘦长型的青少年，应注意排查是否合并胡桃夹综合征。正常情况下肾静脉经过腹主动脉与肠系膜上动脉之间的夹角跨过腹主动脉前方注入下腔静脉，此夹角约为 45°~60°，被肠系膜脂肪、淋巴结、腹膜和神经纤维丛等填充，使左肾静脉不致受压。但胡桃夹综合征患者由于瘦弱，体脂较少，此夹角一般小于 16°，而使左肾静脉经过此角时受到压迫，会出现血尿、少量蛋白尿（一般小于 1g/d），好发于青春期至 40 岁左右的男性，儿童发病分布在 4~7 岁，多发年龄见于 13~16 岁。可行腹部超声检查进行鉴别。此类患者通过增加体重使血尿和蛋白尿可在一定程度上得到缓解甚至消失，应与 IgA 肾病鉴别。

IgA 肾病的危度分级：

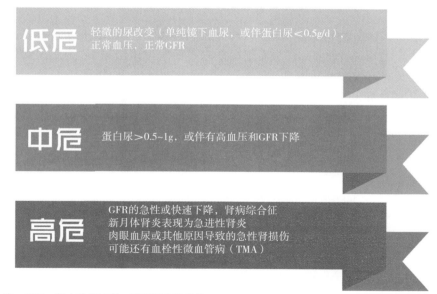

注：GFR：肾小球滤过率，表现肾功能状态

IgA 肾病的病理分型： IgA 肾病病理上有多种分型标准，但目前国际上普遍采用的是牛津 MEST-C 病理分型，其中 MEST-C 指在显微镜下肾脏的一些微观改变，并且被赋予不同的分值，可以反映肾脏病理上的损伤严重程度，如 M1E0S1T1C2。患者病情的严重程度除与临床蛋白尿、血肌酐水平、年龄、高血压等危险因素密切相关外，病理损伤的严重程度更加决定着疾病的预后，为临床治疗方案的选择提供最直接的一手证据。

项目	积分标准
M：系膜细胞增生（0~1 分）	0：<4 个；1：4~5 个；2：6~7 个；3：>8 个 取所有肾小球评分的平均值，系膜评分≤0.5 为 M0，>0.5 为 M1
E：内皮细胞增生（0~1 分）	0：不存在；1：存在
S：节段硬化或粘连	0：不存在；1：存在
T：肾小管萎缩或间质纤维化	0：≤25%；1：26%~50%；2：>50%
C：细胞或纤维细胞新月体	0：无；1：<25%；2：≥50%

三、得了 IgA 肾病该如何治疗？

1. 常规治疗

现阶段，还没有治愈 IgA 肾病的方法，也无法完全明确 IgA 肾病的进程。有些人会出现完全缓解，有些人则在低水平血尿或蛋白尿下，带病正常生活；而不能及时有效控制并发症、解决高危因素者，也可能很快进入透析。一些药物可以减缓疾病的进展，并帮助改善症状，如高血压、蛋白尿、水肿。用于治疗 IgA 肾病的药物包括：

降压药： 高血压是 IgA 肾病常见的并发症。服用血管紧张素转换酶抑制剂（ACEI）如福辛普利等，或血管紧张素受体阻滞剂（ARB）如厄贝沙坦等，可以降低血压和减少蛋白尿。ACEI 和 ARB 类降压药物已经作为 IgA 肾病患者的一线用药，即基础支持治疗，也用于血压正常但有蛋白尿的病人的治疗。2012 年美国改善全球肾脏病预后组织（KDIGO）指南中推荐 IgA 肾病患者蛋白尿>1g/d 时，长程服用 ACEI 或 ARB 治疗，并建议蛋白尿在 0.5~1g/d 之间的患者也使用 ACEI 或 ARB。IgA 肾病患者的蛋白尿<1g/d 时，血压应尽量控制在<130/80mmHg，而对于起始蛋白尿>1g/d 的病人来说，降压治疗的目标是<125/75mmHg。

ω-3 脂肪酸： 这些有益的脂肪酸可在膳食鱼油补充剂中摄取，市面上有出售的鱼肝油制剂，可以减轻肾小球炎症，且无副作用。但在开始使用这类补充剂之前应先咨询医生的意见和建议。

免疫调节治疗：在某些情况下，糖皮质激素（如强的松），和免疫抑制剂（如环磷酰胺）等可以用来保护肾脏，减少蛋白尿。但这些药物可能产生一系列严重的副作用，如高血压或高血糖，所以必须经过肾脏专科大夫仔细权衡风险利弊之后再决定是否采用。到目前为止，大多数研究未能显示出使用吗替麦考酚酯的好处，一般用于一些血压得到控制但仍有持续蛋白尿的患者。

他汀类药物：可降胆固醇水平，可能有助于减缓肾脏损伤。

除了以上药物治疗，扁桃体切除手术目前也是临床上常见到的一种治疗手段，但其疗效和必要性仍存在一定争议。日本学者 2016 年进行的一项随机对照试验研究中发现，对于病理损伤程度严重的患者来说，激素联合扁桃体切除手术治疗较单用激素治疗可以使蛋白尿、血尿水平更容易明显下降，更容易获得临床缓解；但对于病理损伤程度较轻的患者而言，是否联合扁桃体切除手术治疗在降低蛋白尿、血尿水平上没有明显差别。这在一定程度上提醒我们在临床选择治疗方案的时候要综合患者病情及病理结果，合理选择，力争做到个体化治疗。对临床和病理均较严重的患者在严格管理生活方式和充分合理药物治疗仍达不到理想疗效的情况下，可以考虑行扁桃体切除手术。

IgA 肾病治疗的最终目标是避免肾脏透析或肾移植。但在某些情况下，透析或移植可能是必须和必要的。

2. IgA 肾病分级治疗

低危：强调随访——连续 10 年的规律随访，特别是年轻患者；告知患者要对疾病有正确的认知和健康的生活方式；中医治疗上，进行有限的干预。针对一些潜在的加重因素进行治疗，如经常感冒、咽炎、扁桃体炎、肠炎、泌尿系感染、乳腺炎、甲状腺炎、强直性脊柱炎等。这部分病人病情相对稳定，病情较轻，不可过分药物治疗，仅需支持治疗或观察随访即可。

中危：完善支持性治疗 3~6 个月，若 GFR＞50ml/min/1.73m^2，在尿蛋白＜1g/d，GFR 稳定的情况下，则继续支持性治疗；如果蛋白尿＞1g/d 和／或 GFR 下降，则继续支持性治疗 +6 个月的激素治疗；若 GFR 30~50ml/min/1.73m^2，则继续支持性治疗，通过权衡利弊来选择免疫抑制剂的使用；若 GFR≤30ml/min/1.73m^2，则继续支持性治疗，不使用免疫抑制剂（除非在急进型肾小球肾炎的治疗）。中危的 IgA 肾病治疗目标尽可能需要将蛋白尿降低至＜0.5g/d，主要是因为相同水平的蛋白尿，IgA 肾病的预后要比其他肾小球肾炎更差。

高危：若肾病综合征或新月体型肾小球肾炎伴有急进型肾小球肾炎的过程，则继续支持性治疗 + 免疫调节治疗；若镜下血尿或其他常见因素导致的急性肾损伤，则支持性治疗。

四、得了 IgA 肾病能不能怀孕?

前面我们提到 IgA 肾病的好发年龄以 16~35 岁居多,涵盖了育龄人群,这里我们就不得不谈谈 IgA 肾病育龄人群的妊娠问题。那么得了 IgA 肾病到底能不能妊娠呢?

IgA 肾病发病高峰期也是大部分妇女适宜的妊娠年龄。过去认为 IgA 肾病患者没有高血压、24 小时尿蛋白定量控制在 1g 以下、肾功能正常,可以妊娠。2012 年意大利临床报道:24 小时尿蛋白多、肾脏病理损害严重的 IgA 肾病患者也可得到良好的妊娠。良好的妊娠指的是:母亲妊娠期间肾功能未受影响,胎儿发育正常。而伴高血压、肾功能损害者(GFR<60ml/min)不建议怀孕。

妊娠妇女 ARB、ACEI 类药物使用:ARB、ACEI 类药物为治疗 IgA 肾病的一线用药,但此类药物会抑制胎儿心血管发育,若育龄期 IgA 肾病妇女要妊娠则需停用此类药物 3 个月以上方可妊娠。

部分肾脏病患者在妊娠后临床表现加重,因其妊娠中后期体内有效循环血量是正常时的 1.5 倍,造成血液稀释,致血浆白蛋白降低,水肿加重,同时有效循环血量增加加重肾小球的高滤过,从而引起了蛋白尿、高血压。

妊娠相关肾脏损害:先兆子痫、高血压(血压>140/90mmHg)、微量蛋白尿,出现此类临床表现需要除外系统性红斑狼疮(SLE)、心磷脂抗体综合征。一部分病人在终止妊娠后临床症状可得到不同程度的减轻和缓解,所以临床一定要分清是妊娠引起的肾脏病还是肾脏病引起的妊娠问题。

妊娠肾病综合征可用激素治疗,其他类型的肾脏病可用环孢素。

以上所说均是针对女性 IgA 患者妊娠问题,那么男性 IgA 肾病患者的生育问题因为不涉及到母体对胎儿发育影响的问题,则相对简单。在病情得到基本控制的情况下,即 24 小时尿蛋白定量控制在 1g 以下、肾功能正常,对病情及胎儿正常发育基本没有影响。

需要强调的是,对于 IgA 肾病患者,**控制高血压尤为重要!** 对肾功能正常的 IgA 肾病患者,治疗上以减少蛋白尿、控制高血压为主。高血压患者肾小球跨膜压增大,导致肾小球滤过膜漏出的尿蛋白增多,因此控制高血压是控制蛋白尿的基础。值得注意的是,IgA 肾病患者千万不得随意服用降压药,一定要在肾内科医生的指导下选择适合个体病情的降压药,以免导致肾功能的恶化。

我们应充分相信,相当多数的 IgA 肾病患者只要治疗得当、及时,是完全能够把尿蛋白降低到适当水平的,其临床结局往往是比较好的,尤其是低危的

IgA 肾病患者，即肾功能正常、没有高血压、蛋白尿在 0.5g 以下或者 0.5g 到 1g 之间，其 20 年肾脏存活率还是很高的。尽可能将尿蛋白控制在 0.5g 以下，因为这部分患者 20 年内几乎不发生终末期肾衰，不会进入透析。

采用中医药治疗 IgA 肾病到底是该补肺、健脾还是补肾呢？这需要临床医生根据病人的个体特点考虑，辨证施治，辨证用药，辨证选择膳食方案。需要再次强调的是，IgA 肾病不是单纯的虚证，尤其不是广大老百姓所认为的"肾虚"。中医虽然没有 IgA 肾病的病名，但中医认为其临床表现与肺、脾、肾均相关。很多病人不单是阴虚或者阳虚，更多是气阴两虚夹有湿热、血瘀或浊毒。患者应根据医生意见适当选用益气养阴、滋补肝肾的药物，兼以利湿泻浊、活血化瘀之品，而不主张患者自行选择滋补或者温补的药物，尤其是慎用温肾壮阳的药物，如鹿茸等。

中西医结合治疗，激素和免疫抑制该出手时就出手，丝毫不容迟疑，正确判断病情，及时药物干预，充分发挥中西药各自优势，以稳定病情，延缓进展，尽力保护肾功能，将尿蛋白定量控制在 0.5g 以下，以争取最好的预后。

五、得了 IgA 肾病怎么养护？

首先，IgA 肾病的日常管理强调监测，监测尿蛋白（24 小时尿蛋白定量）、血压和肾功能。举个例子，对于活动期的 IgA 肾病患者，建议每半个月查 1 次尿常规，每月检查 1 次 24 小时尿蛋白定量，2~3 个月查 1 次肾功能，并日常监测血压。需要注意，24 小时尿蛋白定量对评价 IgA 肾病病情严重程度尤其重要，对于 IgA 肾病患者如果只查尿常规而不检测 24 小时尿蛋白定量，犹如冬至披纱、雨来覆网，于事无补，毫无意义。

其次，认真配合医生治疗，对危险因素进行控制。比如，易感冒人群注意天气变化，随时增减衣服，适当增加体育锻炼增强体质，顺应四时养生，固护正气，做到未病先防；肥胖人群则应该适当减轻体重；糖尿病病人将血糖控制在适合水平；长期吸烟饮酒患者应该着手开始戒烟戒酒；病人应该严格遵照肾脏病饮食管理，低盐饮食，轻度水肿者每日盐的摄入量为 3~6g，严重水肿者应该控制在 3g 以下甚至无盐饮食，对肾病综合征和高血压患者，低盐饮食更显重要；少吃刺激性及潜在的过敏性食品，如瓜子及煎炸食品等，因为这类食物可以直接刺激口腔咽喉黏膜，造成黏膜损伤，进而导致病毒细菌的侵入而引起炎症反应，诱发或加重病情。肾功能正常患者可按正常人量摄入蛋白饮食，但最好不要超过 1.5g/（kg·d），以免加重肾脏负担；对于肾功能减退的病人来说，应该采取低蛋白饮食，如每天 1 个鸡蛋、1 袋牛奶、2 两瘦肉，其他饮食则以麦淀粉饮食或米饭为主，但同时应保证每天必要的能量摄入，以支持机体的消耗需求。其他食物如牛羊肉、海鲜等,应遵照可偶尔进食,但不可常用、不可过量的原则。

低蛋白饮食:
每天 1 个鸡蛋 +1 袋牛奶 +2 两瘦肉
保证热量供应!

再有就是肾病患者要正确认识疾病病情,对自身状况有理性的认识,调整好心态,顺畅心情,建立积极健康的带病生存意识。中医认为,情绪变化对体内精、气、神有着很大影响,精气神影响着我们体内的抵抗外邪的卫外能力,是身体维持健康状态的保障。病人在积极治疗,避免长期焦虑担忧心态的同时,家人适当的关心和理解,对病人病情的稳定也尤为重要。

最后,要做到坚决不听信偏方,不乱服药,到正规医院就诊,在肾内科医师的指导下服药治疗。这样做,对稳定疾病亦至关重要。听信偏方,胡乱服用,延误病情的事件仍经常发生,作为肾病医生,每每听之、见之,心痛不已。

下面提供几个代茶饮的小方子以预防感冒,供读者选用:

预防感冒小膳方
☺ 生黄芪 6g、白术 9g、防风 3g、知母 6g,开水冲泡代茶饮。
☺ 大青叶 3g、薄荷 3g、生甘草 3g,开水冲泡代茶饮。
☺ 取新鲜多汁的白萝卜 250g,无需去皮,洗净后切成薄片,加3 碗水,煮成 2 碗,趁热先服 1 碗(可视个人口味适量加糖);1 小时后将第二碗加温后服下。照此法连服两三天,可有效预防感冒。

回过头来,看看之前咱们说到的侯女士。之前提到侯女士来我门诊时表现为镜下血尿、蛋白尿,没有高血压,肾功能正常,但是经常感冒,感觉到腰酸体疼、疲劳,得病后表现出严重的焦虑症状。但侯女士依从性很好,能够很好地配合医生的治疗,她严格按照我的治疗方案服药,在我门诊经过一段时间治疗后,感冒减少,尿蛋白减少,之后建议她停药,定期观察监测。经过这么多年的观察,她的病情非常稳定,目前尿蛋白持续阴性,肾功能正常。所以说,得了

IgA 肾病的患者,需要认真对待,积极配合治疗,不要过于担心,以免"心病"大于"肾病",对身心造成疾病以外的损害而得不偿失。

病案解读:

杨某某 9 岁时,发了一场高烧,发烧期间,家人发现他尿中带血,但都没有多加重视。没想到,自此以后,他每次发烧后都会出现血尿,如此持续了 1 年多。在 2009 年 9 月的一天,他发烧后再一次出现肉眼血尿,家人开始担心起来,于是前往儿童医院就诊,并住院做了肾穿刺活检术,病理结果提示为系膜增生性 IgA 肾病。

这对这个家庭来说无疑是很大的打击,谁也没想到孩子那么小,才 10 岁就患了如此严重的肾病。儿童医院医生根据当时情况应用雷公藤、卡托普利治疗了 1 个月,但血尿并没有明显减少。后来家长带着孩子做了扁桃体切除手术。我们上面提到,感冒,上呼吸道感染,扁桃体炎症是 IgA 肾病发病的一个重要诱发因素,并且孩子每次血尿出现都是在发烧之后,所以做了扁桃体切除术后发烧出现的频率明显减少了,但是血尿和蛋白尿水平仍相当多,没有明显减少。

家长考虑寻求中医治疗,于是从 2011 年 3 月开始在我院门诊就诊,当时尿常规尿蛋白达 500mg/dl,相当于 3+~4+,尿潜血 250/μl,相当于 3+,红细胞高达 21 807/μl,肾功能正常,没有高血压,于是我们给予基础支持治疗同时服用汤药治疗。当时孩子体型在同龄人中属于典型的瘦高型,于是我们考虑筛查一下是否有胡桃夹综合征,做了一个左肾静脉的超声,结果提示左肾静脉符合胡桃夹超声声像图表现,证实了我之前的猜想,于是建议家长和孩子尽可能增加体重。每次就诊,都是孩子的妈妈陪着孩子前来,或由妈妈将孩子的情况详细记录,代替上学的孩子来代诉抓药,寒暑不顾,从不间断,即使病情好转不明显时,也不见一丝放弃的打算,令人感慨母爱的伟大。患者和家属整体来说依从性比较好,可以认真遵从医嘱治疗、生活。2014 年 4~10 月期间,孩子反复出现外感、发热,伴咽部不适、肉眼血尿,在采用益气固表,解毒祛湿中药汤剂对症治疗后,肉眼血尿均很快消失,期间 24 小时尿蛋白定量也维持在较低水平。2014 年 12 月复查尿常规尿蛋白转阴,尿潜血 20/μl,相当于 1+,红细胞仅有 47.4/μl,24 小时尿蛋白定量也持续低于 500mg/d。近几年随访,其尿蛋白持续阴性,身体素质与常人无差,也已停服汤药,只在偶尔感冒后来我门诊就诊,可以说其 IgA 肾病病情得到了很好的缓解。

此案看似复杂,病人病史很长,但其实他的肾病是相对较轻的,只是临床症状比较明显,以肉眼血尿最为突出,并且每次都是在感冒后、发烧后和腹泻后出现,具有一定的代表性。充分体现出了 IgA 肾病大多可以出现感冒后肉眼血尿的特点。实际上,无论是肺还是肠胃感受了外邪(风湿热邪),均可认为是邪气内扰伤肾。平时汤药以益气固表,清热祛湿为法,外感后可加用清热解毒祛邪之品,以标本兼顾。并且考虑患者年龄尚幼,脏腑稚弱,肺虚日久,子盗母气,导致肺脾两虚。中气不足,气机下陷,脏器移位,出现了左肾静脉受压,予以相应的中医药治疗。

通过上面这个病案中的小主人公——小杨的故事,我们可以看到虽然肉眼血尿看似可怕,但其实是只纸老虎,不足为惧,其病情不见得就比没有肉眼血尿者严重,要正确认识和对待。小杨的 IgA 肾病属低危范畴,仅采用基础支持治疗和中药治疗,通过患者家属、患者本人和大夫的通力协作,明确诊断之后,每次外感发热后都及时就诊,及时正确处理,遵从大夫意见规律复查、规范服药,坚持治疗,最终获得了疾病的持续缓解。正所谓:

肾炎病因有多种,轻重缓急各不同。
诱发加重因素寻,治疗方案指南从。
攘外安内无偏倚,监测用药勿松懈。
顺四时而防外感,厚味劳倦莫放纵。

急进肾炎累卵危，中西结合挽狂澜

急进性肾炎，又名快速进展性肾炎。较普通类型肾炎在临床中比较少见，病情也更为凶险，预后更差。

一、什么是急进性肾炎？

急进性肾炎（RPGN）是急进性肾小球肾炎的简称，确诊依赖于肾活检病理检查，严格地讲，只有在病理上诊断为新月体性肾炎，其急进性肾炎的诊断才能成立。新月体性肾炎，是指在穿刺所得的肾脏组织在光学显微镜下见到50%以上的肾小球内有大新月体形成（即新月体占据肾小囊切面50%以上面积）。

什么是新月体？

肾小球是由一个小囊，不相接触地包裹着里面许多的毛细血管组成。当这些毛细血管的管壁严重损伤时，血液中的一些有形成分，包括各种蛋白质、纤维、细胞等，漏出血管，渗入到肾小囊中，刺激机体，又引来了大量的炎症细胞，最后这些有形成分、炎症细胞裹挟在一起，逐渐凝固，纤维化，也会粘连接近的毛细血管，使得在肾小球内凝固、纤维化的部分较其他的部分密度更大、颜色更深，电子显微镜下看起来如同一弯月牙，因此称为新月体。

新月体类型

细胞性新月体——新月体中以细胞成分为主——是疾病在活动的表现，如果治疗及时，方法得当，肾小球的病理改变**具有一定的逆转性**，可以得到消散。

纤维性新月体——新月体中以纤维素样物质为主——代表着疾病的慢性化改变，一般病变存在时间较长，很难得到逆转，**预后不良**。

细胞纤维性新月体——细胞和纤维素样物质两者存在比例相当。

急进性肾炎的临床表现

急进性肾炎临床多见以血尿、蛋白尿、高血压、水肿为特征的肾炎综合征,在此基础上可见肾功能快速下降,仅在数周内血肌酐就可迅速升高,进入肾衰竭,出现少尿或无尿(临床上每天的总尿量少于400ml为少尿,少于100ml为无尿)。因此,我们要充分认识到该疾病的进展速度之快,病情危急之甚!

RPGN 的临床特征:

> 血尿
> 蛋白尿 + 肾衰竭 + 少尿或无尿
> 高血压
> 水肿

病理类型:

> 新月体性肾炎

急进性肾小球肾炎的病理分型:

Ⅰ型: 抗GBM型,IgG和C3沿肾小球毛细血管呈线状沉积,有时也沿肾小管基底膜沉积

Ⅱ型: 免疫复合物型,免疫球蛋白及C3于肾小球系膜区及毛细血管壁呈颗粒沉积

Ⅲ型: 寡免疫复合物型,免疫球蛋白和补体均阴性,或非特异性免疫复合物微弱沉积

不同类型急进性肾炎有何特点?

急进性肾小球肾炎的总体病理改变为新月体性肾炎,还可见到肾间质的弥漫性水肿,淋巴细胞和单核细胞的浸润,肾小管上皮细胞的空泡及颗粒样变

性，但不同类型的急进性肾炎又有着各自独特的病理表现和临床表现，转归和预后也不尽相同。

Ⅰ型（抗GBM抗体型）：GBM即肾小球基底膜，它是肾小球内固有的结构，是肾小球滤过膜的重要组成部分，正常情况下可以帮助肾脏阻拦人体有用物质如白蛋白随尿液排出等，而过滤出对人体有害的物质，如肌酐、尿素氮等，犹如烘焙时用来筛滤面粉的筛网，可以把其中的大颗粒物质（如白蛋白）留下，筛出我们想要的细腻粉质（如肌酐、尿素氮）。当然，肾小球基底膜的结构和作用机制会更为复杂，可以选择性过滤人体内的很多物质。

正常人体中，不应该有抗GBM抗体的存在，正如我们之前曾介绍过的，抗体是攻击抗原的一种武器，然而由于某些原因，我们的机体将肾小球正常的基底膜结构当作了抗原（敌人），产生了对抗它的抗体，即抗GBM抗体，抗原与抗体相结合，相互作用，使得正常的肾小球基底膜结构发生改变，出现基底膜断裂，功能异常，蛋白漏出，就产生了尿蛋白，肌酐过滤不出去，血肌酐升高。当然，实际的病理损伤机制更为复杂。

该种类型的急进性肾炎在男性人群中更为常见，其中又以20~39岁和60~79岁的人群为发病高峰，很少伴有肾病综合征（即24小时尿蛋白定量>3.5g、血浆白蛋白<30g/L、水肿和高脂血症表现），多为一过性起病，很少复发。免疫荧光检查可见IgG和C3沿肾小球毛细血管呈线状沉积。抽血检查抗GBM抗体为阳性，这对诊断Ⅰ型急进性肾炎具有重要意义。抗体滴度水平越高（抗GBM抗体数值越高），患者血肌酐水平可能也越高，疾病进展速度越快，发展为终末肾衰竭和死亡的几率也更大，总体预后更差。

Ⅱ型（免疫复合物型）：前一章我们已经解释了免疫复合物的意思，即抗原抗体结合物。该种类型的急进性肾小球肾炎，在病理上可以见到IgG和C3呈团块状和颗粒状沉积于毛细血管壁和（或）系膜区。较之于Ⅰ型体现为基底膜结构功能异常为主，Ⅱ型以免疫复合物的大量沉积为主要表现。我们之前了解的高危型IgA肾病病理上也可呈现出新月体性肾炎，临床可表现为急进性肾炎综合征，这样的病人就可以划分到Ⅱ型急进性肾炎的队列中。

该类型急进性肾炎多见于青中年和女性人群中，可隐匿起病，肾病综合征较Ⅰ型急进性肾炎更为常见，血清检查可有免疫复合物的增高和补体C3成分的下降，但抗GBM抗体和抗中性粒细胞胞浆抗体（ANCA）均阴性。

Ⅲ型（寡免疫复合物型）：寡免疫复合物，顾名思义，即肾脏组织中未能到或极少能看到有免疫复合物的沉积，但显微镜下可以见坏死性组织和新月体的形成。那么肾脏组织的损伤又是怎样造成的呢？经过大量的观察和总结发现，这类病人中有80%者抽血检查中有ANCA（+）的表现，这一点是与其他类型急进性肾炎区分开来的关键点，也正因为这一类病人中具有ANCA（+）的特异点,使得该类急进性肾炎有着自身独特的疾病特征。

提到 ANCA(+),那就得介绍 ANCA 相关性小血管炎,它与Ⅲ型急进性肾炎的病理损伤机制密切相关。

什么是 ANCA 相关性小血管炎?

系统性血管炎,又称系统性坏死性血管炎,是一种可以损害到多个系统多个脏器的血管壁,使它们呈现炎症及坏死性改变的疾病。通俗地说就是人体内不同部位的血管壁发炎了,慢慢坏死了,失去了正常的结构和功能。由于病变部位在血管,所以临床常常可以见到出血性的改变。根据具体受损血管类型的不同,或损伤改变的不同又可以分为很多种类型。有一种显微镜下观察病理改变主要在小动脉、小静脉和毛细血管的类型,我们称之为小血管炎,并且发现这部分患病人群中抗中性粒细胞胞浆抗体(ANCA)检测多为阳性改变,属于 ANCA 相关性小血管炎范畴。抽血检查中 ANCA 的阳性对于判断 ANCA 相关性小血管炎具有高度敏感性和特异性,也就是说看到了小血管壁的炎症坏死改变,同时 ANCA 阳性基本就可以确诊为该病了。

ANCA 是一种以中性粒细胞和单核细胞胞浆成分为靶抗原(即攻击目标)的自身抗体,肾脏发生病变时,会有大量的中性粒细胞聚集,进而造成肾脏毛细血管壁的损伤,当然这其中还有很多其他致病活性物质和细胞成分参与其中,具体过程在此则不赘述。

我们的肾脏是一个血液丰富的器官,肾小球由毛细血管构成,当该病损伤到肾脏小血管时就会引起肾脏损害,就是 ANCA 相关性小血管炎肾损害疾病。根据病情特点可以分为发作期和缓解期;根据肾穿刺病理改变的不同特点又可以分为局灶型、新月体型、硬化型和混合型 4 种类型。

分类	分类标准
局灶型	≥50% 正常肾小球
新月体型	≥50% 细胞型新月体肾小球
混合型	<50% 正常,<50% 新月体,<50% 球性硬化肾小球
硬化型	≥50% 球性硬化肾小球

上面我们介绍的新月体型 ANCA 相关性小血管炎即属于Ⅲ型（寡免疫复合物）急进性小球肾炎。

它根据疾病特点又可以分为活动期和缓解期。活动期或称之为急性发作期，肾脏受累的表现主要是血尿，并且多表现为镜下血尿，可伴有蛋白尿；缓解期，一般病人病情比较稳定，可见不到血尿。ANCA 滴度对于判断疾病是否活动或复发具有一定的帮助，但部分患者中发现当疾病处于缓解期时，虽然其血液中 ANCA 滴度较活动期有所下降，但仍可以为阳性表现，并长期维持阳性。所以检测 ANCA 滴度对判断疾病是否为活动性，临床上只能作为一种参考，更重要的是要结合病人全身表现，综合疾病的整体状况来判断。

该类型急进性肾炎可发生在各个年龄段的人群中，但以老年人多见，尤其是 50~60 岁人群，并且多在冬天发病。发病时可以是急性起病亦可见到隐匿起病，除了有典型的累及肾脏的表现外，部分病人还可以见到发热、疲乏、关节肌肉疼痛和体重下降等非特异性的全身症状。该类型急进性肾小球肾炎常反复发作，对肾脏反复造成损伤，在光学显微镜下所看到的新月体也是多种多样的，可有细胞性、细胞纤维性和纤维性新月体的混合存在。

RPGN 类型	好发人群	起病特点	实验室检查	预后
Ⅰ 型（抗 GBM 抗体型）	男性，尤其是 20~39 岁和 60~79 岁之间	一过性起病，很少复发	抗 GBM 抗体阳性	差
Ⅱ 型（免疫复合物型）	青中年和女性	隐匿起病	免疫复合物增高；补体 C3 下降；抗 GBM 抗体和 ANCA 阴性	差
Ⅲ 型（寡免疫复合物型）	各年龄段，以 50~60 岁老年人多见	急性或隐匿起病	ANCA 阳性	差

值得注意的是，虽然 ANCA 相关性小血管炎最常见的累及器官是肾脏，可迅速发展进入肾衰竭阶段，但它毕竟是一个累及多系统的疾病，除了关注肾脏病变表现外，还应注意是否有相关肺部病变，如咳嗽，痰中带血甚至咯血等症状，严重者患者可因肺泡广泛出血发生呼吸衰竭而危及生命，必要时检测患者胸片或胸部 CT。若本病未得到及时诊治，预后极差，约有 90% 的病人可在 1 年内死亡。

此外，各种类型原发性肾小球疾病如 IgA 肾病、膜性肾病等，可以合并 ANCA 阳性，临床表现为急进性肾炎。所有的 ANCA（+）的新月体型 IgA 肾病均表现为急进性肾小球肾炎，而只有 1/3 的 ANCA（−）的新月体 IgA 肾病表现为急进性肾小球肾炎。与 ANCA（−）的新月体 IgA 肾病相比，ANCA（+）的新月体 IgA 肾病在 3 个月内血肌酐会达到更高的水平,肾小球滤过率也下降得更快,并且病理表现上会见到更高的新月体比率。

急进性肾炎的病理分型不同,其临床表现、预后和转归、临床治疗方案也不同,临床治疗时务必先明确病理分型,根据病理类型选择对应治疗。

二、如何根据病理类型选择 RPGN 的治疗方案?

急进性肾小球肾炎是一种炎症性疾病,主要是自身非特异性炎症反应,所以主要是针对自身免疫系统,采取激素和免疫抑制剂治疗。根据病情具体可分为诱导缓解治疗和维持缓解治疗两个阶段,其中,诱导缓解治疗根据采取治疗方式的不同分为强化治疗(主要指血浆置换治疗、激素冲击治疗等)和基础治疗(如环磷酰胺、口服糖皮质激素等治疗)。

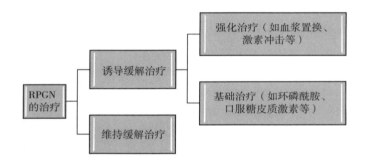

1. I 型(抗 GBM 抗体型):

此型较其他两种类型急进性肾炎相比更为少见,临床上缺少大样本的研究,治疗上多为经验性治疗。此类型患者,若肾穿刺病理结果提示 85%~100% 的肾小球见新月体,则患者的肾功能将很难得到恢复,需要长期依赖维持性肾脏透析治疗。其余本类型急进性肾炎,根据 2012 年美国改善全球肾脏病预后组织(KDIGO)相关指南建议,在疾病一旦确诊,或高度怀疑阶段,即应开始对病人予以大剂量糖皮质激素和血浆置换治疗,强调紧抓治疗时机。治疗及时将大大改善预后,提高患者的存活率。

(1)**血浆置换:**每天采用 5% 的人血浆白蛋白置换患者血浆 4L,连续 14 天,或直到患者血液中抗 GBM 抗体转为阴性停用血浆置换疗法。临床应用时,可根据实际情况调节每日血浆置换量和血浆置换疗法的频率,尽可能迅速清除体内的抗肾小球基底膜抗体,以抗体转阴为目标,避免体内已有抗体对肾脏的损伤。

（2）**糖皮质激素**：在血浆置换的同时，在治疗的前3天，连续采用大剂量（一般为500~1000mg/d）甲泼尼龙静脉滴注冲击治疗，3日后改为每日口服醋酸泼尼松或醋酸泼尼松龙1mg/（kg·d），连续服用4周的激素序贯治疗，之后，一般根据病情每2~3周撤减激素1片，服至20mg时则改为每月减激素1片，减至10mg时应长期服用至少半年时间，密切观察患者病情，更为缓慢的减量，以防病情反复。小剂量口服糖皮质激素可作为抗肾小球基底膜抗体型急进性肾炎的维持治疗。需要指出的是，临床上激素的具体使用剂量大小和撤减激素的速度应根据病人具体情况选取个体化、规范化的治疗，并在专业肾病科大夫的指导下进行，切不可擅自随意调节激素用量。

（3）**环磷酰胺（CTX）**：在疾病的急性期，采用血浆置换和糖皮质激素治疗的同时，可应用环磷酰胺，以2mg/（kg·d）的剂量口服3个月。但环磷酰胺不可作为抗肾小球基底膜抗体型急进性肾炎的维持治疗方案。

很多病人比较关注激素使用的副作用，如股骨头坏死，血糖升高、高血压、满月脸等，某些反应虽然在病人使用激素过程中并不少见，但配合口服药物对症治疗，这些副反应是完全可以避免或得到控制的，根据笔者经验，在临床使用大剂量激素治疗肾病患者时，规范剂量，规律减量，配合口服补钙剂的情况下几乎没有病人发生股骨头坏死。考虑到疾病的危急情况，权衡利弊，激素、免疫抑制剂等药物在使用时要迅速坚决，容不得丝毫迟疑和犹豫。

2. Ⅲ型（寡免疫复合物型）：

此类型急进性肾炎临床表现更为复杂，并发症较多，容易复发，具有明显的急性发作期和稳定期，治疗上也有些许的差别。

（1）**诱导缓解治疗**

1）**糖皮质激素＋环磷酰胺（CTX）**：2012年美国改善全球肾脏病预后组织即KDIGO，在指南中建议将糖皮质激素联合环磷酰胺做为寡免疫复合物型急进性肾炎的首选标准治疗方案。现临床一般采用在治疗前3天，连续大剂量（一般为500~1000mg/d）甲泼尼龙静脉滴冲击治疗，3日后改为每日口服醋酸泼尼松或醋酸泼尼松龙1mg/（kg·d）连续服用4周的激素序贯。激素的使用方案基本与Ⅰ型急进性肾炎相似。同时根据病人身高体重估算体表面积，一般采用每月1次进行0.6g~0.8g剂量的环磷酰胺静脉输液治疗，连续6个月。合理的治疗方案可有效减少感染等不良事件的发生，改善患者的疗效和预后。

2）**糖皮质激素＋利妥昔单抗**：由于应用环磷酰胺会出现骨髓抑制、肝损伤、胃肠道反应、脱发及性腺抑制（可能造成不育）等副作用的可能，故临床上对于无法耐受环磷酰胺或育龄期的病人可以选择应用利妥昔单抗作为环磷酰胺的替代治疗，但此药物价格目前仍相当昂贵，普及较为困难。

3）**糖皮质激素＋吗替麦考酚酯(MMF)**：急进性肾炎病情之危重、预后之不佳，治疗费用之高，对于一个家庭来说不仅是精神心理上的负担，更有经济上的压力。当患者不能耐受环磷酰胺，经济状况一般的情况下可以选用吗替麦考酚酯联合糖皮质激素进行诱导缓解治疗。笔者临床上采用吗替麦考酚酯作为环磷酰胺的首选替代治疗，其在诱导 ANCA 相关性小血管炎缓解方面与环磷酰胺具有相近的疗效。一般使用剂量为口服 0.5g~0.75g，每天早晚各 1 次。

4）**血浆置换**：不是所有的Ⅲ型(寡免疫复合物型)急进性肾炎患者都需要采用血浆置换治疗，但 KDIGO 指南中推荐已在进行透析或血肌酐水平上升迅速的、出现弥漫肺泡出血和 ANCA 相关小血管炎合并抗 GBM 肾小球肾炎的患者需要同时进行血浆置换治疗。

在诱导缓解强化治疗时应用大量的免疫抑制剂(CTX、利妥昔单抗、吗替麦考酚酯等)，会增加患者各种继发性、机会性感染的几率，甚至部分病人在强化治疗阶段可能死于治疗的并发症，所以要密切监测病人各项指标和药物使用情况，根据具体情况及时调整治疗方案。

(2)维持缓解治疗：ANCA 相关性小血管炎是一个极易复发的疾病，对于急性发作已经得到控制的病人，采用维持治疗可以减少复发率，常采用硫唑嘌呤、甲氨蝶呤、吗替麦考酚酯、来氟米特或他克莫司等药物维持缓解治疗。

由于该类型疾病诱导缓解后容易复发，需要长期的维持缓解治疗，建议时间为 18 个月，甚至有学者建议至少 2 年，甚至时间可以延长到 4 年，但长期应用免疫抑制剂治疗又有出现药物副作用和各种感染的风险，因此，即使在维持缓解阶段也不应掉以轻心，要根据情况适时调整用药。

总之，现行药物治疗方案对 ANCA 相关小血管炎有效，但是需要重视治疗带来的相关毒副作用和不良临床结局。

3. Ⅱ型(免疫复合物型)

此种类型急进性肾炎主要是采用糖皮质激素联合环磷酰胺的治疗方案，当病人不能耐受环磷酰胺时可选用其他类型免疫抑制剂治疗。

总之，采用西药治疗 RPGN 时，要明确病理诊断，根据病理类型选择针对性治疗方案，Ⅰ型 RPGN 以血浆置换和激素联合免疫抑制剂治疗为主；Ⅱ型 RPGN 以激素联合免疫抑制剂治疗为主；Ⅲ型 RPGN 则以激素联合免疫抑制剂治疗为主，必要时采用血浆置换疗法。RPGN 强调综合性治疗，包括血浆置换、激素和各种免疫抑制剂等，尽可能早的展开治疗，抓住治疗时机，大胆使用激素和免疫抑制剂等药物，以防疾病进展到不可逆转甚至危急阶段时才追悔莫及。

Ⅰ型 （抗GBM抗体型）	· 血浆置换 · 糖皮质激素 · 环磷酰胺
Ⅱ型 （免疫复合物型）	· 糖皮质激素联合环磷酰胺 · 糖皮质激素联合其他免疫抑制剂
Ⅲ型 （寡免疫复合物型）	· 诱导缓解治疗：糖皮质激素+CTX/利妥昔单抗/吗替麦考酚酯、血浆置换 · 维持缓解治疗：硫唑嘌呤、甲氨蝶呤、吗替麦考酚酯、来氟米特或他克莫司

温馨提示：

你所能做的：
- ☺ 及时就诊
- ☺ 切勿乱求医
- ☺ 配合医生治疗
- ☺ 调整好心态

病案解读：

病案一

2014年7月的一天，32岁的王先生突然出现右侧腰疼，排小便次数明显增多，排小便急迫，而且小便的颜色是红色的。他赶紧到某三甲医院的泌尿科就诊。检查发现尿中红细胞5+、尿蛋白4+、白细胞3+，高倍镜下可见红细胞满视野、白细胞4~6/HP；双肾超声没有见到明显异常，被诊断为"泌尿系感染"，于是用了3天左氧氟沙星注射液和头孢替安注射液，之后口服甲磺酸左氧氟沙星片和头孢类抗生素治疗了4天。上面所提到的症状有些减轻，尿的颜色也由红色变成了黄色，但仍然有右侧腰腹部胀痛不适感，尿频尿急。于是王先生再次来到我们医院进一步诊治，查尿中红细胞3+、尿蛋白3+、白细胞±，沉渣可见白细胞67.2/μl、红细胞7086.3/μl、上皮细胞30.6/μl、管型4.17/μl；双肾彩超提示：右肾偏大，双肾实质回声增强；生化：Cr 544.5μmol/L，ALB 35g/L，BUN 15.7mmol/L，UA 467μmol/L，CHO 5.0mmol/L，TG 2.55mmol/L，K 5.0mmol/L；ANA抗体谱：(−)。抗中性粒细胞胞浆抗体谱+滴度（ANCA)：(−)。24h尿蛋白定量:8.92g/3250ml;eGFR28ml/min;尿培养:经 48h 普通细菌培养,未生长细菌;考虑为慢性肾功不全(CKD-4 期),综合考量患者情况,在与王先生进行充分沟通后做了肾穿刺,结果是:新月体性 IgA 肾病。明确了肾脏病理诊断后除了基础对症治疗外开始了针对性的用药治疗,给予醋酸泼尼松片 50mg 每天 1 次 + 环磷酰胺 0.8g 静脉每月 1 次的治疗方案。经过近半年的治疗,到 2015 年 1 月,复查 Cr 156.00μmol/L,尿 BLD 2+,RBC 111.00/μl,RBC-M 19.98/HPF,24h 尿蛋白定量 0.98g/24h,肾功能得到了明显改善,处于慢性肾功能不全(CKD-3 期)状态。

病案二:

这是一个膜性肾病合并 ANCA 相关坏死性肾炎,即膜性肾病合并Ⅲ型(寡免疫复合物型)急进性肾小球肾炎的病案。

2003 年 2 月,72 岁的颜老太做一些力所能及的简单家务,因为体力劳动引起的劳累,身体自然做出了相应的反应,双下肢开始浮肿。刚开始,随着休息,浮肿还可以慢慢消去,可是后来浮肿的情况越来越严重,甚至影响到了正常的行走。于是颜老太在家人的陪同下来到医院,做了一系列检查,发现尿里有蛋白 4+,血里的白蛋白水平也比较低,好在肾功能还是正常的。根据临床表现,大夫给颜老太下了"肾病综合征"的诊断。虽然颜老太已是 72 岁高龄,但综合考量了她的情况之后,医生还是建议她做一个肾穿刺活检术以明确诊断,颜老太和家人商议后,同意进行肾穿刺。穿刺的病理结果提示为Ⅱ期膜性肾病。明确了病理类型后,采取了针对性的用药治疗——采用甲强龙肾囊内注射,每次 2 支,每周 2 次,共用药 4 个月,同时联合应用环磷酰胺静脉点滴,每月 1 次,共 1 个月。每次复查尿蛋白都较前减少,血肌酐也一直维持在正常水平。

一直到 2004 年冬日的一天,颜老太受凉发烧后同时出现了咳嗽、咯血,赶紧被送到了我院急诊。查尿常规提示,尿蛋白 150mg/dl,红细胞 45~48/HP;血常规里白细胞总数不算高,中性粒细胞百分比为 77.8%,但血色素相当低,只有 74.2g/L(即我们通常讲的只有 7 克多);生化结果出来更是把家人吓了一跳,血肌酐高达 456μmol/L,尿素氮 15.1mmol/L,碳酸氢盐才 13mmol/L,白蛋白 27g/L,而正常人血里碳酸氢盐最少也得到 22mmol/L,白蛋白最低为 40g/L;胸片检查提示:两下肺炎症,并且两侧胸腔可见积液。这多项指标的异常都提示颜老太这次不是简单的肺部感染,很可能是肾脏病复发了,并且这次更为严重,因为一直正常的血肌酐水平竟然飙升到了 456μmol/L,于是颜老太就从急诊转到了我们肾内科病房,接受进一步的专科系统检查和治疗。

我们一方面先应用抗感染、纠正贫血、纠正酸中毒、控制血压等对症治疗,另一方面则开始查找这次病情反复的原因,发现 ANCA(+),考虑到病人这次起病这么急，血肌酐水平那么高，再有肺部咯血感染等情况的出现，结合 ANCA（+），怀疑这次病情的反复可能不仅仅是膜性肾病的复发，可能还合并了其他原因。为了明确颜老太的肾脏情况到底如何，我们建议她再做一次肾穿刺活检术。由于有了前一次肾穿经历，颜老太和家人了解了肾穿是怎么一回事儿，不再有恐惧，和家里人商量后便爽快地答应了。肾穿结果：显微镜下 23 个肾小球中有 5 个细胞性，4 个细胞纤维性，3 个纤维性，5 个小细胞性，2 个小细胞纤维性新月体形成，超过一半以上肾小球出现了大新月体，结合 ANCA（+），符合我们上面说的 Ⅱ~Ⅲ 期膜性肾病合并Ⅲ型急进性肾小球肾炎的诊断。于是我们马上给了她甲强龙 0.5g 静脉输液冲击治疗，3 天后，改为甲强龙 40mg 每天一次静脉点滴联合环磷酰胺 0.8g 每月 1 次静脉输液的标准治疗方案——及时应用大剂量的激素和环磷酰胺免疫抑制治疗，以诱导疾病的缓解。后改为泼尼松片口服治疗，慢慢减量，并配合中药益气扶正、活血解毒。到 2005 年 4 月以后肌酐水平一直维持在 150μmol/L 以下。至 2008 年 11 月尿蛋白持续阴性，停用激素，改为口服来氟米特 10mg 每天 1 次，维持缓解治疗。直到 2016 年 7 月，已 82 岁高龄的颜老太的复查结果为：血肌酐 117μmol/L，尿素氮 14.8mmol/L，碳酸氢盐 22.9mmol/L，白蛋白 42.4g/L，血色素 111g/L，尿蛋白阴性。可以说颜老太的治疗是相当成功的，这 10 年的时间，疾病得到了持续的缓解，ANCA 也没再复发。

大部分膜性肾病患者在初次确诊时，肾功能大多正常或者仅有轻微受损，如果患者出现进行性的肾功能减退，那进展往往也相对温和，速度相对较慢。如果像上面我们介绍的颜老太一样，突然出现了肾功能的急剧恶化，意味着我们应该立即着手调查其中可能隐藏的其他因素，如新月体肾炎、双侧肾静脉血栓和具有肾毒性药物引起的损伤等。及早明确原因，尽早采取相应对策，才能挽救残余肾功能。

膜性肾病合并 ANCA 相关坏死性肾炎在临床上是一种罕见的双重肾小球疾病，临床以大量蛋白尿和急性肾损伤为主要表现。几乎所有的膜性肾病合并 ANCA 小血管炎患者，疾病的临床过程都是相当严重的，且总体预后不佳，大多数情况下需要免疫抑制治疗甚至需要联合血浆置换。约有 50% 的患者会快速进展到终末期肾衰竭阶段，需要维持透析治疗或死亡。

颜老太在疾病复发时及时重复做了肾穿刺，做出了关键而正确的决定，搞清了病理类型，明确了疾病诊断，帮助临床大夫正确认识了病情，在选择用药上避免了走弯路，同时也为颜老太的治疗争取了时间，及时加强了激素和免疫抑制剂的诱导缓解治疗，后期采用了激素和来氟米特长期的维持缓解治疗，最终将病情平稳地控制住，并取得了相当好的疗效。虽然这个案例治疗上没有采用血浆置换，病情即得以控制，但实际治疗中还应根据具体情况采取个体化治疗,选择必要的治疗措施,以缓解患者病痛,延长患者寿命,提高患者生活质量为医生第一之要务。

急进肾炎累卵危,病因病理分三类。
肾炎狼疮属同类,一三两型肺肾毁。
肾衰进展把病催,呼吸窘迫常跟随。
中西结合挽狂澜,尽早治疗莫待催。

肾综表现很明显，本病合病治相兼

老王早上起来发现自己尿里出现许多泡沫，眼睛肿得像金鱼一样，腿也肿得可以按出坑来，平素就很在意自己身体的老王去了医院急诊。医生给做了常规的检查，发现尿里出现了几个加号的蛋白，白蛋白严重低于正常值，血脂也高了起来，医生建议他尽快去肾内科做进一步的诊疗。老王到底得的是什么病呢？下面我们就来介绍今天的主题——肾病综合征。

一、肾病综合征的定义

肾病综合征是指各种原因导致的大量蛋白尿（24小时尿蛋白定量＞3.5g/d）、低白蛋白血症（＜30g/L）、水肿和（或）高脂血症。其中大量蛋白尿和低白蛋白血症是诊断肾病综合征的必要条件，具备这两条再加上水肿或（和）高脂血症，诊断就可以成立了，可见老王得的就是典型的肾病综合征。

二、肾病综合征的分类

不同类型的肾病综合征，其预后是不尽相同的，接下来从原发性、继发性及先天性三个方面对肾病综合征做进一步的介绍。

1. 原发性肾病综合征

从病因学角度讲，原发于肾脏本身的肾病综合征称为原发性肾病综合征，常见的疾病包括微小病变型肾病、膜性肾病、系膜增生性肾小球肾炎、膜增生性肾小球肾炎、局灶性节段性肾小球硬化等。这些病名听起来拗口也很陌生，结合病理学，就比较容易区分了。

以微小病变型肾病为例，以下简称微小病变，微小病变是肾病综合征的常见类型，约占63%~93%。起病急骤，大部分患者有前期感染，部分患者有蚊虫叮咬、药物过敏、疫苗注射等病史。

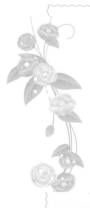

肾病综合征	原发性	继发性	先天性
病因	原发于肾脏本身	继发于全身系统性疾病	遗传或基因突变
常见疾病	微小病变型肾病、膜性肾病、系膜增生性肾小球肾炎、膜增生性肾小球肾炎、局灶性节段性肾小球硬化等	乙肝相关性肾炎、过敏性紫癜肾炎、系统性红斑狼疮肾炎、肾淀粉样变性、多发骨髓瘤性肾损害等	Alport 综合征、Fabry 病、新生儿芬兰型先天性肾病综合征等

该病通常以全身水肿为首发表现，在儿童多为颜面部的水肿，于成人下肢水肿更为明显，包括阴囊水肿，更严重者可出现胸腔积液、腹水，从而表现为呼吸困难、胸闷喘憋、腹胀、食欲下降等症状。有时候这些症状跟心源性疾病的临床表现相类似，尤其是老年人，这时候家属一定要注意，要及时送往医院，切不可以为心脏不适而给予速效救心等心脏急救药物，以免贻误病情。

微小病变另外一个比较明显的自觉症状就是尿里忽然增多的泡沫。不同于其他类型的肾脏病，微小病变患者的 24 小时尿蛋白定量可达 10g 及以上。但需要注意的是，是不是泡沫尿就一定是蛋白尿呢？正常尿液的表面张力较低，不容易形成泡沫，但是当尿液中一些有机物质和无机物质增加了尿液的表面张力，这时泡沫尿就出现了，所以可见，泡沫尿不一定就是蛋白尿。

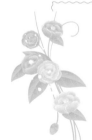

如何初步判定尿液中的泡沫是不是蛋白成分呢？

如果发现尿液表面漂浮着一层细小的泡沫，且很长时间不消散，这很可能是蛋白尿。这时候可以取一个透明玻璃容器，取 20ml 左右的尿液，来回振荡，如尿液表面出现细小而不易消散的泡沫，则为可疑蛋白尿，应及时去医院进一步检查确诊。

微小病变的尿液中的蛋白成分相对比较均一，主要为白蛋白尿。正常浓度的血白蛋白可以有效地维持血管内的有效血容量，防止血管内的水分进入组织间隙造成水肿。血白蛋白可与很多内源性或外源性的难溶性物质可逆地结合形成易溶性的复合物，使它们得以在血液循环中运输，如抗生素、抗凝药、免疫抑制剂、维生素 D3、氨基酸、酶、胆红素、激素等。因此长期处于低白蛋白血症的患者在某种程度上对药物的敏感性不如正常人。血白蛋白可以保护血细胞，调节凝血，可以从某种程度上降低血栓事件的发生几率。可见白蛋白对我们人体来说有多重要。

如果微小病变患者肝脏合成的白蛋白不能及时补充尿液中过多丢失的白蛋白，使血液中白蛋白的含量低于正常值，我们就称之为低白蛋白血症。由于微小病变患者胃肠道黏膜处于水肿状态，氨基酸的吸收受阻，蛋白质合成乏源，因此很多患者都不单是白蛋白低于正常水平，与免疫力相关的球蛋白等也可能处在一个低下的状态，所以疲乏感会比较明显，而且感染风险增加。明显的低蛋白血症导致有效循环血容量降低的患者可出现直立性低血压，但是为了保证重要脏器的供血，全身小动脉收缩，也可出现暂时性高血压。另外，低蛋白血症可引起血钙降低，但很少出现临床症状，这时候可根据情况适当地补充一些钙制品。

相比尿蛋白、低白蛋白，更多的人可能更关心的是得了这个病会不会对肾功能有影响，毕竟是一个看起来挺严重的肾脏病。通常来讲，微小病变患者的肾功能是正常的。但也有一部分为患者由于水肿和严重血容量不足，蛋白分解代谢增加，可导致肾脏功能可逆性地下降，出现少尿和因为肾脏供血不足导致的血肌酐升高。如果及时解除危险因素，无其他合并症，这种肾功能下降是可以逆转的。假如很不巧，这个患者是位老年人，又是高血压、糖尿病、肥胖者，这种情况下，就要更加小心了，极有可能造成不可逆的肾功能损伤。

说完微小病变，肾病综合征的轮廓也逐渐清晰，下面我们简单地了解一下其他几种常见的原发性肾小球病变。

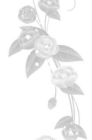

系膜增生性肾小球肾炎

30%~100% 的患者会出现镜下血尿，20%~30% 有反复发作的肉眼血尿，不同程度的蛋白尿，可伴有腰痛、高血压。尿常规 2 检查中红细胞呈多形性改变，尿蛋白常为非选择性大分子蛋白，肾功能早期大多正常，血清免疫球蛋白及补体会出现不同程度的下降。

病理改变较重、持续不缓解的蛋白尿是预后的危险因素，可进展为慢性肾功能不全。

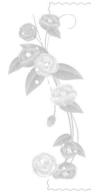

膜增生性肾小球肾炎

可表现为肾功能不全、非选择性蛋白尿、持续镜下血尿、疲乏、贫血、高血压。尿常规中红细胞、蛋白阳性,血补体 C3 下降。

膜增生性肾小球肾炎是原发性肾小球肾炎中进展快速的病理类型之一,总体预后差,年龄、高血压、不缓解的肾病综合征、肾功能减退、重度系膜细胞增生、肾小球硬化及较重的肾间质病变等是预后的独立危险因素。

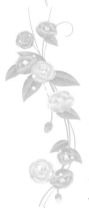

局灶节段性肾小球硬化

通常无特异性,表现为隐匿性肾病综合征,通常伴有镜下血尿,偶见肉眼血尿,疾病早期就出现高血压,严重者可出现少尿。血清 IgG 降低,补体正常。伴发急性肾小管损伤者可见尿常规 pH 降低,尿糖阳性,尿比重减低;伴发急性肾损伤患者可见血中肌酐、尿素氮升高。

局灶节段性肾小球硬化的预后主要与临床、病理表现相关,其中塌陷型疗效及预后最差,顶端型预后较好,血肌酐水平＞115μmol/L,肾病范围的蛋白尿,肾间质纤维化＞20% 是预后的独立危险因素。

2. 继发性肾病综合征

继发性肾病综合征是发生在其他疾病的基础之上,虽然有肾脏的受累,但是这只是原始疾病的并发症之一。我们以乙型肝炎病毒相关性肾炎为例。

我国曾是一个肝炎大国,随着医疗卫生水平、生活水平的提高,该病的流行得到了较好的控制,但是近年来有重新抬头的趋势,尽管相关疫苗已经生产,但是由于其可继发肾脏疾病,所以还需引起大家的重视。

该疾病多见于儿童及青少年(可能与他们不完善的免疫系统相关),偶发于成年人,男性居多,通常因水肿、少尿、头晕、泡沫尿、偶有肉眼血尿引起重视,去医院检查可能出现肝功能异常,尿常规可见蛋白尿、镜下血尿,血压偏高等,因而被建议去肾内科做进一步的检查。

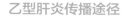

乙型肝炎传播途径

➤ ①母婴传播

➤ ②父婴传播（这种情况通常发生于新生儿，由于其免疫系统不健全，或者皮肤黏膜破损，给乙肝病毒的感染制造了机会）

➤ ③医源性传染（由于消毒不严格或使用被乙肝病毒污染的医疗器械）

➤ ④输血传播

➤ ⑤密切生活接触传播（感染前提是存在破损的黏膜或皮肤）

➤ ⑥性传播

　　世界卫生组织明确表示，公用餐具、母乳喂养、拥抱、接吻、握手、咳嗽、喷嚏等行为不会机会性感染乙肝病毒。但是，容易出现皮肤破损或者黏膜溃疡的人在进行上述行为时需多加谨慎。

　　作为肾内科的医生，准确无误的诊断是采取正确治疗方案的先决条件。如何才能做出精确无误的诊断呢？那就是肾穿。乙型肝炎病毒相关性肾炎的病理和膜性肾病很相似，光镜下除了可见弥漫性肾小球基底膜增厚及钉突以外，增厚的基底膜常呈链环状，并伴有明显的系膜增生；免疫荧光相比膜性肾病就更为多样化，电镜也可看到免疫复合物的多部位的沉积，如上皮下、基底膜内、内皮下及系膜区。最为重要的是，肾组织上有乙肝病毒相关抗原的沉积。另外，在本病的初期，血清多种补体水平会下降，如 C3、C1、C4。结合临床表现、实验室检查以及肾穿报告，乙肝病毒相关性肾炎诊断即可成立。在儿童中，该疾病具有一定自发缓解率，但是如果乙肝病毒的复制不能被有效遏制，约有 10% 的患者将会出现肾功能衰竭，需要肾脏替代治疗。因此我们治疗的目标就是控制乙肝病毒复制、降低蛋白尿、保护肾功能，延缓肾脏病进展。

温馨小贴士：

　　如果您身边的朋友不小心发现了肝功能异常、尿的颜色及性状变化、水肿、头晕等现象，记得提醒他去肾内科做专科检查哦。

了解了乙肝病毒相关性肾炎,接下来让我们快速认识一下其他几种继发性肾病综合征。

过敏性紫癜性肾炎

发病前可有上呼吸道感染史,四肢略高于皮肤的出血性斑点,于双下肢呈对称性分布,也可发生于臀部或躯干,部分可见腹痛、恶心、呕吐、大便呈柏油色,或者带有鲜血(排除肛肠科疾病及胃肠道恶性肿瘤),关节炎、关节痛,通常无关节变形。尿常规提示潜血、蛋白阳性,凝血功能检查可能出现凝血时间延长,生化全项可伴有不同程度的肌酐、尿素氮的升高。病理表现与 IgA 肾病相似,可伴不同程度的新月体形成,预后相对良好。高龄及以水肿、高血压、血尿、蛋白尿起病或持续不缓解的肾病综合征为临床表现的,预后较差,肾脏的病理改变是决定预后的关键因素。

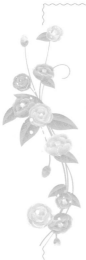

肾淀粉样变性

以水肿、泡沫尿、体重下降为主要的临床表现(当水肿严重时,体重可不变),出现低血压或收缩压 / 舒张压无明显诱因较前下降 20mmHg,腹胀、舌体胖大,可出现胸闷喘憋等不适,肝、脾肿大。尿常规提示尿蛋白阳性,血、尿免疫固定电泳发现单克隆轻链。病理改变:光镜下系膜区呈无细胞性增宽,基底膜增厚并可见羽毛样改变,刚果红染色为砖红色,偏振光下呈苹果绿双折光,电镜下可见直径为 8~10nm、不分支、排列紊乱的纤维丝,免疫荧光可表现为单纯的 κ 或 λ 阳性,严重时可累及小动脉、肾间质、肾小管基底膜。预后较差,中位生存时间 18 个月,治疗困难,预后常不理想。

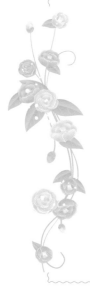

多发骨髓瘤性肾损害

不同阶段的多发骨髓瘤性肾损害临床表现不尽相同,泡沫尿、口渴、多饮、夜尿增多、面色㿠白多见,有时可出现少尿,易感染、易出血、易骨折、头晕、乏力、恶心、视物模糊。尿常规蛋白定性与定量不平行,尿比重降低,贫血、血小板减少,骨质疏松、血清多种免疫球蛋白下降、高钙、高尿酸、骨髓浆细胞增多(≥15%)。病理改变:肾小管中较多管型,色泽鲜亮,中有裂隙,伴周围巨噬细胞反应,肾小管出现变形坏死、萎缩,肾间质炎性细胞浸润伴纤维化,免疫荧光管型为κ或λ单一阳性,电镜下管型可呈结晶样结构。血、尿免疫固定电泳单克隆带消失,骨髓浆细胞<5%,5年生存率为72%,有效降低单克隆浆细胞数量、血液异常游离轻链浓度以及减轻主要器官(如肾脏、骨等)损害是减缓疾病进展的有力手段。

3. 先天性肾病综合征

在二胎政策开放的今天,能拥有一个健康的宝宝是每个家庭的愿望。如果一个不小心,宝宝得了 Alport 综合征,那这对于一个家庭来讲,无疑是噩梦的开始。

Alport 综合征最早见于 19 世纪 70 年代,但是从 20 世纪 30 年代才开始被重视,又被叫做家族性出血性肾小球肾炎。血尿、蛋白尿,听力及(或)视力的受损,渐进性肾功能的下降,以及家族肾脏病史是诊断的必要条件。还有一部分患者会兼见神经系统发育落后、面中部发育不良、平滑肌瘤等。

诊断 Alport 综合征最重要的还是病理,电镜主要表现为基底膜致密层不规则改变,如不规则增厚、变薄甚至撕裂,光镜及免疫荧光无特殊改变。治疗方面,目前主要是基础治疗,控制危险因素,如肥胖、高血压、高脂血症、大量蛋白尿、低蛋白血症等,避免劳累、感染以及使用肾毒性药物,以减缓进展至终末期肾脏病的速度。如果进入终末期肾病,可以选择透析或肾移植,但是少数肾移植患者会产生抗基底膜抗体,成为另外一种肾炎,且通常发生于移植后的 1 年内,应密切追踪。产前的基因检测是更为重要的,尤其是对于已经患有 Alport 综合征的爸爸或妈妈,产前检查很重要。

三、肾病综合征的并发症

常见的肾病综合征的并发症包括感染、血栓栓塞、急性肾损伤、营养不良等。

1. 感染

严重的水肿为细菌病毒的滋生提供了有利的条件,再加上激素和免疫抑制的使用降低了人体原有的抵抗力,一些不常见的致病微生物都成了可能致命的敌人。这时候可以配合中药,通过扶助人体正气,并加入清热解毒利水的药物,不但可以减轻西药的副作用,还可以缩短病程。在平时可以用一些食疗方,比如黄芪薏米粥、山药茯苓饼等,增强正气。不过一旦发病,可一定要去医院,不可盲目地相信食疗方的功效。

2. 血栓栓塞

前面提到,虽然身体是肿的,但是血管里血液不一定就处在最佳容量状态,再加上低蛋白造成的低渗透压以及利尿剂和激素的使用,肾病综合征患者常常是处在高凝状态。凝结成的血栓通常形成于静脉,阻碍血液回流,形成我们肉眼所能看到的不对称的水肿。

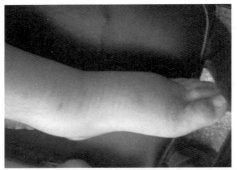

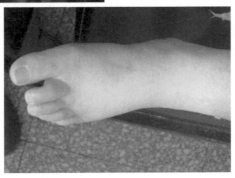

是不是很难想象上面的两只脚是来自同一个人。如果静脉血栓脱落,随血液回流到心脏,再随动脉血流到身体各处,如果哪个小血管的直径小于血栓的直径,那就形成栓塞了,常发生于脑或者肺,临床表现就是半身肢体功能障碍、耳鸣、咳嗽、喘憋等,通常发病比较急。这时候西药抗凝抗血小板药物是必不可少的,但是使用抗凝药的同时必须监测凝血功能,以免发生出血。中药中的三七在这时候就起到了很好的作用，既可以止血，又可以活血，可自行在家制作三七茯苓鲤鱼汤服用。

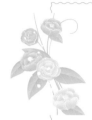

三七茯苓鲤鱼汤

既可以活血，又可以利水，还可以补充蛋白，美味又健康，适用于有轻度水肿，唇、舌色暗的慢性肾脏病患者。月经色暗，容易下肢水肿或有轻度静脉曲张的职场女性也可以使用，还有美容养颜的功效。

3. 急性肾损伤

如果得不到有效处理可以造成急性的不可逆的肾功能损伤甚至危及生命。可以是因为药物、低血容量、感染、血栓或者是原发病的加重所引发的。明确病因，积极有效的干预可以使疾病得到有效的控制。中医这时候通常采用和解少阳，通利三焦，开鬼门，洁净府的方法，使邪气得除，正气得助。

4. 营养不良

消化系统的水肿，使人体的很多必要元素如铁、钙、维生素 D 等吸收受限，从而表现为贫血、肌肉萎缩、缺钙、甲状腺功能低下以及由于钙磷代谢紊乱继发的甲状旁腺功能亢进。

四、肾病综合征的中医治疗

肾病综合征属中医"水肿"、"腰痛"、"尿浊"等范畴。由于肺失通调、脾失传输、肾失开合、膀胱气化不利，导致体内水液潴留，泛溢肌肤，从而表现以头面、眼睑、四肢、腹背甚至全身浮肿为特征。

中医认为该病的病因病机主要归为以下 4 点：

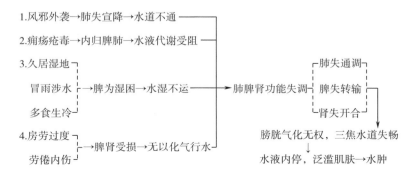

可见，由于致病因素及体质的差异，水肿的病理性质有阴、阳之分，并可相互转换或夹杂。

以外感为首发因素的，可见眼睑浮肿，继则四肢及全身皆肿，来势迅速，多有恶寒、发热、肢节酸楚、小便不利等。偏于风热者，伴咽喉红肿疼痛，舌质红，脉浮滑数。除了要及时就诊外，饮食需禁食辛辣刺激食物，可适当以银花、连翘、大青叶代茶饮。

当以眼睑浮肿，延及全身，皮肤光亮，尿少色赤，身发疮痍，甚则溃烂，恶风发热，舌质红，苔薄黄，脉浮数或滑数为主要表现时，多为湿毒侵淫证。平素饮食可多适当食用薏米、茯苓祛湿，发作时以黄连、黄芩、黄柏水煎擦洗患处或少量代茶饮。

水湿浸渍为主时，可见全身水肿，下肢明显，按之没指，小便短少，身体困重，胸闷、纳呆，泛恶，苔白腻，脉沉缓。起病缓慢，病程较长。可予冬瓜鲫鱼汤利水消肿，并注意饮食有节，生冷油腻要慎重。

当水肿延久不退，肿势轻重不一，四肢或全身浮肿以下肢为主，或伴血尿，皮肤瘀斑，腰部刺痛，舌紫暗，苔白，脉沉细涩时，多为水瘀互结证。可予当归生姜羊肉汤，温经活血，并注意下肢的保暖，适当进行体育锻炼，确保血液运行的通畅。

脾阳虚衰之人，可身肿日久，腰以下为甚，按之凹陷不易恢复，脘腹胀闷，纳少便溏，面色不华，神疲乏力，四肢倦怠，小便短少，舌质淡，苔白腻或白滑，脉沉缓或沉弱。在煲汤时可适当添加干姜、桂皮、龙眼、小茴香等调料，并可以炒青盐，热熨腹部及腰部，以达到温补脾肾的功效。

需要注意的是，阳水易消，阴水难治。阳水患者如属初发年少，体质尚好，脏气未损，治疗及时，则病可向愈。若先天禀赋不足，或多病久病，或得病之后拖延失治，导致正气大亏，肺、脾、肾三脏功能严重受损，后期还可影响到心、肝，则难向愈。因此早发现，早治疗，遵医嘱，节饮食，不妄劳是保证肾脏健康长寿的不二法门。

肾综水肿可明显，原发继发把病衍。
确诊还得靠病理，精准方案效彰验。
治疗本病防变证，防止复发药需恒。

膜性肾病常见疾，轻重缓急治各异

话说世间疾病有万千种，不同时期疾病谱亦不一。转眼进入 21 世纪 10 年代，我国的肾病科医生突然发现，膜性肾病成为肾穿刺证实的第一大原发性肾小球病，或者说在原发肾小球肾炎中排第一位。尤其是成年人表现为肾病综合征者，肾穿刺结果显示为该病理改变者更加常见。就拿我们医院来说，2015 年膜性肾病占了全年肾脏病理诊断的 51%，如此高的发病率委实令人瞠目结舌。既然这样，膜性肾病就是不得不说的事情了。

一、什么是膜性肾病

简而言之，**膜性肾病**就是肾小球用来滤过血液毒素的毛细血管基底膜发炎并增厚了。其结果是，蛋白质从受损的肾小球毛细血管进入尿液（形成蛋白尿）。这些蛋白质从尿中丢失，血浆白蛋白降低，从而导致该病最突出的临床表现——肾病综合征。

膜性肾病是怎么发生的呢？在环境、遗传因素、药物的作用下，上皮细胞（又叫足细胞）的抗原性发生了改变，成为了我们身体自身抗体的攻击对象，抗体与我们上皮细胞上的抗原结合，沉积在上皮细胞下，引起了这一局部的炎症，使正常的基底膜增厚，这就是俗话说的"大水冲了龙王庙，一家人不认一家人"。还有一些由于其他的免疫系统的疾病，如系统性红斑狼疮、病毒感染（如乙肝、丙肝）、肿瘤等因素导致血液中的免疫复合物沉积在上皮细胞下，也会引起膜性肾病，这种就叫做继发性膜性肾病。

毋庸置疑，膜性肾病预后的好坏除了与临床表现（蛋白尿程度）和病理改变的轻重有关外，同及时的诊断、合理的治疗、适宜的生活习惯亦密不可分。临床与病理较轻的膜性肾病通过基础治疗（中药联合一种或两种足量的肾素 - 血管紧张素 - 醛固酮系统阻滞剂）就可以获得痊愈，而且不会影响肾脏的功能，这大约占了膜性肾病患者的 1/3。如果这部分患者治疗过于积极，如使用激素联合免疫抑制剂，也可能给肾脏带来额外的负担，引起肾脏病理及功能上的损伤,加速肾脏病的进展。还有一部分患者,蛋白尿长期＞3.5g/24h,血肌酐可正常或轻度升高,即使给予积极的治疗,最终也会在 5~15 年进展为终末期肾病,也就是肾衰。而且,如果不能及时将该疾病缓解,它所带来的并发症也是相当凶险甚至会危及生命的。

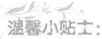

温馨小贴士:

膜性肾病的危险因素

1. 接触有毒物质,如水银。
2. 感染,如乙肝、梅毒、心内炎等。
3. 癌症,特别是肺癌和结肠癌。
4. 药物,如非甾体消炎药、美白霜等。
5. 系统性疾病,如系统性红斑狼疮、干燥综合征、类风湿关节炎等。
6. 遗传因素。

二、膜性肾病的诊断

20% 的患者因发现尿中泡沫增多去查尿常规或者体检时偶然发现蛋白尿而就诊,大约 80% 的病人以水肿为首发症状。就诊时,医生会要求完善生化全项、血常规、尿常规、24 小时尿蛋白定量的检查。通常生化检查中表示肾功能的肌酐、尿素氮在正常的范围内,但常伴有脂代谢异常;白蛋白的水平随尿蛋白的升高而降低,二者多有相关性,但不一定呈线性相关;血常规一般无明显异常,部分严重的病人可伴有血红蛋白的轻微降低、血小板数量的改变等;尿常规通常会有蛋白 +++~++++,通常无镜下血尿(如果出现血尿需进一步检查);24 小时尿蛋白定量一般在 3.5g~10g,甚至更多。做完这一系列的检查之后,医生们通常会建议进行肾穿刺,以明确肾脏的病理,这是诊断膜性肾病的金标准。

温馨小贴士:

考虑膜性肾病的临床线索

1. 年龄＞40 岁,该疾病可发于任何年龄,但 40 岁之后更常见。
2. 水肿缓慢出现,随时间推移而加重。

3. 疲劳。

4. 尿中泡沫。

5. 少尿或者夜尿增多。

6. 食欲不振。

7. 体重增加。

8. 新近出现的高血压。

三、膜性肾病的治疗

膜性肾病的治疗通常来说分为保守治疗和免疫调节治疗。对待保守治疗的态度，每个医院的不同医生之间差异较大。

温馨小贴士：

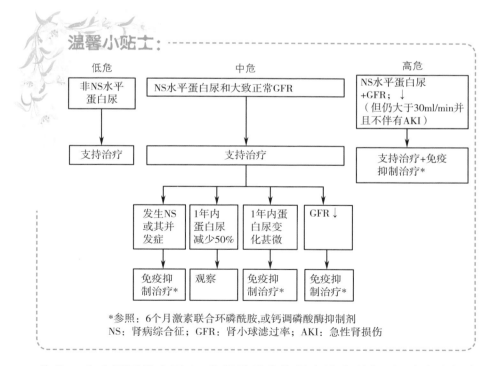

*参照：6个月激素联合环磷酰胺，或钙调磷酸酶抑制剂
NS：肾病综合征；GFR：肾小球滤过率；AKI：急性肾损伤

作为一个中西医结合医生，我通常采取先保守治疗观察，必要时再启动免疫调节治疗，这样可以尽量避免免疫调节治疗带来的副作用。什么样的人

可以选择保守治疗呢？一般来说,如蛋白尿<4g/d,症状不明显且肾功能稳定的患者,我们通常称之为低危患者,此时常规选用血管紧张素转换酶抑制剂(ACEI)或者血管紧张素受体Ⅱ拮抗剂(ARB)类的降压药,如福辛普利、厄贝沙坦之类,配合中药,这样双管齐下,既可以降低尿蛋白,又可以改善患者的不适症状。我们医生把这种治法概括为"等等看",期待患者通过基础治疗就可以得到有效的缓解。

如患者出现肾功能下降,肾病综合征持续时间超过6个月,且保守治疗中并没有明显的缓解,应启动免疫调节治疗。如果患者血肌酐水平达到310~350μmol/L,肾功能明显受损时,预示着小管间质纤维化、小管萎缩等病理改变,无论采取什么治疗方法,可预期的疗效很低,治疗的风险更高,这时积极的免疫调节治疗弊大于利。

四、患了膜性肾病,病人自己能做些什么呢?

在接受医生治疗的同时,作为患者自然关心自己能做些什么。在临床中也经常有患者问医生这样的问题,我平时需要注意什么啊、我应该多吃点什么啊、我不能吃什么啊、我可不可以运动啊、我可不可以有性生活啊、可不可以怀孕等等。下面对这些问题一一作出回答。

膜性肾病患者平时要注意休息,避免劳累;预防感染;避免应用损害肾脏的药物;白蛋白水平较低的患者可以清淡均衡饮食,适当补充优质蛋白;水肿的病人可配合食疗方(如冬瓜鲤鱼汤),以期提高白蛋白、利尿消肿。

冬瓜鲤鱼汤

主料:鲤鱼750g,冬瓜500~750g

制作方法:将鲤鱼双面煎至微黄,冬瓜洗净带皮,纳入葱白2段,盐少许。大火煮开后,文火久炖,至乳白色即可,饮汤,分2~3次服用。

功效:提高白蛋白水平,利水消肿

在临床中,很多病人尿蛋白本来控制得还不错,但是在复诊时突然升高了1g/24h,此时不用过于紧张,或许是因为最近比较劳累,运动量增加,或是蛋白摄入增多。有的病人自己就能总结出:"我发现我一好好休息,我的尿蛋白就能降下来一些",由此可见劳累还是要避免的,运动也是要适度的。有些患者血压高,服用几种降压药效果还不太好,医生就会问,吃饭咸不咸,有的家属就会反映患者饮食口味很重。此时,多半需要家庭的配合,通过减少盐的摄入,血压可能更加容易控制。毫无疑问,良好的血压控制有益于减轻蛋白尿。

目前并没有确切的证据表明性生活会加重膜性肾病,但是水肿明显、疲乏者,还是要避免。

至于女性能否怀孕,当膜性肾病的尿蛋白控制在 0.3g/d,且稳定数月,停药半年之后是可以怀孕的。但是要定期复查,有问题及时与肾内科的医生沟通,避免危险事件发生。所以对于那些有膜性肾病的育龄女士,要稍微耐心一点,一切要为患者本人和宝宝未来的健康着想,切不可贸然停药。

另外,启动免疫治疗的患者由于机体处于免疫抑制状态,对抗病毒和细菌的能力会减弱,这时患者就要注意避免感染,平时加强体质,这时候中药就能发挥很好的作用。

病案解读:

说了这么多我们来看看两个典型案例吧。一个是治疗效果比较好的,也就是相对简单的,另外一个是比较复杂的,也是难治型的。

刘女士,31 岁,该女士半个月前莫名其妙地发现自己腿有点肿,2 天之后自己好了,去社区医院做个检查,发现尿里有潜血,还有蛋白,但是并没有采取治疗。她不太放心,又去了一家三甲医院,查 24 小时尿蛋白定量 3.8g/d,尿潜血 2+。那里的医生说,可能要服用激素和免疫抑制剂。当听说激素和免疫抑制剂的副作用后,回到家里与丈夫商量,既然西医副作用那么大,为什么不看看中医呢?于是在 2014 年 6 月 10 日来到我的门诊。当时她说自己特别容易累,吃饭不好,我发现她双下肢是肿的,血压有点高,别的没什么不舒服,也没有高血压、糖尿病这些疾病。做了个生化检查,血肌酐正常,白蛋白 28g/L,血脂有点高,初步怀疑是膜性肾病,然后就让她做了个肾活检。同时给了中药益气清热利湿活血,配合西药降压保守治疗。肾穿结果出来,的确是 I 期膜性肾病。这个患者是一位年青女性,从蛋白尿水平看属于膜性肾病中的低危人群,暂时无须免疫抑制剂,给予中西医结合的保守治疗,并让患者少吃盐,少吃含油脂多的食物,适当摄入一些优质蛋白,像鸡蛋、牛奶、瘦肉,多休息,避免劳累,预防感冒,规律服药;定期来门诊复查、调方。经过一段时间的治疗,刘女士的蛋白尿逐渐减少,血浆蛋白水平逐渐升高,大概半年左右,24 小时尿蛋白定量到了 0.3g 以下,病情完全缓解,维持用药半年,患者各项指标基本正常,也没有不舒服,就让她停药了。

这位刘女士者的病情相对简单,治疗的反应还不错,所以对于膜性肾病大家既要有敬畏之心,但是也不要太过担忧。做好自己能做的,规律饮食,避免劳累和感染,剩下的就交给医生吧。

与刘女士相比,赵先生可没有那么幸运。

赵先生时年 60 岁,2011 年 7 月第一次出现眼睑及双下肢水肿,直至 2015 年来我院之前,4 年的时间里肾病综合征反复发作,几次增减免疫抑制治疗,甚至出现了肾病综合征的严重并发症——肺栓塞和肾功能的进行性恶化,以及肾功能恶化伴见的血压升高和恶心呕吐等不适症状。

2015 年 11 月 4 日首次就诊于我科门诊,当时赵先生看起来肿肿的,自诉怕冷,容易劳累汗出,有时候胸闷憋气,口干,吃饭睡觉都不好,腹胀,餐后加剧,两个腿总是瘙痒,泡沫尿,夜尿 1~2 次,大便还可以。查血肌酐 433μmol/L,血白蛋白 20.9g/L,24 小时尿蛋白定量为 3.05g/d,诊断为:肾病综合征,慢性肾功能不全。考虑原发病为膜性肾病的可能大,但是对治疗方案的确立,应该有病理支持。为求肾活检明确病理诊断,进一步系统诊治收住入院。住院期间,颜面及眼睑水肿进行性加重。舌苔少,舌质暗,脉弦细数。

根据中医辨证,其证属气虚血瘀水停,三焦枢机不利,水湿湿浊弥漫。中医有句名言:"上焦不治,则水泛高原;中焦不治,则水留中脘;下焦不治,则水乱二便。三焦气治,则脉络通而水道利,故曰决渎之官"。这句话的意思其实就是:对一些以水肿为表现的患者,需要从三焦(中医理论中人体水液运行的通道)来考虑,三焦通利,水液运行才会通畅,否则就会出现一系列病症。其中上焦出现水肿,"水泛高原",出现心肺病症;中焦病症可见脘腹胀满、腹水等症状,而下焦病变可以出现尿少、大便不通等症状。而赵先生,真正把上、中、下三焦病症占全了,尤其以上焦病症最为要紧。因为患者一旦出现了心力衰竭的表现——喘憋、不能平卧,连肾活检都不能进行。于是我们中药以补气活血、通利三焦、利水泻浊为法,进行药物的选择配伍。经过治疗后,患者渐渐水肿减轻,喘憋症状渐减,可以平卧。于是在 11 月 17 日行肾活检。肾穿结果正如我们的预期——膜性肾病,还伴有肾间质和小动脉的损伤,部分肾小球还失去了功能。

虽然诊断已经明确,但是,反复发作的肾综且肾功能严重损伤,治疗起来是很困难而且有风险的。经过全科讨论,制定了初步的治疗方案。但医生们知道,治疗是双刃剑,这个方案可能给患者带来什么结局,医生并无把握。于是,跟赵先生及其老伴大致交代了一下病情,告诉他们这个病不好治,现在可选择替代治疗(血液透析),但是我们还是可以做最后的努力,采用免疫调节和中医药治疗,试图争取肾功能好转,蛋白尿减轻。但是,由于肾脏功能严重受损,治疗难度极大,且因为其肾脏功能的受损,相对于肾功能正常者可能更加容易出现副作用,且可能更为凶猛,最怕的就是严重感染,甚至于可能致命。老两口一时没了主意,连忙叫来女儿和女婿,好一阵商量之后,最后由女儿拍板,决定边治边看,看看治疗反应,严密监测药物的副作用。于是在一些必不可少的"签字画押"之后,治疗方案终于出来了——口服激素治疗,后来又加了吗替麦考酚酯(一种免疫抑制剂)。

最后在医生和患者的共同努力下,半年后,病情终于有了转机,水肿消失,白蛋白升高至 38.9g/L,24 小时蛋白尿也下降至 2.7g/d。血肌酐明显下降至 232μmol/L。虽然没有完全正常,但也说明,该患者治疗过程中并没有出现严重的副作用,肾功能部分恢复,避免了透析,肾病综合征部分缓解。这个结果,赵先生还是比较满意的,因为他能够进行正常的日常生活,尿量正常。逢人便说,自己病好了,可以爬香山了。

第一个病例,显示了膜性肾病的进展缓慢、病程温和的一面。第二个病例则让我们看到了膜性肾病凶险的一面——持续存在的肾病综合征、连续出现的威胁生命的严重并发症、快速进行性的肾脏衰竭。虽经中西医结合积极的治疗,避免透析,但是肾脏功能没有完全恢复。同为膜性肾病,不同的患者,临床和病理损伤可能不一样。应据其蛋白尿水平、肾功能是否受损、合并症是否出现,而采取不同的治疗方案。医者有诗为证:

> 膜性肾病常见疾,轻重缓急法各异。
> 原发继发先明辨,肾穿拨雾莫迟疑。
> 刘氏诊为低危级,岐黄本草效可期。
> 赵翁辗转病势笃,胸痛气促尿闭急。
> 水肿虽甚何足惧,一味逐水变证随。
> 治疗观察无偏废,中西合璧最相宜。
> 但转乾坤春回暖,力扶倾颓挽生机。

急性肾衰需警惕，处理不当似溃堤

  老谭今年81岁，本到了子孙满堂，享受天伦之乐的年纪，可因为身体不适，幸福指数大打折扣。这老谭也是命运多舛，大大小小的手术做了好几次，30岁的时候因为风湿热摘了扁桃体，40岁的时候切了子宫，75岁时候又因为冠心病、心绞痛，心脏放上了支架。年纪大了，血压高，血脂高，关节痛更是家常便饭，解热镇痛药是从不间断。突然有一天，老谭发现自己怎么排尿变少了？本以为是喝水少了，自己开始有意识地多喝水，但还是尿少，而且尿不黄也不疼，不像平时泌尿系感染的症状，同时还出现了恶心想吐，心慌，头胀痛，胸痛胸闷憋气，夜间加重。老谭一看，这可不行，还是住院吧，既然是排尿少了，那先去泌尿科吧。来了我们医院泌尿外科之后，一检查发现血肌酐178μmol/L，血尿素氮23.86mmol/L，都高了，肾动态核素测出双肾总滤过率为48.59ml/min（正常人应该为90~120；大于120，表明存在高滤过；小于90，表明肾功能可能出现了一定的问题；随着年龄的增长，会有生理性的下降），而且随后几天的复查中肌酐涨了4倍，还出现了电解质的紊乱，排除了泌尿外科的疾病后，医生建议老谭赶紧转到肾内科进一步治疗。

  来了我们肾内科之后，医生在她一堆长期服用的药物里发现了5种解热镇痛药——基础肾功能的减退，再加上解热镇痛药的打击，老谭的急性肾衰就这样发生了。再一复查，血肌酐907μmol/L，尿素氮27.6mmol/L，血钾3.4mmol/L，因为尿量不多，血肌酐很高，又有喘憋，肾衰竭已经严重影响到了心功能。为了保命，医生决定对其采取透析治疗，透析后肌酐降至560.8μmol/L，同时经过纠酸、降压、纠正贫血、补钙等对症治疗，再配合中药特有的和解少阳、通利三焦，选方为小柴胡汤合藿朴夏苓汤加减，症状及指标均有较大的改善，出院后门诊随诊。下图是老谭发病及治疗后的肌酐变化情况，总的来说，治疗还是很满意的。

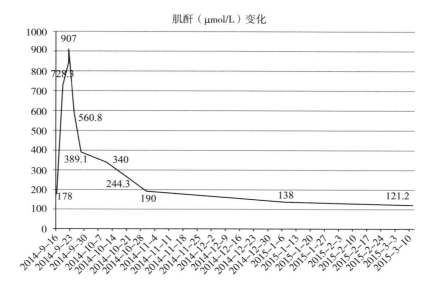

肌酐（μmol/L）变化

接下来就切入主题——急性肾衰竭。

一、什么是急性肾衰

　　当我们的肾脏突然失去滤过功能时，急性肾衰就发生了。与此同时，血液中高浓度代谢废物的聚积，如血肌酐、尿酸氮、尿酸等破坏了身体原有的平衡。急性肾衰竭，我们现在又叫做急性肾损伤，常于几小时或几天内肾功能快速减退，甚至需要临时血液透析以挽救生命。急性肾衰竭最常见于住院患者，尤其见于危重病患者。

　　急性肾衰竭是可以致命的，因此需要强化治疗。但是对于部分年轻人或者基础疾病比较单纯的患者，经过积极有效的治疗，肾功能是可以部分逆转的。

　　2012 年 3 月，提高全球肾脏病预后国际组织（KDIGO）指南根据血清肌酐和尿量的变化，将急性肾衰竭分为 3 期，分期越高，预后越差。

分期	血清肌酐标准	尿量标准
1	升高达基础值的 1.5~1.9 倍；或升高值≥0.3mg/dl（≥26.5μmol/L）	<0.5ml/（kg·h），持续 6~12 小时
2	升高达基础值的 2.0~2.9 倍	<0.5ml/（kg·h），持续≥12 小时
3	升高达基础值的 3.0 倍；或升高值≥4.0mg/dl（≥353.6μmol/L）；或开始肾脏替代治疗；或对于<18 岁的患者，其估算的肾小球滤过率下降至<35ml/（min·1.73m^2）	<0.3ml/（kg·h），持续≥24 小时；或无尿≥12 小时

虽然急性肾损伤病情凶险,但是漏诊率却很高,据北京大学第一医院报道,20 世纪 80 年代中至 90 年代中,有 14.4% 的急肾损伤误诊为慢肾衰,18% 的急肾衰被误诊为其他肾脏病。如果急肾损伤没有得到及时确诊,丧失治疗时机,极有可能发展为不可逆转的慢肾衰。

二、急性肾损伤常见临床表现

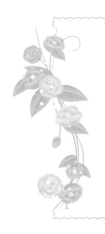

1. 尿量减少或正常。
2. 液体潴留,脚、脚踝、腿的肿胀。
3. 嗜睡。
4. 气短。
5. 疲劳。
6. 意识模糊。
7. 恶心。
8. 在严重情况下可有抽搐或昏迷。
9. 胸闷憋气甚至于喘促,活动后可有胸部疼痛或压迫感。

有时急性肾衰竭也可以没有任何症状或体征,而是因为别的原因在做实验室检查时发现的。

三、急性肾衰是怎么发生的?

可以导致急性肾衰的原因有很多,简单来说分为肾前性、肾性和肾后性 3 种。

（一）肾前性

肾脏是人体一个重要的脏器,是脏器就要有营养支持,血液的充盈是必不可少的。如果各种原因导致肾脏供血不足到一定程度,并持续一定的时间,那么急性肾衰可能就发生了。常见的比如外伤或烧伤造成的失血或失液、降压药的不合理使用、心肌梗死、冠心病等。

老年人的血压既不能太高也不能太低,如果出现乏力、头晕、心慌、面色略苍白时,记得赶紧找个地方休息一下,最好能测个血压（当然也有低血糖的可能性）,如果发现血压偏低,而且时有发生,要及时去医院调整降压药。

再说说心肌梗死（以下简称心梗）。在老龄化及生活节奏如此之快的今天,心梗的发病率呈上升趋势,当心脏的营养供应血管由于痉挛、阻塞等原因导致的心肌细胞缺血达到 6 个小时就会出现心肌的坏死。其结果就是不能将血液有效地供应到每个脏器，累及肾脏时，急性肾衰就发生了。心梗发生前通常有持久而剧烈的心前区疼痛，休息后不能缓解，如果出现这样的症状，要及时去医院就诊。

另外，当人体出现严重的感染时，在一定数量的炎症因子及毒素的作用下，导致血管扩张，内皮细胞损伤，凝血功能紊乱，最严重的的可以造成身体的各个脏器衰竭，因此，如果出现持续的高热不缓解，伴发四肢发冷、少尿时，一定要刻不容缓地去医院，争取治疗时间，改善预后。

总体来说，肾前性急性肾衰在积极有效地治疗原发病之后，大部分是可逆的。但是如果存在高龄、高血压、糖尿病等危险因素，再加上肾脏缺血时间过长，感染情况太严重，肾功能逆转的可能性就要大打折扣了。

（二）肾源性

肾脏的主要组成是大大小小的血管、肾小球、肾小管和肾间质等，它们其中的任何一部分出了问题，都有可能导致急性肾衰。

先来说说大血管。如果各种原因导致的动脉系统里出了栓子，可以是血栓，可以是肿瘤栓子或者是空气栓子，如果这些栓子不凑巧堵在了哪个肾脏的血管分支上，这时候会出现恶心、呕吐、发热、肾区叩击痛等一系列的临床表现，如果不引起重视，超过了一定的时间，引起肾组织的坏死，那急性肾衰就发生了。这种情况通常都有心脏、肿瘤或者外伤的背景，但是有的人对自己很粗心，即使有各种不舒服，也是咬咬牙，忍一忍，结果耽误了诊治。在此，我建议大家，如果身体出现异常，可以是症状，也可以是体征，一定要去医院就诊——早发现，早干预，避免危险事件发生。

再来看看肾脏的小血管。能引起肾脏小血管异常，相对凶险的疾病是血栓性血小板减少性紫癜和恶性高血压。尽管血栓性血小板减少性紫癜发病率较低，但是因其具有较高的死亡风险，不得不引起我们的重视。微血管内的溶血可以导致患者发生急性心功能障碍，累及中枢神经系统时，可出现眩晕、视觉障碍、局部神经症状等；当累及肾脏时可导致患者出现急性肾衰竭；由于出血凝血的系统失衡，常可见皮肤瘀斑、月经过多、鼻衄、血尿及便血等出血的表现。该疾病的发生可以是因为遗传，也可以是继发于其他的疾病，还有一些是不明原因的，又称为特发性。在治疗上通过激素、免疫抑制剂、支持疗法及血浆置换，通常可以获得较长的生存期，但是对于复发及难治性血栓性血小板减少性紫癜还是有较高的死亡风险。

下面来说一说恶性高血压。

恶性高血压是指血压明显升高，舒张压可>120mmHg，且血压很难控的一种疾病，常累及心、脑、肾等多个实质脏器。病程凶险，如不及时救治，80% 的病人可在 2 年内死亡。肾脏是恶性高血压最易累及的靶器官,可表现为小动脉硬化,并迅速进入肾衰竭。但它通常以肾外的临床表现或者体检时偶然发现尿检的异常为患者就诊的主要原因,如剧烈头痛、恶心、呕吐、头晕、耳鸣、胸闷、憋气等。如果血压不能得到及时有效的控制,很有可能因为动脉夹层或者脑出血等原因造成无法挽回的悲剧。恶性高血压的发病年龄较其他代谢性疾病低,尤其是吸烟、酗酒、工作强度较大的年轻人,如果经常出现头晕、耳鸣、胸痛等症状,一定要及时就诊。血压的达标是减缓疾病进展的必要条件。

说完血管性,接下来就是肾小球性因素导致的急性肾衰。可以引起急性肾衰的疾病有很多,包括原发性的和继发性的。原发性的如膜增生性肾小球肾炎、肺出血 - 肾炎综合征等,继发性的如狼疮性肾炎、冷球蛋白血症等。这些名字虽然陌生,但是各自有其特征性的表现。如膜增生性肾小球肾炎,好发于 30 岁至中年人群,隐匿起病或感染后急性起病,多表现为乏力、水肿、尿检可见大量蛋白尿、血尿、贫血等,肾穿可以确诊;肺出血 - 肾炎综合征最典型的临床表现为:咯血、呼吸困难、咳嗽气短、胸闷憋气(这与一般的肾脏病不太相同);过敏性紫癜性肾小球肾炎常因感染之后的皮下瘀斑、瘀点而受到重视;狼疮性肾炎会表现为多系统的损害,如面部的蝶形或盘状红斑、脱发、腹痛、关节痛、口腔溃疡、癫痫、心包积液、腹腔积液等作为就诊的主要原因;冷球蛋白血症也可见到出血性紫癜,但遇冷后会出现荨麻疹、四肢末端变凉以及色白或青等特殊的临床表现,正如它的病名所示。

肾小管和肾间质在尿液的浓缩和物质的重吸收和再分泌中起到了重要的作用,如间质性肾炎,会引起多尿、高钾血症,临床表现为肢体麻木,极度疲乏,肌肉酸痛,恶心呕吐和腹痛甚至四肢瘫痪、呼吸停止,由代谢性酸中毒引起的呼吸加深、加快等。如果是急性肾小管坏死,可表现为少尿 - 多尿型,或尿量接近正常,乏力,食欲下降,恶心呕吐,腹泻,贫血,严重者出现抽搐、嗜睡、昏迷。遇到这些情况对症治疗是必不可少的,如补液,纠正电解质紊乱,但是明确病因方能正本清源。常见的病因有药物接触史、感染、代谢性因素、肾前性缺血、造影剂、急性溶血等。

说到药物接触史,我们老谭就是典型的深受其害。为什么吃了药,别的脏器没事,偏偏肾脏会出急性损伤呢? 这与肾脏的解剖结构和生理功能密不可分:①在安静状态下肾脏大约接受心排血量的 20%,远多于人体内其他脏器,仅次于肺脏。②其次肾小管的功能就是重吸收及排泄体内的代谢产物,因此特别容易受有毒物质的损伤。③肾脏毛细血管的面积很大,其中肾小管的毛细血管的面积要大于肾小球,这就决定了它更容易参与免疫应答反应,捕获免疫复合物,或抗原抗体在原位免疫应答反应。④有的药物会在肾小管的特定部位选择性浓缩,浓缩的结果可能就是造成相应部位的损伤,可以是功能性的也可以是形态上的。但是形态改变，功能也会相应的受到影响。⑤还有一些药物会在肾小管内降解、沉淀，如果降解产物不溶解，那就可能会堵塞肾小管。这些因素共同决定了肾脏容易被药物损伤的特性。那么下面让我们具体来看一下哪些药物容易引起急性肾衰：

★ 第一大类——抗生素

抗生素大家都不陌生，经常会在感冒或者有炎症时自己去药店买些抗生素或者去医院输液。使用抗生素时，在医院一般都会做皮试，以免过敏反应的发生，但是在药店自行购买时，就要慎重。如果发现不良反应，要及时就诊，以免意外发生。另外，在如今抗生素滥用的时代，很多人因为一点小炎症，就自己用抗生素，结果多种抗生素耐药，不得不使用更广谱更贵的抗生素。不断的耐药会导致病原微生物为了种族的延续进行更高级的进化，致病力更强，更不容易被消灭。到时候新的抗生素还没有研发出来，那带来的将是毁灭性的打击。

因此我建议大家，平时的轻度的感冒发烧、扁桃体炎、咽炎、鼻炎之类的，大可以服用中药缓解症状。我们常用小柴胡汤、葛根汤、桂枝汤、白牛宣肺汤、银翘散、白虎汤等治疗，效果是非常好的，而且不容易遗留后遗症。经常会有感冒发烧的患者，在抗炎治疗之后很快退热，但是会遗留慢性咳嗽，最长的可达2~3个月。但是高热、咳嗽、咳大量黄浓痰、甚至伴有咳血、胸痛的大叶性肺炎，化脓性扁桃体炎等发展迅速的急症危症建议中西医结合治疗。

★ 第二大类——解热镇痛剂

那些关节痛、腰腿痛的人应该对解热镇痛药很熟悉，常见的如布洛芬、消炎痛、萘普生、阿司匹林、氟布洛芬、安乃近、扑热息痛、对乙酰氨基酚、非那西丁、罗非昔布、塞来昔布及保泰松等。这些药不但可以止痛还可以退热，备受广大人民群众的喜欢。但是止痛药虽好，可不能多吃哦。临床上报道的因为服用解热镇痛药引起的急性间质性肾炎不在少数，常表现为低热、皮疹，部分可出现关节痛。肾脏的损伤通常比较隐匿，表现为镜下血尿、蛋白尿、有时可见管型，无菌性白细胞尿。贫血等均需要实验室检查方能发现，严重者可出现少尿、恶心呕吐等。

★ 第三大类——利尿剂

利尿剂在心血管科最常用，可以快速减轻心脏负荷，改善心功能不全，常用药物如托拉塞米、呋噻米、氢氯噻嗪等

★ 第四大类——其他

如西咪替丁、雷尼替丁、法莫替丁、奥美拉唑、硫唑嘌呤、福辛普利、厄贝沙坦、环孢菌素、干扰素、别嘌呤醇、巯甲丙脯酸、心得安、甲基多巴、苯丙胺、苯妥英钠、苯巴比妥及苯茚二酮等。带有"替丁"还有"拉唑"的药物，有慢性胃炎

或幽门螺旋杆菌阳性的朋友应该比较熟悉,是常用的抑制胃酸分泌和拮抗胃酸效应的药物。但是通过长期的临床实践和药理研究,会有一部分人在使用的过程中出现肾脏问题,因此在服药的同时要检测肾功能和尿常规,早发现早治疗,一旦胃部不适出现好转就应及时停药,切不可长时间服药。另外中医治疗急慢性胃部疾病效果较佳,且注重整体观,不单是胃痛止痛,胃酸分泌多了就抑制胃酸分泌,还会有意想不到的收获。

带有"普利"和"沙坦"的药物是常用的肾素 - 血管紧张素 - 醛固酮系统,阻滞剂,在肾内科、内分泌、心内科都是常用的药物,具有控制血压、减少蛋白尿、抑制心肌重构、保护血管等多种功效。但是具有肾动脉狭窄和本来肾功能就有轻度减退时,使用要慎重,长期使用需要检测肾功能,一旦出现短期快速的肾功能减退,即使没有临床症状,也一定要及时停药。这就是医生定期要求抽血化验的原因,一方面是为了检验疗效,及时调整用量及治疗方案,另一方面就是在治疗的同时避免新的疾病产生。

还有一些疾病是大家不常见的,但是患有免疫性疾病的朋友就比较熟悉的,比如狼疮、类风湿关节炎、一部分肾脏病,会在治疗中使用环孢素、硫唑嘌呤等调节免疫的药物。如果在治疗中出现短期的肌酐上升,出现疾病进展时,要考虑药物的因素,需要暂时减药或停药。

药物性急性间质性肾炎一般是由过敏反应引起的,与直接毒性作用关系不大,因急性间质性肾炎通常发生在用药数小时或几天后,因此与用药剂量无关。肾脏损伤常伴有过敏的全身表现,如发热、皮疹、嗜酸细胞增多、关节痛,再次接触同一药物或同类药物时仍可再发生过敏反应,循环中有某些致病药物的抗体,同时有一些体液或细胞免疫介导反应的证据。因为伴有其他显而易见的临床表现,如皮疹、肤色发生改变、皮肤瘙痒等,相对容易发现,及时停药,并去医院对症处理,同时检查尿常规、生化全项,以免遗漏可能发生的急性肾脏损害。

(三)肾后性

尿路任何部位出现狭窄并引起尿液排出不畅的一组疾病被称为尿路梗阻性疾病。当梗阻引起肾实质损害时称为梗阻性肾病,病变常为单侧,但不少情况也可以是双侧。梗阻的及时解除可以停止甚至逆转肾实质的损害。因此及早发现梗阻的原因、解除梗阻是诊断与治疗梗阻性肾病的关键,常见的临床表现因梗阻部位不同而不尽相同:

下尿路症状:因尿道狭窄、前列腺病变、膀胱颈梗阻、神经源性膀胱等所致者,常表现为排尿困难、尿流变细、尿后淋漓不尽等。合并感染者,可出现下尿路刺激症状及血尿或脓尿。

上尿路症状:因输尿管狭窄、结石、血块堵塞或误扎输尿管等导致梗阻性肾病者,可出现肾绞痛、血尿。合并感染时,除尿路刺激征外,可伴寒颤、高热及胃肠道症状。

全身症状:尿量增加或减少交替出现;若有肾功能不全时,可出现纳呆、恶心、呕吐、精神不振、乏力、嗜睡等。

尿常规、血常规、生化全项、超声、静脉尿路造影(在已有肾功能衰竭的患者慎用)、逆行尿路造影、顺行性肾盂尿路造影、腹部平片、排尿性膀胱尿道造影、尿流动力学检查、核医学检查、CT扫描、磁共振成像、磁共振水成像等的检查都可以在某些方面为我们提供一定的临床证据。在治疗上需解除梗阻,并对症治疗。

温馨提示:

造影剂肾病知多少

近年来随着造影技术的广泛开展,造影剂肾病逐渐受到广大肾病工作者的关注。造影剂在肾内聚集,可诱发急性肾衰,且通常发生在使用造影剂后2~3天。早期的肾功能评估、术前术后的水化都可以有效减少造影剂肾病的发生。

四、实验室检查

最常用的是尿液检查、血液检查还有影像学检查。

(一)尿液检查

可见蛋白、粗大颗粒管型、肾小管上皮细胞和红、白细胞。尿比重一般在1.020以上。尿钠浓度:一般大于40mmol/L(40mEq/L)。尿渗透压测定:尿渗透压小于400moSm/L。尿/血肌酐比值测定:比值常小于20。

(二)血液检查

血中尿素氮、肌酐、钾浓度增高,与疾病的严重程度呈正相关;血清钠、氯、二氧化碳结合力及血液pH值均降低。多尿期中,血液生化可出现低钠、低钾。

(三)影像学检查

主要目的是排除肾后性因素、与慢性肾衰竭鉴别和明确肾血管情况,包括超声、立卧位腹平片等。

另外,由于急性肾衰时电解质的紊乱也可在心电图上有一定的表现,所以,在无明显的临床症状时,一个简单快速的心电图也可以作为一个临床提示。

（四）肾穿刺和病理改变

当经过上述一系列检查手段仍无法明确诊断时,可考虑行肾活检检查。肾活检的指征为:①无急性肾小管坏死的明确病因(如肾缺血或肾中毒);②有肾外器官受损表现或结缔组织疾病的临床表现;③重度蛋白尿和(或)持续性血尿;④在无容量显著扩张的情况下存在中、重度高血压;⑤少尿持续时间长(>2~3周);⑥在无尿路梗阻情况下出现无尿。须强调许多引起急性肾功能衰竭的肾脏疾病(如急进性肾小球肾炎、系统性红斑狼疮等)如能早期获得诊断,及时采取适当的治疗措施,将大大改善疾病的预后。有资料显示,急进性肾小球肾炎血肌酐水平越高,则肾功能逆转的概率越小。

通过以上的介绍,虽然不一定能够准确判定什么是急性肾衰,但知道了在什么情况下需要紧急就医,明确诊疗,避免不可逆的肾损伤,也就是慢性肾衰竭,我们会在后面的章节继续为大家介绍。大家能做的就是记清楚自己可能的发病原因,如服用了某种药物、感染、造影剂、家族史,为医生的鉴别诊断及治疗提供帮助。在急性肾衰的恢复期,合理的饮食可以在保证营养供应的前提下,减少肾脏的负荷。比如:

- 选择低钾的食物,如苹果、卷心菜、青豆、葡萄和草莓。像香蕉、橙子、土豆、菠菜和西红柿这些高钾的食物就暂时不要吃了。
- 低盐饮食。除了每天做菜时添加的盐,我们生活中的很多食物里都有盐的影子,比如很多速食产品、冷冻食品、罐头汤、快餐、咸的零食、罐装蔬菜和加工肉类和奶酪等,有时是防不胜防的,所以家属在食物的选择上一定要擦亮眼睛。
- 限制磷。对于磷大家可能比较陌生,但实际上它不但是我们身体的必需成分,还广泛存在于我们的食物中,如牛奶、奶酪、干豆、坚果(尤其是花生)、黄油等。如果血液中磷的含量过高,会导致钙的流失,皮肤发痒。如果经过积极有效的治疗,急性肾衰恢复,低钾低盐低磷的饮食就可以暂停了,但是健康合理的饮食仍是健康长寿的不二法门。

虽然急性肾衰通的发生很难预测,但是如果能过规律的生活作息或者药物治疗,使血压、血糖、血脂控制在安全的范围内,再加上慎重服药,如阿司匹林、对乙酰氨基酚和布洛芬等解热镇痛药,会大大降低急性肾功能衰竭的发病几率。尤其是对于那些有基础肾脏病的朋友,珍爱自己的肾脏,要从生活细节做起。

中医在治疗急性肾损伤有其独特的优势,总地来说,中医认为急性肾损伤的发生是因为身体的通道枢纽出了问题。既然是枢纽,就应该是升降有序,开阖相司。当升不升,就会出现肝气郁滞,水精失布,清窍失养;当降不降,就会出现胃气上逆,浊阴上犯,小便不利。治疗上采用小柴胡汤加减,分消三焦,和解通降，可取得较好的临床疗效。

出院后如果还有一些症状，如夜尿多，腰酸畏寒，可以长期服用一点冬虫夏草或者人工虫草制剂。需注意避免一些不必要的药物使用。须知肾脏小管功能恢复可能需要较长时间，如几个月甚至1年以上。当然，合理的膳食、规律的作息、避免感染对急性肾损伤的恢复无疑是有益的。

急性肾衰需警惕，处理不当似溃堤。
三焦不利湿浊漫，生机化灭出入废。
祛除病因莫迟疑，防止变证把命催。
扶正还在气和津，驱邪当重浊与瘀。
肾功恢复路漫漫，合理饮食慎起居。

慢性肾衰综合治，阻止其入尿毒症

　　我们平常所说的慢性肾衰其实是慢性肾功能衰竭的简称，是指各种原因造成肾功能和肾单位的丢失，不能维持基本功能，临床出现以代谢产物潴留，水、电解质、酸碱平衡失调，全身各系统受累为主要表现的临床综合征，过去也称慢性肾功能不全。为了让人们更早期地发现、预防和治疗肾脏病，降低终末期肾病的发生率，肾病学界提出了慢性肾脏病这一概念，以替代过去诸多描述进展性肾脏疾病的名称并得到广泛认同。也就是说，慢性肾脏病已经成为这类疾病的统称。

　　慢性肾脏病，意味着肾功能逐渐丧失。我们知道，人的肾脏是用来过滤血液中的废物和多余的液体的，并从尿液中排泄出来。有人将肾比喻为"人体的垃圾清理场"。得了慢性肾脏病，也就意味肾脏过滤废物和除水的能力逐渐下降，当其发展到一定的时候，体内的液体、电解质和废物不能及时排出，就会出现代谢废物在体内的堆积，多余的水和电解质在体内潴留，体内环境的平衡被打破，最终导致各种不适及并发症。

　　因为慢性肾脏病这一概念内涵更加广泛，所以我们可以用慢性肾脏病泛指所有超过 3 个月的慢性肾脏损伤。慢性肾衰属于慢性肾脏病的晚期，肾脏功能已经基本丧失，医生的治疗效果有限，所以比起到慢性肾衰才想起保肾，不如对慢性肾脏病早些了解，防治结合。

一、慢性肾脏病发病情况

　　慢性肾脏病是临床常见病，近年来发病率呈现出逐年上升的趋势。

　　国际肾脏病学会总体评估后认为，全球范围慢性肾脏病存在"三高"和"三低"现象。

- 在全球，慢性肾脏病患病率约 10%。
- 我国（2012 年数据），成年人群慢性肾脏病患病率 10.8%。据此估计，我国现有成年慢性肾脏病患者高达 1.2 亿。
- 北京市一项调查显示，人群慢性肾脏病的患病率为 18.5%，推算北京市慢性肾脏病患者达 143 万。

"三高"现象　　　　　　　　　　　　　　"三低"现象

发病率高　　　　　　　　　　　　　　知晓率低

致残致死率高　　　流行病学特点　　　防治率低

心血管事件发　　　　　　　　　　　　伴发心血管病的

　生率高　　　　　　　　　　　　　　　知晓率低

　　慢性肾脏病有如此庞大的患病人群，但是因为其早期症状不明显、知晓率低，错过了早期治疗干预的时期，在首次就诊的慢性肾脏病患者中有 2/3 血肌酐超过 176μmol/L，1/4 血肌酐已超过 530μmol/L。疾病进展至后期，易发生严重的并发症，甚至需要肾脏替代治疗，造成患者的生活质量下降，不仅自己的医疗费用高、经济负担重，也给社会、国家造成巨大的医疗负担与经济压力。因此认识和防治慢性肾脏病具有特别重要的意义。

二、慢性肾脏病的定义

　　慢性肾脏病指肾脏结构或功能异常超过 3 个月，并对健康有所影响。此概念来源于全球改善肾脏病预后组织（Kidney Disease：Improving Global Outcomes，KDIGO）颁布的指南。KDIGO 是一个全球性的公益性基金会，致力于改善世界各地的肾脏疾病患者的医疗和护理。

　　那么慢性肾脏病和慢性肾衰竭和尿毒症之间有什么区别呢？

现有的国际指南（KDIGO-CKD Work Group）对慢性肾脏病的定义为满足以下一条或两条并持续 3 个月以上：

1. 肾小球滤过率（GFR）<60ml/（min·1.73m²）
2. 肾损伤标志（≥1 个）
   ▲ 白蛋白尿[尿微量白蛋白肌酐比（ACR）≥30mg/g，尿白蛋白排泄率（AER）≥30mg/g]
   ▲ 尿沉渣异常
   ▲ 肾小管功能紊乱导致电解质及其他异常
   ▲ 组织学异常
   ▲ 影像学（包括 CT、B 超）检查肾脏结构异常
   ▲ 肾移植史

KDIGO 指南根据肾小球滤过率水平将慢性肾脏病分为 G1~G5 期，又根据蛋白尿水平将慢性肾脏病分为 A1~A3 期，并以此来判断慢性肾脏病预后风险。如下图所示：

				持续性白蛋白尿分类 描述与分类 [ACR（mg/g或mg/mmol）]		
				A1 正常或轻度升高	A2 中度升高	A3 重度升高
				<30mg/g <3mg/mmol	30~300mg/g 3~30mg/mmol	>300mg/g >30mg/mmol
GFR分类[ml/（min·1.73m²）] 描述与范围	G1	正常或升高	≥90			
	G2	轻度下降	60~89			
	G3a	轻中度下降	45~59	>65岁 ≤65岁		
	G3b	中重度下降	30~44			
	G4	重度下降	15~29			
	G5	肾功能衰竭	<15			

■：低风险（如果没有肾脏疾病的其他标志物，没有CKD）；　■：中度增加的风险；
■：高风险；　■：非常高风险。

而国内早在 1992 年，中华医学会肾脏病分会就提出了慢性肾衰竭的分期方法（附表），与国际分期进行对照。

附表 1992 年黄山会议制订的 CRF 分期方法

慢性肾衰竭分期	肾小球滤过率（ml/min）	血肌酐		说明
		（μmol/l）	（mg/dl）	
肾功能代偿期	50~80	133~177	1.5~2.0	大致相当于慢性肾脏病 2 期
肾功能失代偿期	20~49	178~442	2.1~5.0	大致相当于慢性肾脏病 3 期
肾功能衰竭期	10~19	443~706	5.1~7.9	大致相当于慢性肾脏病 4 期
尿毒症期	<10	≥707	≥8.0	大致相当于慢性肾脏病 5 期

慢性肾衰竭是指慢性肾脏病引起的肾小球滤过率下降及与此相关的代谢紊乱和临床症状组成的综合征，通常指慢性肾脏病 3~5 期，已处于失代偿阶段。尿毒症是指晚期肾脏病临床综合征，是慢性肾功能衰竭的终末阶段，通常指慢性肾脏病 5 期。

需要注意的是，由于 G3 期不同蛋白尿水平对其预后有显著差异，G3 被分成 G3a、G3b 两个亚期，以更好地评估预后风险。

慢性肾衰分期及风险示意图不仅是医生为患者处于不同阶段采取相应的治疗措施和生活指导的一个重要参考，也是患者认识本病的关键。肾小球滤过率越低，肾功能越差，预后也就越差；蛋白尿越多，预后越差。

解读案例一：

刘大爷今年 65 岁，得了慢性肾脏病有半年多，最近在医院复查，尿微量白蛋白肌酐比值 26mg/g，并根据肾小球滤过率估算公式，估算 eGFR 46ml/(min·1.73m^2)，根据前面的慢性肾衰分期及风险示意图可知，刘大爷今年处于 G3a 期，肾功能轻中度下降，尿 ACR 轻度升高，那么他的肾脏病不良预后处于低风险状态。假如刘大爷经过积极的治疗，第 2 年查尿微量白蛋白肌酐比值 28mg/g，并估算 eGFR 为 49ml/(min·1.73m^2)，根据慢性肾衰分期及风险示意图，虽然肾功能和尿蛋白仍都没有很大进展，但由于刘大爷已经 66 岁了，他的不良预后处于中度风险状态；假如刘大爷治疗不积极，生活管理较差，第 2 年查尿 ACR 150mg/g，并估算 eGFR 为 26ml/(min·1.73m^2)，那么他肾脏病不良预后处于非常高的风险将大大提升。

解读案例二：

江女士，今年 1 月份单位体检，查尿 ACR 6mg/mmol，体检报告建议专科治疗，因为工作忙，没有及时去医院进一步就诊，今年 7 月份，因为公司加班，近来感觉特别疲劳，并出现双下肢水肿，遂在当地医院肾科就诊，查尿 ACR 35mg/mmol，估算 eGFR 99ml/(min·1.73m^2)。根据慢性肾衰分期及风险示意图可知，江女士肾功能虽然正常，但蛋白尿重度升高，其肾脏病不良预后处于高风险。

所以肾小球滤过率正常或轻度下降并不代表肾脏病进展就慢、预后就好，反之肾小球滤过率中度下降也并不代表肾脏病进展就快、预后就差，需根据肾功能和蛋白尿水平综合判断。

三、临 床 症 状

由于肾脏适应能力很强，在慢性肾脏疾病的早期阶段，能够弥补丧失的功能，患者往往可能没有什么症状，大多患者可能仅表现尿检异常——蛋白尿、血尿等，所以也称肾为"沉默的器官"。直到肾功能明显受损时，慢性肾脏疾病才会变得明显，此时会出现一系列的症状和体征，如：疲倦乏力、食欲减退、恶心呕吐、腰痛、骨痛、夜尿增多、全身水肿、皮肤瘙痒、肌肉震颤、嗜睡、反应迟钝、高血压（或难控制的高血压）等。进入尿毒症期，上述症状加重，累及心、肝、肺等多个脏器，出现呼吸急促、胸痛等症状，甚至危及生命。

肾脏疾病的症状和体征往往是非特异性的，也就是说它们也可能是由其他疾病引起的。

★ 认识慢性肾脏病早期可能出现的症状，有助于提高警惕，防病于未然。

1. 水肿

肾脏具有滤过功能，肾功能受损时，水钠潴留，可引起眼睑（尤其是晨起眼睑水肿）或下肢水肿。

2. 高血压

高血压是慢性肾脏病的常见症状，年轻人如果出现不明原因血压升高应警惕肾脏疾病。

3. 泡沫尿

尿微量白蛋白是慢性肾脏病的早期信号，而持续性微量白蛋白尿或蛋白尿则提示肾损伤。当尿中蛋白、尿糖增多，可以出现泡沫尿。尿液表面漂浮着一层细小泡沫状，不易消失，应警惕蛋白尿。

4. 尿量变化

正常人入睡后代谢缓慢，夜间不排尿或仅排 1 次，显著低于白天尿量，约为 24 小时总量的 1/4~1/3。如果经常夜间排尿超过 2 次以上,夜尿多于白天尿量,可能预示肾功能损伤。

5. 贫血

慢性肾脏病患者肾脏分泌促红细胞生成素(促进红细胞生长的激素)减少,常常合并贫血,可见乏力、头晕、面色苍白等症状。

四、慢性肾脏病病因

慢性肾脏病是肾脏在疾病或不良条件下遭到破坏,出现肾功能下降,甚至可在数月或数年内进展至终末期肾病。

常见造成慢性肾脏病的疾病和条件包括:

先天遗传
1 型或 2 型糖尿病
高血压
肾小球肾炎
间质性肾炎
多囊肾疾病
前列腺、肾结石和某些癌症造成尿路长期梗阻
尿液从膀胱输尿管逆流至肾脏

医生有话说 🖊:

许多患者腹部 B 超查出肾囊肿就很紧张,其实是"误读"了肾囊肿。肾囊肿 ≠ 多囊肾,肾囊肿病因不明,可发生于单侧或双侧肾脏,囊肿的数目单个或多个,其大小也可以不等。一般无临床症状,也不会引起肾功能衰竭,只是囊肿增大到一定程度,可引起腰背部疼痛和压痛,压迫邻近的肾组织,偶可引起高血压。部分患者可出现感染,导致发热和疼痛。而多囊肾是一种遗传性疾病,常发生于双侧,整个肾充满大小不等的圆形囊肿。随着肾脏增大可出现腰痛、腹胀、血尿、肾功能衰竭。但多囊肾无需悲观,依靠医生进行定期检查,进行相应治疗,可减轻肾功能受损害的程度。

五、可能增加慢性肾脏病风险的危险因素：

无法改变的危险因素：
- 高龄
- 出生低体重（出生时体重＜2.5kg）
- 早产儿（胎龄＜37周）
- 先天遗传（单侧肾）
- 种族（如：非裔美国人、美洲印第安人）
- 基因
- 肾脏结构异常
- 慢性肾脏病家族史

可控制危险因素：
- 高血压
- 高血糖
- 高脂血症
- 心血管疾病
- 蛋白尿
- 肥胖
- 感染
- 贫血
- 尿毒症毒素
- 高蛋白饮食
- 吸烟
- 肾损害药物
- 肿瘤
- 尿结石
- 急性肾损伤

六、慢性肾脏病并发症

慢性肾脏病会影响身体几乎每个部位。其潜在的并发症可能包括：

体液潴留：停留于皮肤肌肉组织→胳膊和腿肿胀，按之凹陷难起；停留于血管内→高血压；停留于肺→肺水肿
电解质潴留：血液中的钾含量突然升高（高钾血症）→心脏功能受损、危及生命
骨质疏松和骨折风险增加
贫血

性欲下降,勃起功能障碍或生育能力下降

中枢神经系统受损

妊娠时胎儿和孕妇的妊娠并发症风险升高

肾脏不可逆转的损害(终末期肾病),最终需要透析或肾移植

心血管疾病,左心室肥厚、外周血管病、心包炎、瓣膜性心脏病

血管钙化

免疫力降低

低蛋白血症

日常生活能力降低、生活质量降低

七、慢性肾脏病诊断

医生接诊的第一步,会问就诊者的主要诉求和家族病史。例如,怎么不舒服？有多久了？有做过检查吗？检查结果如何？直系亲属是否患有肾病？除这些基本情况外,医生可能还会问是否曾经被诊断过高血压,是否服用了可能会影响肾功能的药物,是否有尿液习惯的变化等等。

问诊完后,医生会进行相应的体检,如查看双眼、下肢水肿有无水肿,测量血压,查扁桃体,也会排查是否存在心脏或血管的问题,并进行神经系统检查。

对于肾脏疾病的诊断,还需要做一些相关检查。如：

验血	肾功能:检查血液中的废物,如肌酐(SCr)和尿素氮的水平,而且医生通常根据 SCr,采用肾小球滤过率估算公式来估算肾功能损伤程度。 血常规:有无贫血。慢性肾脏病晚期可出现肾性贫血。
验尿	尿比重、尿蛋白、尿潜血、尿 pH、24 尿蛋白定量等。这些指标异常,有助于慢性肾脏病明确诊断
影像学检查	肾脏超声:评估肾脏的结构和大小。
肾活检	必要时需要肾活检来采集肾组织样本。活检样本被送到病理科进行检查,有助于确定原发病。

医生有话说✎:

　　需要说明的是,由于血肌酐能反映肾脏功能的情况,而且检测简便,临床上也常应用于肾小球滤过率的估算。常用估算公式有多个,包括 MDRD 公式、CKD-EPI 公式。但是肌酐本身存在一定的差异,以此为根据的公式测量也就存在缺陷。

■ 内生肌酐清除率测定　　　　　　　　　　　　　　　　　×

| 标准法 | 血肌酐计算法 | MDRD计算方法 |

血 Cr(umol/L) [　　　　　　]　　　年龄(岁) [　　　　　　]

血 BUN(mmol/L) [　　　　　　]　　　血白蛋白(g/l) [　　　　　　]

□ 女性　　　　　　　　　□ 黑人

GFR[ml/(min.1.73^2)] [　　　　　　　　　　　　　]

[确定]　　　　　　　　　　　　[退出]

　　我们知道,肌酐是肌肉在人体内代谢的产物,包括外源性(即肉类食物)和内源性(即人体肌肉),每 20g 肌肉代谢可产生 1mg 肌酐,并释放到血中,然后经肾脏滤过随尿液排出体外而不被重吸收。由于人体内肌肉较恒定,当肉类食物摄入较稳定时,肌酐的生成就较恒定。因此,血肌酐的浓度在一定程度上可反映肾脏功能。

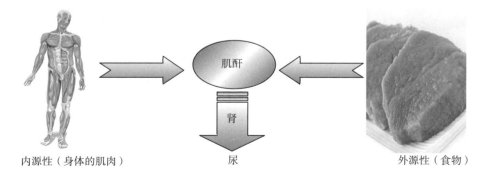

内源性(身体的肌肉)　　　　　　　　　尿　　　　　　　　外源性(食物)

　　每个个体的体重、肌肉质量不一样,代谢产生的肌酐有差异,因此,根据血肌酐估算的肾小球滤过率有一定的局限性。

不同的患者拥有不同的肌肉质量，其代谢产生的肌酐量不同，其根据 MDRD 公式估算的 eGFR 也不尽相同。

例如，患有肌肉疾病、肢体截肢或营养不良人群，其所测得的 eGFR 比真实肾小球滤过率要高；而健美运动员和肉食者，其所测得的 eGFR 比真实肾小球滤过率低。

此外，一些药物抑制肾小管肌酐分泌（如甲氧苄氨嘧啶、西咪替丁、非诺贝特或乙胺嘧啶），或使肠道肌酐水解酶活性降低（如抗生素），或干扰检测技术（如头孢菌素类、抗坏血酸、甲基多巴、左旋多巴、葡萄糖、胆红素或氟胞嘧啶），导致肌酐浓度"假性"升高。因此有些患者一看到化验单上 SCr 比上次升高一点点就特别紧张，看到下降就开始放松警惕，胡吃海塞。其实大可不必，肌酐毕竟是用来估算肾小球滤过率，不可唯"酐"情绪大起大落。

> 胱抑素 C 是所有有核细胞产生的一种低分子量的蛋白质代谢产物，机体所有有核细胞产生率恒定。循环中的胱抑素 C 仅经肾小球滤过而被清除，并在近曲小管重吸收，但重吸收后被完全代谢分解，不返回血液，因此，其血中浓度由肾小球滤过决定，而不易受肌肉质量和饮食的影响。是一种反映肾小球滤过率变化的理想同源性标志物。

八、慢性肾脏病防控措施

由于疾病本质不同，某些类型的肾脏疾病可以被治愈。然而，部分慢性肾脏病无法治愈，甚至进展至终末期肾脏病，接受肾脏替代治疗。有些患者往往读到此处便感巨大的心理压力，总觉得"病"不能断根，治疗就没有什么意义，花了钱还治不好。于是破罐子破摔，既不认真治疗，也不改掉生活陋习，甚至干脆不去看了，或有轻生的念头。其实大可不必为此伤神——很多患者经过积极治疗，20 年肾病也没有多大进展；即使是透析的患者，平时注意调护，生活质量也不错。按现代慢性肾脏病诊断标准，1/6 成年人患有慢性肾脏病，但不是所有符合慢性肾脏病标准的患者都会进入终末期肾脏病或因肾病死亡，而且任何一个 5 年期间内，只有<2% 的慢性肾脏病患者会进展至终末期肾脏病。因此，合理接受，正确认识，积极而正确的治疗很有必要。

治疗通常包括帮助控制症状和体征、危险因素，减少并发症，延缓疾病进展的措施。如果肾脏严重受损，则可能需要肾脏替代治疗，包括血液透析、腹膜透析和肾移植。虽然随着 eGFR 降低、尿蛋白增加，进展为终末期肾脏病和因肾病死亡的风险增加，相同慢性肾脏病分级的患者会有不同的风险，不同慢性肾脏病分级的患者也会有相同的风险。如下表所示，分级治疗有助于针对性防控，从而达到治疗和减少费用双重目的。

慢性肾脏病的分期和治疗计划

分级	GFR[ml/(min·1.73m²)]	治疗计划
G1	≥90	病因的诊断和治疗 治疗合并疾病 延缓疾病进展 减少心血管疾患危险因素
G2	60~89	预判疾病是否会进展和进展速度
G3a	45~59	评价、预防和诊断并发症
G3b	30~44	治疗并发症
G4	15~29	准备肾脏替代治疗
G5	<15	肾脏替代治疗

（一）肾脏病筛查

筛查的意义：慢性肾脏病往往起病隐匿，患者可长期无症状，知晓率低。当疾病发展至慢性肾脏病 3 期时，其发生并发症风险和进展到尿毒症的风险显著增高；慢性肾脏病如能得到早发现、早治疗，病情可得到良好控制，甚至可以逆转，所以筛查慢性肾脏病意义很大。

筛查对象和方式：无论有无危险因素都要进行筛查，建议每年进行一次白蛋白尿和血肌酐的检测。对于慢性肾脏病高风险人群，如肾脏病家族史、糖尿病、高血压、高尿酸血症、高龄（＞65 岁）及肥胖等，应有意识地去学习和了解慢性肾脏病防治知识，参加社区、医院组织的肾脏病知识宣教活动，每年至少进行一次尿白蛋白 / 肌酐比（ACR）和血肌酐的检测以估算肾小球滤过率。

（二）防治慢性肾脏病进展

防治意义：慢性肾脏病有大大小小各种危险因素，这些危险因素均可不同程度地损伤肾脏，导致其发生或加重，因此防治慢性肾脏病进展，也就是控制危险因素。

措施 1——监测病情：建议慢性肾脏病患者每年至少检测一次 eGFR 和尿白蛋白，进展风险较高或检测结果影响治疗方案时，频率应适当增加，如蛋白尿水平、慢性肾脏病分期。

　　措施 2——调整生活方式：①体育锻炼：提倡慢性肾脏病患者在医生指导下参加能够耐受的体育锻炼（每周至少 5 次，每次 30 分钟）。②控制体重：维持 BMI 18.5~24.0。③戒烟。④规律作息，避免疲劳；预防感冒，防止呼吸道感染的发生；放松心情，避免情绪紧张。

　　措施 3——营养治疗：

　　（1）蛋白质及热量摄入

　　1）非糖尿病肾病患者：G1~G2 期原则上宜减少蛋白质的摄入，推荐蛋白质摄入量为 0.6~0.8g/（kg·d）。从 G3 期起即应开始优质低蛋白饮食治疗，推荐蛋白质摄入量 0.6g/（kg·d）。实施低蛋白质饮食治疗时，热卡摄入量需维持在 147kJ/（kg·d），60 岁以上患者活动量较小、营养状态良好者可减少至 126~147kJ/（kg·d）。

　　2）糖尿病肾病患者：从出现微量蛋白尿起即应减少蛋白质摄入，推荐蛋白质摄入量为 0.8g/（kg·d）。从肾小球滤过率下降开始，即应实施低蛋白饮食，推荐蛋白质摄入量为 0.6g/（kg·d）。实施低蛋白饮食治疗时，患者的热卡摄入量应基本与非糖尿病肾病患者相似，但对于肥胖的 2 型糖尿病患者需适当限制热量（总热卡摄入量可比上述推荐量减少 1050~2100kJ/d），直至达到标准体重。

　　（2）盐摄入：慢性肾脏病成人患者钠摄入量宜＜90mmol/d（氯化钠 5g/d）。

　　（3）其他营养物质摄入：鼓励慢性肾脏病患者参加有关病情严重程度以及钙、磷、钾、蛋白质及尿酸摄入量方面的健康教育，接受专家的饮食指导和其他相关建议。

　　措施 4——原发病治疗：治疗原发病可减缓或控制肾脏疾病，不同原发病治疗方案各不相同。如：糖尿病肾病早期积极地强化降糖治疗，可减慢残余肾功能下降。狼疮肾炎，经过激素冲击治疗，肾功能亦有恢复的可能，甚至可以在一定时间内摆脱透析治疗。紫癜肾炎应积极寻找过敏原，防范再次致敏加重肾损害。

　　措施 5——高血压治疗：控制目标值：无论是否合并糖尿病，尿白蛋白排泄率≤30mg/d 时，维持收缩压≤140mmHg，舒张压≤90mmHg；尿白蛋白排泄率＞30mg/d 时，维持收缩压≤130mmHg，舒张压≤80mmHg。治疗高血压药物最初可以降低肾功能和改变电解质水平，所以建议适当地多做几次血液检查，以监测病情。主要措施包括药物治疗和低盐饮食。常用药有钙通道阻滞剂、血管紧张素转换酶抑制剂、血管紧张素 II 受体阻滞剂、利尿剂。

　　措施 6——蛋白尿治疗：控制目标值：糖尿病肾病患者尿白蛋白排泄率＜30mg/d，非糖尿病患者尿蛋白排泄率＜300mg/d。主要措施包括药物治疗和控制蛋白质摄入。特别需要强调的是：蛋白尿的控制应该是在饮食管理、高血压、高血糖控制好的基础上；肾炎患者还应该控制原发病。常用药物有：① RASS 系统阻断剂：血管紧张素转换酶抑制剂或血管紧张素 II 受体阻滞剂，不仅可以降血压，还能控制蛋白尿。在应用 RASS 系统阻断剂时需注意：a. 肾动脉狭窄患者避免使用；b. 初始应用或加量时，应在 1~2 周监测肾小球滤过率和血清钾浓度——若血肌酐较基线值上升幅度＜30%，可继续使用；若超过基线水平 30%，应及时寻求医生的帮助，可能要减量或停药并寻找原因。②糖皮质激素及免疫抑制剂：常用的糖皮质激素如甲强龙、醋酸泼尼松龙；常用的免疫抑制剂如环磷酰胺、环孢素 A、他克莫司、吗替麦考酚酯、硫唑嘌呤、来氟米特等。应用时需根据病理类型和蛋白尿程度，并结合性别、年龄、体重、生育要求、有无相关药物使用禁忌证及个人意愿等，个体化地制定治疗方案。另外还需注意检测和防治相关药物的不良反应。

措施 7——高血糖治疗：控制目标值：糖化血红蛋白（HbA1c）值达到 7.0%；糖尿病患病时间短、预期寿命长、无心血管并发症并能很好耐受治疗者，可更加严格控制 HbA1c（＜6.5%）；预期寿命较短、存在合并症或低血糖风险者，HbA1c 目标值可放宽至 7.0% 以上。主要措施包括药物治疗、运动和合理的碳水化合物摄入（必要时寻求专科饮食治疗）。常用药物有二甲双胍、阿卡波糖、胰岛素。需要注意的是，需根据肾小球滤过率水平调整胰岛素及口服降糖药剂量，以防止低血糖及其他不良反应的发生。如肾小球滤过率为 10~50ml/（min·1.73m^2）时胰岛素用量宜减少 25%。

措施 8——高血脂治疗：慢性肾脏病患者常会出现胆固醇升高，这会增加患心脏病的风险。

控制目标：需根据疾病的风险评估（慢性肾脏病分期，患者年龄，是否透析，肾移植，有无冠心病、糖尿病、缺血性脑卒中病史）确定治疗措施。主要措施包括药物治疗、低脂饮食和运动。常用药物有他汀类或加依折麦布、非诺贝特等。需注意的是，部分他汀类药物要根据 eGFR 调整剂量。高三酰甘油血症患者，建议改变生活方式，包括饮食、运动。

措施 9——高尿酸血症：控制目标值：尿酸性肾病患者，血尿酸＜360μmol/L；对于有痛风发作的患者，血尿酸＜300μmol/L。慢性肾脏病继发高尿酸血症患者，当血尿酸大于 480μmol/L 时应干预治疗。主要措施包括药物、控制蛋白质摄入。如低嘌呤饮食，尿量正常者多饮水，适当碱化尿液，避免长期使用可能引起尿酸升高的药物（噻嗪类及襻利尿剂、烟酸、小剂量阿司匹林等）。降低尿酸的药物包括抑制尿酸合成的药物（别嘌呤醇、非布司他等）和增加尿酸排泄的药物（苯溴马隆、丙磺舒等），根据患者高尿酸血症的分型及肾小球滤过率水平选择药物、调整用量：如别嘌呤醇 G3 期应减量，G5 期尽量避免使用；当肾小球滤过率＜20ml/（min·1.73m^2）应避免使用苯溴马隆。慢性肾脏病继发高尿酸血症患者应积极治疗慢性肾脏病。降低尿酸的药物是否可延缓慢性肾脏病进展尚存争议。

低嘌呤饮食：以甲类食物摄入为主，减少乙类食物摄入，严格控制丙类食物摄入（见下表）。

食物按嘌呤含量分类

甲类	乙类	丙类
除乙类以外的各种谷类、蔬菜、糖类、果汁类、乳类、蛋类、乳酪、茶、咖啡、巧克力、干果、红酒等	肉类、熏火腿、鱼类、贝壳类、四季豆、青豆、豌豆、菜豆、黄豆、豆腐	动物内脏、凤尾鱼、沙丁鱼、啤酒

措施 10——谨慎用药：药物在体内经过一系列代谢，发挥药效，最终经过肾脏或消化道排泄掉。由于慢性肾脏病患者肾功能不全，用药应根据肾小球滤过率调整慢性肾脏病患者的用药剂量，以防加重肾脏负担。还有一些药物会增加慢性肾脏病患者发生急性肾损伤的风险，此时，应暂停有潜在肾毒性和经肾排泄的药物，如 RASS 系统阻断剂、利尿剂、非甾体抗炎药、二甲双胍、地高辛等。因此，慢性肾脏病患者不可自行服药或停药，更不可服用一些偏方土方。必要时寻求医生的帮助，注意监测肾功能，并在医生或药师的指导下使用非处方药或蛋白营养品。

（三）防治并发症

防治意义：慢性肾脏病不仅容易受到各种危险因素的影响，而且还有诸多并发症。慢性肾脏病是全因死亡和心血管死亡的重要危险因素。慢性肾脏病及其并发症与其他慢性疾病相互叠加作用使死亡率大大升高。随着肾功能逐渐恶化，死亡风险增加呈指数级增长，主要归因于心血管死亡。慢性肾脏病患者死亡的可能性要比进入终末期肾病要高出 10 倍，很多慢性肾脏病患者在还未进展到尿毒症时就死于其他并发症，因此防死亡比防治肾脏病的进展更加迫切。

措施 1——防治贫血：在某些情况下，医生可能会建议补充促红细胞生成素，有时还需要补铁。促红细胞生成素补充有助于生产更多的红血细胞，这可能缓解由贫血导致的疲劳和虚弱。随着肾小球滤过率的下降其发生率不断增加。肾性贫血与不良结局相关，如生活质量降低，认知功能障碍风险增加，心血管疾病发生率、入院率和死亡率增加。治疗贫血的血红蛋白（Hb）目标值：成人、青年和 2 岁以上的儿童，100~120g/L；2 岁以下的儿童，95~115g/L。临床常用治疗药有：铁、重组促红细胞生成素及其衍生物［阿法依泊汀，倍他依泊汀，阿法达贝泊汀，统称为红细胞生成刺激剂（ESAs）］。

★ 慢性肾脏病患者常规筛查贫血(检查血红蛋白频率)

G3 期患者≥1 次 / 年

G4~5 期非透析患者≥2 次 / 年

G5 期透析患者≥1 次 /3 月

★ 贫血但未行 ESAs 治疗(检查血红蛋白频率)

G3~5 期非透析患者和 G5 期腹透患者:≥1 次 /3 月

G5 期血透患者:≥1 次 / 月

★ 静脉补铁患者建议定期检测铁代谢(每 1~3 个月 1 次),以避免毒性反应

★ 建议所有接受 ESAs 治疗的患者监测血压

措施 2——防治矿物质和骨质异常:矿物质和骨异常是慢性肾脏病的常见并发症,在慢性肾脏病早期即出现改变,并随肾功能下降而进展,即慢性肾脏病 - 矿物质 - 骨代谢异常(CKD-MBD)。表现为:钙、磷、甲状旁腺激素(PTH)或维生素 D 代谢异常;骨转换、矿化、生长或骨强度异常;或骨骼外钙化(包括血管和皮肤)。主要措施包括药物和限制食物中磷的摄入。医生可能会给予钙片和维生素 D,以防止骨质疏松,降低骨折的风险;有时可能会使用钙或非钙型磷酸盐结合剂来控制血磷水平,并保护血管免受钙沉积(钙化)的伤害。另外,需定期监测血磷、钙、碱性磷酸酶(ALP)、全段甲状旁腺素(iPTH)和 25-羟维生素 D3 水平,及时纠正,建议:慢性肾脏病 1~3 期 1 次 /(6~12 月),慢性肾脏病 4 期 1 次 /(3~6 月),慢性肾脏病 5 期 1 次 /(1~3 月),可根据病情增加频次。

常见高磷食物

坚果:花生、腰果、核桃、瓜子等

杂粮:糙米、玉米面、燕麦、荞麦、小米等

豆类:黄豆、绿豆、豌豆等

海产品:虾皮、鱿鱼、紫菜、海带等

其他:蘑菇、动物内脏、蛋黄、芝麻酱等

措施3——防治代谢性酸中毒和电解质紊乱：代谢性酸中毒是慢性肾脏病的另一常见症状，可导致骨病、骨骼肌消耗和肾小球滤过率进行性降低。血钾水平升高可导致心脏骤停。主要措施包括药物和饮食控制，常用药有碳酸氢钠、聚磺苯乙烯钠散。

常见富含钾的食物

水果：香蕉、西瓜、杏子、橘子等

蔬菜：绿叶菜（菠菜、空心菜、油菜、苋菜、香菜、芹菜）、甘蓝、茄子、番茄、黄瓜、大葱、青蒜、莴苣、土豆、山药、鲜豌豆、毛豆、芋头、刀豆、扁豆、蘑菇、香椿等。

海藻和鱼类：紫菜、海带、鲳鱼、泥鳅等。

粮食：荞麦、玉米、红薯、大豆等。

其他：茶叶等。

措施4——防治抑郁症：抑郁症是慢性肾脏病患者（包括终末期肾病）的常见合并症，可严重影响患者的预后，降低生活质量。慢性肾脏病患者抑郁症多出现在以下人群中：青年，女性，教育水平低，低收入，失业，高血压，吸烟，长期透析，脑血管病、糖尿病和冠心病。主要治疗包括：认知行为疗法、运动疗法和药物治疗。

措施5——防治心血管疾病：

管理心脏、减少死亡

慢性肾脏病患者心血管疾病风险高，且两者相互影响，心血管事件是慢性肾脏病不同阶段的主要转归，以冠脉事件居多。心血管事件是导致慢性肾脏病死亡最主要的原因，慢性肾脏病患者往往还未进展至尿毒症，就死于心血管事件，因此管理心脏比防止进展到终末期肾脏病显得更为迫切。

最新研究表明，在慢性肾脏病患者中肾功能愈差则代谢异常及心血管病风险愈高，高盐饮食可能增加慢性肾脏病患者罹患慢性心血管疾病的风险。为此需采取必要的筛查和处理措施；存在动脉粥样硬化风险的慢性肾脏病患者，可能需要抗血小板药物治疗；慢性肾脏病并发心力衰竭者，在治疗措施调整和（或）临床症状恶化时，应加强 eGFR 和血清钾浓度的监测。此外应注意，脑钠肽（BNP）在 G3a~G5 期患者中诊断心力衰竭和评估容量负荷的可靠性

研究发现：

▲ GFR≤60ml/min/1.73m² 的患者心血管死亡率比非慢性肾脏病患者高 57%，微量白蛋白尿患者心血管死亡率高出 63%。

▲ GFR≤60ml/min/1.73m² 的患者非致死性心肌梗死风险增加 33%，微量白蛋白尿患者非致死性心肌梗死风险增加 48%。

▲ 心肌梗死和心血管死亡风险随着 GFR 的下降、尿蛋白的增加而增加。

▲ GFR 每降低 10ml/min/1.73m²、尿白蛋白肌酐比每增加 25mg/mmol 患者卒中风险增加 7%。

降低；慢性肾脏病患者血肌钙蛋白也可升高，肌钙蛋白用于诊断慢性肾脏病患者急性冠脉综合征时需慎重。研究发现，虽然抗血小板药物可有效降低心肌梗死风险（降低 13%），但对心血管、全因死亡率以及卒中风险的影响尚不明确。他汀类药物治疗慢性肾脏病患者高脂血症的有效性尚具争议。研究显示，他汀类药物可有效地降低总胆固醇、低密度胆固醇浓度和蛋白尿，但不能延缓慢性肾脏病进展。现有的指南建议：慢性肾脏病患者血压控制目标≤130/80mmHg。强化血压控制对心血管结局或死亡没有影响。

其他并发症防治：有研究表明，透析人群有 10%~80% 的癌症风险，而肾移植患者与普通人群相比患癌症的风险增加了 1.9~9.9 倍，肾癌和甲状腺癌的风险尤高。肾移植后，与免疫缺陷和病毒感染有关的癌症，包括泌尿生殖道的癌症、卡波西肉瘤、淋巴瘤、黑色素瘤、头颈癌的患病率大幅增加。没有证据表明终末期肾脏病会增加乳腺癌或前列腺癌的风险，不管是否肾移植。风险增加的潜在原因包括：慢性肾脏病，免疫抑制剂、获得性肾囊肿、慢性尿毒症引起的免疫失调。蛋白尿也可能增加患癌症的风险。目前尚不推荐加强对慢性肾脏病患者癌症的筛查。一般意义上癌症筛查意味着早期发现和及时治疗，以提高生存率。而在慢性肾脏病人群中有相当大的死亡率是其他原因，需要考虑筛查带来的更高的风险、不良事件和治疗的毒性。

（四）肾脏替代治疗

意义：当肾脏不能满足体内废物和液体清除功能的需要，并发展到完全肾功能衰竭，则进入到了终末期肾脏病。对于那些选择不进行透析或肾脏移植的患者，三分之一者选择用保守的方法治疗肾功能衰竭。一旦肾功能完全衰竭，预期寿命一般只有几个月。因此这时，患者就需透析或者肾移植来代替自己原来肾的功能。透析包括血液透析和腹膜透析。

措施：在血液透析中，借助机器过滤血液中的废物和多余的液体。在腹膜透析中，借助细导管插入患者的腹部，用透析溶液填充腹腔，吸收废物和多余的液体。一段时间后，体内废物通过透析液从患者的身体排出。肾移植需要将捐赠者的肾脏移植到自己身体内，移植后还需要药物治疗，以防止身体将"新的器官"作为外来物质产生免疫排斥。

（五）中医治疗

古代中医文献虽并无与慢性肾脏病相应的病名，但根据其少尿、水肿、恶心等临床表现，有诸多描述和论治方法。中医认为本病与肺、脾、肾三脏密切相关。总体为本虚标实，本虚为脏腑虚弱，主要为脾肾气虚，标实为外邪、水湿、湿浊、瘀血、毒邪夹杂为患。其中，脾肾衰败，瘀血、湿浊久蕴成毒是本病的病机关键。

1. 分期论治

慢性肾脏病 1~2 期多见气虚血瘀，而此期风热、湿热、热毒、瘀血邪常为疾病加重因素，治疗应以益气活血，清热解毒利湿为法；慢性肾脏病 3~4 期，疾病发展，湿浊的症状逐渐出现，因而益气养血活血，利湿泻浊为此期主要治法。慢性肾脏病 5 期，气血进一步衰败，湿浊化热，阻滞三焦，升降失宜，治疗应以通利三焦为主。上焦宜补气强心，中焦宜和胃降浊，下焦宜前后分利。

2. 三焦论治，注重气机的升降出入

治上焦得通：一般责之于肺失宣肃，但在慢性肾脏病中后期心更为重要。当出现心功能不全，表现为气短，动则气促，心悸，甚者喘憋不能平卧时，可予以补气（或兼养阴）活血为主。

治中焦宜和：胃气不降，浊阴上逆可以是慢性肾脏病中晚期突出的临床表现，此时以和胃降逆为主，以期三焦通利，患者最直接的受益是胃肠道症状减轻。

治下焦以降："其下者引而竭之"。泻浊利湿为常法。但须知"通阳不在温，而在利小便"。"小便利"虽是治疗目的，但"利小便"不能太过。就降浊来说，通大便比利小便有效且更加安全。

3. 调整脏腑关系

如肺肾关系、脾肾关系、心肾关系（因心及肾，因肾及心），改善某些症状可以提高生活质量。

需要强调的是，中医的辨证论治为慢性肾脏病提供了又一治疗手段，雷公藤多苷、大黄、黄芪等中药制剂已广泛用于慢性肾脏病的治疗。但某些中药也具有肾毒性（如含有马兜铃酸的中药），还有部分中药长期服用可致高钾血症，需引起重视。中药也应在医生指导下服用，更不可自行服用偏方、秘方。

2014 年日本血液透析患者人数超过 32 万人,其中新增 3.8 万人,死亡 2.7 万人。

截至 2015 年 12 月,我国正在接受透析(包括血液透析和腹膜透析)的患者约 40 万。

在中国,许多慢性肾脏病患者得益于中医药治疗。

(六)改善生活质量

意义:慢性肾脏病患者生活质量比一般人群低得多,但生活质量对他们来说尤其重要;从慢性肾脏病早期阶段开始,随着肾小球滤过率的降低,人们的生活质量会出现一定程度的下降。治疗方法需使生存受益,如降低生活质量,一些患者也可能会拒绝使用。

措施:正确认识慢性肾脏病,多参加慢性肾脏病知识普及教育、积极参加运动、注意生活调摄,必要时寻求医生的帮助。

生活调护

作为治疗慢性肾脏疾病的一部分,医生可能推荐一种特殊的饮食来帮助肾脏的修复,并且这是必须做的工作。向您的医生咨询一位能分析您目前饮食的营养师,从他那里得到合理易行的饮食处方。

根据您的情况——肾功能和整体健康状况,您的营养师可能会建议您:

● 避免添加盐的产品。减少每天摄入的钠,避免添加盐的产品,包括许多方便食品,如冷冻晚餐、罐头汤和快餐。其他含盐的食物包括咸味零食、罐装蔬菜、加工过的肉类和奶酪。

● 选择低钾食品。您的营养师会建议你每餐选择低钾食物。高钾食物包括香蕉、橘子、土豆、菠菜和西红柿。

● 限制蛋白摄入量。根据您的营养师的计算出的合理的蛋白质,合理搭配富含蛋白的事物(瘦肉、鸡蛋、牛奶、奶酪和豆类)和含蛋白低的食物如(蔬菜、水果、面包和谷类)。

● 按照医生的建议,每周至少 3 天、每天锻炼至少 30 分钟。这可以帮助您缓解疲劳和释放压力。

● 和您信任的人交谈。慢性肾脏疾病的生活会有压力,和您信任的人交谈可能有助于减轻心理负担。您可能需要有一个好朋友或家人成为倾听的对象,与一个您信任的人交谈是很有帮助的。

● 保持健康体重。如果您的体重是健康的,那么您可以通过适当锻炼身体来保持健康。如果您需要减肥,向医生咨询健康减肥的策略,通常包括增加每天的体力活动和减少摄入卡路里。

● 降低患肾脏疾病的药物风险。如果您有肾脏疾病,应在医生的指导下使用任何药物,哪怕只是感冒药、止痛药。

● 不要吸烟。吸烟会损害肾脏,使现有的肾脏损害更严重。如果您是一个吸烟者,可询问医生关于戒烟的策略。在医生的帮助下管理您的医疗状况。如果您有疾病或不良状况增加您的肾脏病的风险,应配合您的医生控制它们。询问您的医生,并进行相关监测。

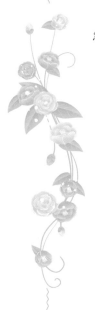

如何准备就诊和与专业医生交谈?

如果您有肾脏疾病的症状或体征,可以先去当地卫生所或医院做些检查。如果化验单提示您有肾损害,您可以向专业医生咨询肾脏问题。

预约医生:

在就诊前,先询问医生是否有什么需要提前准备,如空腹。然后列出清单:

● 您的症状,包括任何与您的肾脏或泌尿功能无关的症状;

● 您所有的药物和剂量,包括维生素等补充剂;

● 您的主要病史,包括任何其他治疗经过;

● 最好带着家人或朋友一起。有时您很难记住与医生谈论的所有事情,亲戚或朋友可能会听到一些您错过或忘记的事情。

对于慢性肾脏疾病,一些基本的问题要问医生,包括:

● 我的肾损伤程度如何?

● 我的肾功能恶化了吗?

● 我需要更多的检查吗?

● 是什么导致我现在的病情?

● 我肾脏的损伤能逆转吗?

● 我的治疗选择是什么?

● 每种治疗的潜在副作用是什么?

● 我还有其他的疾病,怎样才能最好地控制这些疾病?

● 我需要注意饮食吗?

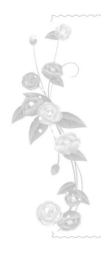

- 能给我推荐一位帮我安排膳食的营养师吗？
- 我应该去看专科医生吗？
- 我需要多久做一次肾功能检查？

您的医生可能会问一些问题，例如：

您是否有任何症状，如尿习惯的变化或异常疲劳？

您的症状有多久了？

您被诊断或治疗高血压了吗？

您注意到你的排尿习惯有什么变化吗？

您家里有人患有肾病吗？

您目前服用什么药物？什么剂量？

诸多原因可以导致慢性肾脏病，如我们能够避免这些导致慢性肾脏病的病因，如预防高血压、肥胖、糖尿病的发生，慎用药物等，对于防止慢性肾脏病的发生是有积极意义的。中医叫做"未病先防"；对于已经出现的慢性肾脏病，我们要在医生的指导下，了解自己可能存在的疾病进展的进展因素，如控制活动性肾炎，管理好高血压、蛋白尿等。合理的管理措施，综合治疗，是可以延缓疾病的进展速度的，推迟甚至阻止其进入到尿毒症阶段。同时在医生的指导下，预防和治疗慢性肾脏病众多的并发症，保护好其他的重要器官，这叫做"既病防变"，或者说是"先安未受邪之地"。

肾衰难觅治疗方，护肾防衰为正纲。
顺四时又和喜怒，劳逸结合起居常。
虚邪贼风避有时，外感内扰脏腑伤。
百病皆生于怫郁，气血冲和运动强。
膏粱厚味滋湿浊，神与形具肾无妨。

劝君莫要不认知，知己明理病不殆。
若罹肾衰休惊慌，分期论治有纲常。
劝君莫信偏秘方，精准用药避肾伤。
药食结合益脏腑，扶正祛邪治两端。
心肾本为君臣脏，治肾护心方能祥。

肥人肾脏可受累，防治还兼心肝肺

有人说，世界上最动听的三个字，不是"我爱你"，而是"你瘦了"。无论是从现代社会推崇以瘦为美的审美观来看，还是从医学的角度认识由肥胖引起的疾病来讲，都是不看好肥胖的。当然，太胖和太瘦都是不值得提倡的，以健康为导向，拥有健康的体魄，才是我们追求的目标。随着人们生活水平的提高，西式饮食的传入，越来越多的人受到肥胖的困扰，不仅影响外在仪表形象，而且还容易导致疾病，如高血脂、睡眠呼吸暂停综合征、肥胖相关性肾小球病等，对生活造成严重的影响。本章我们着重谈论肥胖相关性肾小球病。

胖三最近有点烦恼，2个月前公司组织员工体检，被查出尿中蛋白(++)，医生建议进一步检查，平时没啥毛病的胖三有点紧张了。于是去医院查，除了24小时尿蛋白定量1200mg/d，血脂有点轻微升高外，血肌酐和白蛋白等其他指标都正常。经肾科医生询问发现，胖三从小被父母宠着，想尽心思给他做各种美食，希望他能多吃点，总觉得孩子胖点有抵抗力，对平时爱吃零食和油炸食品的习惯也从来不管控。在他20岁的时候，体重达到180多斤。工作以后，没有忌口也懒于锻炼，同事建议他去健身减肥，他总是打趣地说："我不胖，只是有点重而已。"如今25岁的他体重已超过200斤了。医生考虑肥胖相关性肾小球病可能性大，建议做肾穿刺进一步明确诊断。这时可把胖三吓到了，"肾穿刺？有这么严重吗？有别的补救措施吗?"医生跟他说，控制饮食，积极减肥，否则将来容易得高血糖、高血压、高血脂、高尿酸、肾衰……

很多人觉得肥胖没有什么，无非就是长得"壮"而已。殊不知，肥胖可能会长期"压榨肾脏"，使肾脏处于高负荷工作状态，而因为其并存的血管病变导致肾脏可能会处于缺血的状态，非常容易造成肾小球硬化。另外，肥胖还导致肾小管损伤。绝大部分肥胖者都患有睡眠呼吸暂停综合征，睡眠呼吸暂停者伴随的低氧血症可损害肾小管功能。低氧血症时，肾小管上皮细胞因糖酵解增强、乳酸生成增多、脂肪氧化不全，使代谢产物酮体增多，导致酸中毒。

简而言之，肥胖会导致肾小球、肾小管的"双重损伤"，并且还能使肾病向终末期发展。因此,认识肥胖,认识肥胖相关性肾小球病具有重要的意义。

一、肥胖症及肥胖相关性肾小球病

1948 年,世界卫生组织将肥胖列入疾病谱中。肥胖症是一种由多因素引起的慢性代谢性疾病,以体内脂肪堆积过多和(或)分布异常、体重增加为主要特征。肥胖不仅是高脂血症、心脑血管疾病、糖尿病、睡眠呼吸暂停综合征、胰岛素抵抗等疾病的高危因素,也可以导致肾脏损害,即肥胖相关性肾肾小球病(obesity-related glomerulopathy,ORG),肥胖的高发病率和其带来的严重后果已经成为 21 世纪人类的杀手。

肥胖相关性肾小球病,顾名思义,这种肾脏病是由肥胖引起的。该病包括肥胖相关性肾小球肥大症和肥胖相关性局灶节段性肾小球硬化,发病较为隐匿。

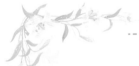

肥胖相关性肾小球病分类
- 肥胖相关性肾小球肥大症(OB-GM)
- 肥胖相关性局灶节段性肾小球硬化(OB-FSGS)

二、肥胖相关性肾小球病发病情况

肥胖相关性肾小球病的实际发生率尚不明确,因各国各地区有关蛋白尿肥胖患者的肾活检政策不尽相同、肥胖相关性肾小球病临床表现可无肾脏症状、2 型糖尿病肥胖患者通常难以确定蛋白尿究竟是由糖尿病引起还是肥胖所致,造成发病情况统计困难。

三、肥胖相关性肾小球病的临床表现

1. 肥胖

尤其是腹型肥胖。肥胖是指体内脂肪堆积过多和(或)分布异常,通常伴有体重的增加。肥胖一般用体质指数(body mass index,BMI)和腰臀比(waist-to-hip ratio,WHR)来衡量。

指标一：体重指数 BMI［即体重（公斤）除以身高（米）的平方］

世界卫生组织（WHO）制定的 BMI 标准：

正常体重（18.5~24.9）

超　　重（25~29.9）　　　　　肥胖（BMI≥30）

中华医学会 2011 年制定的 BMI 标准：

正常体重（18.5~23.9）

超　　重（24~27.9）　　　　　肥胖（BMI≥28）

指标二：腰臀比［腰围（厘米）除以臀围（厘米）］

肥胖：腰　围：男性＞102cm　　　女性＞88cm

腰臀比：男性＞0.9　　　女性＞0.8

值得注意的是，很多情况下，人们往往只用 BMI 来衡量肥胖，但它存在一定的缺陷：① BMI 是测量整个身体质量，而无法估计脂肪含量，其结果受肌肉、骨骼等因素影响，如一些健美运动员（肌肉丰富）或者骨骼粗壮的人群，BMI 很高，但并不能描述成肥胖。比如，根据 BMI 公式，算出一名篮球运动员和外形肥胖的人的 BMI 都是 $25kg/m^2$，但究竟谁肥胖，显而易见。②研究表明，身体脂肪的分布部位不同（如皮下脂肪和内脏脂肪），肥胖相关性肾小球病的发病率也不尽相同，只有腹型肥胖才易诱发肥胖相关性肾小球病。因此，综合 BMI 和腰臀比，才可以明确是否为肥胖。

2. 血尿

肥胖相关性肾小球病的镜下血尿发生率较低（约占 20%），一般不出现肉眼血尿（指通过眼睛直接可见洗肉水样尿或血尿）。

3. 蛋白尿

尿检中出现大量蛋白尿（尿蛋白＞3.5g/d）时，很少发生低白蛋白血症（血浆白蛋白＜30g/L）及肾病综合征（以大量蛋白尿、低蛋白血症、水肿、高脂血症为主要表现的临床综合征）；伴随出现的脂代谢紊乱常表现为高甘油三酯血症（TG＞500mg/dl 或 5.65mmol/L），胆固醇增高不明显。不同病理类型肥胖相关性肾小球病蛋白尿水平不同。

肥胖相关性肾小球肥大症早期仅出现尿检微量白蛋白尿，而后慢慢加重，直至大量蛋白尿（尿蛋白＞3.5g/d），肾小球滤过率正常或增高。

肥胖相关性局灶节段性肾小球硬化常出现中、大量蛋白尿，肾小球滤过率逐渐下降，而后血清肌酐增高，最后可进展至终末期肾病。出现肾功能下降时,肾功能下降速率较原发性局灶节段性肾小球硬化缓慢。但并不代表该病预后就乐观,依然可以进展到终末期肾脏病。

就医指南

①肥胖(尤其是腹型肥胖)→保证每年至少体检一次。

②发现较多细小泡沫尿→寻求肾科医师帮助,检测尿蛋白。

③尿检发现尿微量白蛋白→寻求肾科医师帮助,给以一定的指导意见,防止肥胖相关性肾小球病的发生。

肥胖相关性肾小球病病理表现

光镜(诊断本病的关键)

OB-GM:肾小球体积普遍增大,系膜区增宽不明显,内皮细胞肿胀、成对,甚至可见泡沫变性。肾小管尤其近端小管上皮细胞肥大,肾间质血管透明变性较明显。

OB-FSGS:未硬化的肾小球体积仍普遍增大,同时伴节段基底膜增厚,可出现与经典的局灶节段性肾小球硬化相同的组织学改变,如脐部病变。常伴有肾小管灶状萎缩,动脉呈轻中度至重度的透明变性或弹力层增厚。

免疫荧光

肾小球可见 IgM 和 C3 沉积,大多沉积在肾小球节段硬化区域。部分患者可表现为 IgM 在肾小球系膜区弥漫沉积。

电镜

上皮细胞足突融合和微绒毛化范围局限,且与尿蛋白量不成比例,其他非特异性的改变包括足细胞肿胀、肥大,胞浆内见蛋白吸收滴等。

四、肥胖相关性肾小球病的诊断

肥胖相关性肾小球病目前尚无统一的诊断标准，诊断需结合临床表现和实验室检查，并除外其他肾脏疾病，对临床上高度怀疑肥胖相关性肾小球病者，应早期行肾活检。主要诊断依据：①腹型肥胖。②尿常规检查微量白蛋白尿，可出现大量蛋白尿，但很少出现低蛋白血症和肾病综合征，肾功能正常或不同程度的异常。③肾活检：光镜下可见肾小球体积明显增大，伴或不伴局灶节段性肾小球硬化，电镜检查可见上皮细胞足突融合且范围局限。④代谢异常：脂代谢异常（包括高脂血症、脂肪肝及动脉硬化等）、糖代谢异常（糖耐量减低、糖尿病）、内分泌代谢异常（高生长激素水平、高胰岛素血症、肾素 - 血管紧张素 - 醛固酮系统的激活）、高尿酸血症等。⑤除外其他肾脏疾病。

1. 肥胖与肾癌

国际癌症研究机构（IARC）工作组研究证实，肥胖可使结肠癌、绝经后乳腺癌、子宫内膜癌、肾癌以及食管癌的发生风险增加。40 岁的肥胖（BMI≥30）患者较正常体重无高血压个体（BMI<25）罹患肾癌的风险要高 4.2 倍。女性患病几率较男性更高。在肥胖个体中观察到的肾癌风险增加的机制尚不明确。专家认为，这可能与脂肪因子、胰岛素抵抗以及慢性高胰岛素血症刺激肿瘤细胞的生长和影响内分泌功能有关。

2. 肥胖与肾结石

有研究显示超重和肥胖均会增加肾结石患病风险，肥胖可导致尿 pH 降低及尿草酸、尿酸、钠和磷酸盐排泄增高，从而促进肾结石形成，肥胖患者的胰岛素抵抗特征可促使形成酸性环境，也可能导致肾结石。

另外，代谢综合征包括高血压、糖尿病、肥胖等，均与肾结石相关。对于 BMI 偏高的尿酸结石患者，建议控制体重，减少动物蛋白的摄入，针对尿酸成分进行相关预防与治疗，减少尿酸结石的形成与复发。建议肥胖人群改变饮食结构，降低体重，有助于降低他们形成结石的风险。

3. 肥胖与非酒精性脂肪肝病

非酒精性脂肪性肝病（nonalcoholic fatty liver disease，NAFLD）是一种无过量饮酒史，由各种原因引起的细胞内脂肪堆积，以肝细胞脂肪变性和脂质蓄积为主要特征的临床病理综合征。其病理变化随病程的进展而表现有单纯性脂肪肝、高脂血症、高血压，并被认为是代谢综合征在肝脏的一种病理表现。

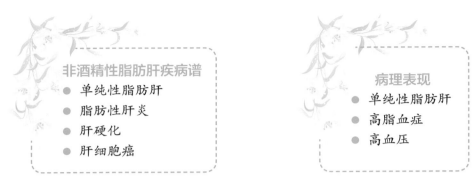

非酒精性脂肪肝疾病谱
- 单纯性脂肪肝
- 脂肪性肝炎
- 肝硬化
- 肝细胞癌

病理表现
- 单纯性脂肪肝
- 高脂血症
- 高血压

　　流行病学调查显示,除遗传因素外,非酒精性脂肪肝的发病与肥胖、糖代谢异常、胰岛素抵抗、脂代谢紊乱等密切相关,并且许多研究表明,超重和肥胖是非酒精性脂肪肝的高危因素。肥胖程度越高,非酒精性脂肪肝的患病率越高。

　　另外,非酒精性脂肪肝也是 2 型糖尿病、慢性肾脏病、心血管疾病的危险因素。由此可见,各种疾病的相互作用、相互影响,造成包括肥胖相关性肾小球病等慢性肾脏病。防控肾病,还在于防控原发病。

肥胖与糖尿病、脂肪肝、心血管病和肾病密切相关

```
┌──────┐      ┌─────────────────┐
│ 肥胖 │ ──→  │ ↑游离脂肪酸      │
└──────┘      │ ↑炎性细胞因子    │
              │ ↑胰岛素抵抗      │
              │ ↓脂肪细胞因子    │
              └─────────────────┘

              ┌─────────────────┐
              │ 非酒精性脂肪肝病 │
              └─────────────────┘

┌────────────────────┐  ┌──────────────────┐  ┌──────────────────┐
│ 氧化应激           │  │ 胰岛素抵抗       │  │ 胰岛素抵抗       │
│ 血脂紊乱致动脉粥样 │  │ 炎症             │  │ 胰岛素紊乱       │
│ 硬化               │  │ 内皮功能紊乱     │  │ 对肝脏产生葡萄糖 │
│ 亚临床炎症         │  │ 脂肪细胞因子下降 │  │ 和脂质的调控作用 │
│ 胰岛素抵抗         │  │ 高水平胎球蛋白A  │  │ 肥胖诱导的系统炎症│
│ 内皮功能紊乱       │  │ 对RAAS的影响     │  │ 促炎细胞因子的释放│
│ 异常脂肪因子谱     │  │                  │  │                  │
│ 遗传(PNPIA3基因变异)│  │                  │  │                  │
└────────────────────┘  └──────────────────┘  └──────────────────┘

┌────────────┐        ┌────────────┐          ┌────────────┐
│ 心血管疾病 │        │ 慢性肾脏病 │          │ 2型糖尿病  │
└────────────┘        └────────────┘          └────────────┘
```

4. 肥胖与阻塞性睡眠呼吸暂停综合征

　　阻塞性睡眠呼吸暂停综合征是一种睡眠呼吸疾病。其特征是睡眠中反复发生上气道部分或完全阻塞,导致呼吸暂停和 / 低通气,进而导致间歇低氧和高碳酸血症,呼吸努力和交感神经兴奋增强,从而再度破坏睡眠结构。主要表现为夜间睡眠过程中打鼾且鼾声不规律,呼吸及睡眠节律紊乱,反复出现呼吸

暂停及觉醒,或患者自觉憋气,夜尿增多,晨起头痛,口干,白天嗜睡明显,记忆力下降,严重者可出现心理、智力、行为异常。

研究显示,肥胖是阻塞性睡眠呼吸暂停综合征发病的重要危险因素,同时减肥是治疗 OSAS 的重要方法之一。另外,阻塞性睡眠呼吸暂停综合征可导致高血压、冠心病、心律失常、心力衰竭、慢性肺源性心脏病、卒中、2 型糖尿病、肾功能损害以及非酒精性肝损害等。

5. 肥胖与 2 型糖尿病

长期持续肥胖者,尤其是腹型肥胖,糖尿病发病率明显增高,中度肥胖者的糖尿病发病率约增加 4 倍,而极度肥胖者则增加 30 倍,糖尿病的危险与肥胖持续时间以及肥胖程度有关。糖尿病自身可并发肾小球硬化症,糖尿病引发肾小球微血管的病变、肾动脉硬化及慢性肾盂肾炎。

6. 肥胖与心血管疾病

肥胖还可导致心血管疾病增加,尤其是腹型肥胖。腹型肥胖者血浆中较高的瘦素水平可导致高血压的发生。肥胖者高血压的患病率是体型正常者的 6 倍。在青年时期体重增加往往预示着未来可能会发生高血压。无论是高血压还是正常血压的肥胖者左心房内径、左心室收缩末期和舒张末期内径、室间隔和左心室后壁厚度、左心室肌重量均比血压水平类似的非肥胖者大。

五、肥胖相关性肾小球病的防治措施

肥胖不仅是肥胖相关性肾小球病的直接病因,而且也是高脂血症、心脑血管疾病、糖尿病、睡眠呼吸暂停综合征等疾病的高危因素。这些肥胖相关性疾病相互影响,共同造成肾脏损害,以其他肾脏疾病的形式出现,如糖尿病肾病、高血压肾病等。因此将肥胖和慢性肾脏病防治结合起来,治疗肾脏病的危险因素,才能保护肾脏、提高生活质量和降低死亡风险。

将肥胖与慢性肾脏病的防治结合起来

一级预防	针对已有的肾脏疾患或可能引起肾损害的疾患(如肥胖、糖尿病、高血压病等)患者	目标:防止慢性肾衰竭的发生
二级预防	针对已有轻、中度 CRF 患者	目标:延缓、停止或逆转慢性肾衰竭的进展,防止尿毒症的发生。
三级预防	针对尿毒症患者	目标:防止尿毒症的某些严重并发症的发生,提高病人生存率和生活质量

1. 控制体重及改变生活方式

本病由肥胖所导致,因此减肥是治疗和预防肥胖相关性肾小球病最有效、最直接的方法。减轻身体质量能减轻高滤过肾单位的负荷,改善肾小球基膜功能及结构异常,降低血浆肾素及醛固酮水平,同时降低血三酰甘油水平,减少肾损害的发生。主要措施包括低热量、低脂饮食,戒烟,控制饮酒,运动。要意识到肥胖的危害,良好的饮食习惯和生活方式是防治肥胖的关键,无论采用何种减肥方案,在禁食的同时应增加运动量,运动可能有利于肌肉中糖原的储存。中等强度的运动量坚持 3 个月,可使体质量平均减少 2~5kg。肥胖者必要时可寻求营养师的帮助,指导日常膳食。

2. 减肥药物及手术治疗

当上述治疗无效时可考虑应用减肥药物和手术,但不能只依赖减肥药和手术,而不结合运动、饮食、健康的生活行为方式。目前减肥药主要有如下 3 种:①神经末梢单胺类物质(5- 羟色胺和去甲肾上腺素)再摄取抑制剂盐酸西布曲明;②胃肠道脂肪酶抑制剂奥利司他;③选择性大麻素 CB1 受体阻断剂利莫那班。许多临床试验都已证实这些药物在减肥上十分有效,能够减少病人体重的 8%~10%,其疗效在持续服药 6 个月左右较明显。但是这些减肥药有诸多不良反应,需要在医生指导下服用。例如盐酸西布曲明能使血压升高、心率加快,大大增加心脑血管事件的风险;奥利司他能导致脂肪泻、脂溶性维生素缺乏,肝功能损害,严重时诱发肝衰竭等。

手术治疗只限于反复使用饮食控制、运动疗法和药物治疗等综合措施无效的严重肥胖患者($BMI>40kg/m^2$)。术后疗效能维持 1~2 年。

3. 胰岛素增敏剂

针对胰岛素抵抗在该病发病的作用,可用胰岛素增敏剂治疗。包括双胍类药物(如二甲双胍)及噻唑烷二酮类药物(如吡格列酮)。但是用这两类药物治疗肥胖及本病时,必须充分了解其利弊。二甲双胍不良反应主要为胃肠道反应,表现为口干苦和金属味、厌食、恶心、呕吐、腹泻等,由于该药以原形形式从尿中排泄,肾功能不全时药物在体内蓄积,可引起严重的乳酸酸中毒,故在肾功能不全时应减量使用或禁用。噻唑烷二酮类药物能导致水钠潴留,心脏病病人有诱发心力衰竭的风险。因此,需在医生指导下服用药物。

4. 血管紧张素转化酶抑制剂(ACEI)或血管紧张素受体拮抗剂(ARB)

由于血管紧张素 II 参与了本病的发生,所以可应用血管紧张素转化酶抑制剂或血管紧张素受体拮抗剂进行治疗。另外,血管紧张素转化酶抑制剂、血管紧张素受体拮抗剂除了能降低血压外,还能减少尿蛋白排泄及延缓肾损害进展,如雷米普利、福辛普利,氯沙坦、厄贝沙坦等。

5. 合并症的治疗

肥胖相关性肾小球病病人常合并代谢综合征,因为两者发病都与肥胖(尤其是腹型肥胖)及胰岛素抵抗密切相关。在治疗肥胖相关性肾小球病时,对代谢综合征的其他组分如高血压、糖尿病、脂代谢失调及高尿酸血症等也要同时治疗,因为它们都能加重肾脏损伤,加速肥胖相关性肾小球病进展。而且治疗这些并发症时一定要达标,才能保护肾脏、心脏等器官。

6. 中医治疗

中医治疗包括中药、针灸、穴位埋线、食疗等。主要治法有:健脾益气、益气补肾、养阴清胃、化湿、利水、祛痰、通腑消导、活血化瘀等。

(1)中药治疗:肥人多虚,易见气虚、阴虚,偶有阳虚。肥人多实,有气滞、痰湿、血瘀。当出现肥胖相关性肾小球病时,可以见于几个脏腑,多种病邪出现。例如心肾气虚、痰瘀内停,或有气阴两虚、湿热夹瘀,或有肝脾不调、气滞湿郁,或有脾胃湿热,也有阴虚胃热。

治疗肥胖相关性肾小球病,有两点非常重要:一是节饮食,多运动;二是调脏腑,重中焦。肾病虽然表现为下消,水谷精微下泄,主要临床表现是蛋白尿。须知治疗下消,必须消除中消。试想一个大腹便便之人,胃口极好,膏粱厚味,钟鸣鼎食,要想控制住蛋白尿,谈何容易。

另外,中医古籍记载中药荷叶、桃花具有减肥的功效。如唐代孙思邈在《备急千金要方》中记载"桃花三株,阴干末之……可细腰身";《证治要诀》云:"荷叶灰服之令人瘦"。近年来的实验证明,多种中药都具有减肥祛脂的作用。其中祛痰化浊、利湿降脂的有:生大黄、虎杖、苍术、泽泻、茵陈等;活血化瘀、减肥祛脂的有:丹参、益母草、生山楂、鸡血藤、川芎等;滋阴养血、减肥降脂的有:旱莲草、生地、山茱萸、枸杞子、灵芝等。

(2)针灸治疗:针灸通过刺激腧穴疏通经络,加强脏腑功能,调整气血阴阳平衡,从而取得整体减肥的效果,并且还能消除局部脂肪达到局部减肥的目的。针灸可以刺激下丘脑-垂体-肾上腺皮质和交感-肾上腺髓质两大系统,调节多种活性物质和多种代谢途径,提高基础代谢率,加快积存脂肪的消耗,从而调整、完善、修复人体自身平衡。根据肥胖不同的证型,选用不同的穴位进针,胸腹部选取中脘、天枢、中极、膻中,四肢部选取伏兔、足三里、阴陵泉、丰隆为主穴。

(3)穴位埋线治疗:指在中医理论指导下,将可吸收性外科缝线置入穴位内,利用线对穴位产生的持续性刺激作用达到减肥目的。该法创伤较小,不良反应小,每次治疗间隔时间长,满足现代人快节奏、高质量的生活要求。

(4)食疗:指在中医理论的指导下,利用食物性和味的搭配及所含成分,作用于人体一定的脏腑,达到调和气血,平衡阴阳,防治肥胖的目的。《医部全录》中有记载冬瓜为方可治疗肥胖："人太肥欲得瘦轻健,可用冬瓜作羹长期食用,欲增肥则勿食此物。"中医学有"肥人多痰,多气虚"之说,认为肥胖的原因是气虚和痰湿内蕴。一般来说,肥胖患者大多饮食失调或食欲亢进或偏嗜肥腻甘甜之食,久之导致脾失健运、肺失肃降、痰湿内蕴,滞壅机体而成肥胖。因此中医食疗以健脾益气、化痰除湿为主,可选用茯苓、赤豆、薏苡仁、陈皮、荷叶、苦瓜、山楂、冬瓜、黄瓜、海带、黄豆芽、豆腐、泥鳅、鳝鱼、鸭肉、莴笋等食物组成配方。

(5)其他:另外还有小针刀疗法、艾灸疗法、火罐疗法、按摩疗法等,都对肥胖的治疗有一定的疗效。

总之,肥胖相关性肾小球病的防治重在减肥,简单地说,就是管住嘴、迈开腿!

对肥胖与肾脏病认识的几个误区

- "越胖的透析患者活得越长"这种观点不完全正确。可能是基于BMI的肥胖定义的局限,混杂富含肌肉的肥胖者的优势,导致高BMI患者活得越长。
- 这种高BMI的"保护作用"可能是由于我们用BMI来衡量肥胖,但它并不能区分高非脂肪组织对肥胖症的影响。
- 将高腰围和高BMI分开统计,显示它们与死亡率有着截然相反的关系。更高的肌肉质量也已被证明能够解释一些高BMI的积极作用。
- 也有证据表明,肥胖,尤其是皮下脂肪,可能为终末期肾脏病患者带来短期好处,特别是病情加重的个体。肥胖通常意味着更好的营养状况,它提供了更好的蛋白质和能量储备,面对严重的疾病,高肌肉抗氧化能力强、更稳定的血流动力学状态和应激,肥胖意味着高胆固醇水平,可以稳定循环内毒素;脂肪组织可以封存尿毒症毒素。

今说肥胖累多脏，心肺肝伤肾也妨。

甘肥本为膏粱疾，江楼豪饮莫淋漓。

肉盛骨弱何尊荣，宝车俊游亦步骑。

治疗重在调脾胃，气滞痰瘀和气机。

肾病降压有纲常，合理用药效验彰

在我们的生活中，不乏老张、老李或者其他的某某人因为生气、着急等情绪原因突然昏倒，醒来发现半边身子瘫了，医院检查发现"脑出血"。大部分患者家属都会问，那好好一个大活人，为什么莫名其妙就脑出血了呢？其实，《素问·生气通天论》早就说过："阳气者，大怒则形气绝，而血菀于上，使人薄厥。"说的是发怒会导致人体气血运行紊乱，脏腑功能失调，引起中风、头痛、胸痛、昏厥等，严重者还可能因暴怒而断送性命。这些在中老年高血压患者中屡屡发生。

高血压直接损害的第一个器官就是心脏。而作为直接指挥身体的大脑发生器质性损害的时候症状往往是最为明显的，尤其是脑出血或脑梗死导致的偏瘫。当高血压轻微损伤脑血管时，头疼、头晕就是最直接的感受和提醒，但并非所有的眩晕都与高血压有关。肾脏也是受到高血压损害的重要器官之一，并且在受损器官中排名第三。

那么，高血压肾损害会对我们的肾脏造成多大的影响呢？

在欧美国家，因为高血压导致的良性高血压肾硬化症（其本质是血压过高导致的肾脏小血管硬化）最后导致终末期肾病（也就是尿毒症）所占的比例约为25%，是导致终末期肾病的第二位疾病，仅次于糖尿病肾病。而在我国，良性高血压肾硬化症是导致终末期肾病的第三位疾病，仅次于原发性的肾小球疾病及糖尿病肾病，并且随着生活水平的不断提高和中青年人的高血压发病率的升高，可以预见的是高血压导致肾脏损害的发病率会逐渐攀升，逐渐与欧美国家齐平。同时肾脏实质性疾病也会引起高血压，占全部高血压患者的2.5%~5.0%，肾血管性高血压（RVH）则是继发性高血压的第二位常见原因。

一、高 血 压

（一）什么是血压？

人体的心血管系统如同一个密封的管道，管道内充满了不断循环的血液。血液经心脏收缩射出后对血管壁产生一种压力，这种压力就是血压。血压会随着心脏的收缩和舒张发生规律性的波动。心脏收缩时血压升高所达到的最高值为收缩压，心脏舒张时血压所达到的最低值为舒张压。静息状态下，血压都处于一个相对稳定的状态。血压长期过高或过低，都会对机体造成严重后果。目前国内通用的标准是，成人收缩压≥140mmHg，和/或舒张压≥90mmHg即为高血压。

（二）高血压的常见原因有哪些

目前国内按病因将高血压分成两大类：

原发性高血压：即高血压病。这是高血压病人的主要类型，占了高血压病人总数的90%以上。这类高血压的发病机理复杂，往往有明显遗传背景。发病时症状不明显，往往因体检等常规检查发现；部分患者于头晕、头痛、疲劳、心悸后常规检查发现以体循环动脉压升高为主要临床表现的心血管综合征，是导致心脑血管疾病的最重要的危险因素，常与其他心血管危险因素共存，可损伤重要器官如心、脑、肾的结构和功能，最终导致这些器官的功能衰竭。

继发性高血压：又叫症状性高血压，是指由某些特定的疾病和病因引起的血压增高，约占所有高血压的5%。继发性高血压尽管所占比例并不高，但绝对人数仍相当多，常见继发性高血压的病因有肾脏疾病、内分泌疾病、心血管疾病、颅脑疾病，此外尚有妊娠高血压综合征、红细胞增多症、药物性高血压等，其中以肾脏疾病引起居多。不少继发性高血压，如原发性醛固酮增多症、嗜铬细胞瘤、肾血管性高血压、肾素分泌瘤等，可通过手术得到根治或改善。因此，及早明确诊断能明显提高治愈率或阻止病情进展。

➤ 治疗方面，原发性高血压治疗以控制血压为主，继发性高血压以治疗原发病为主。

（三）肾病和高血压有什么关系

在引起继发性高血压的各种病因中，肾脏疾病占据首位，具体可以分为两类：

● **肾实质性高血压**：是由各种肾实质疾病引起的高血压，占全部高血压2.5%~5.0%，其发病率仅次于原发性高血压，在继发性高血压中居首位。2012年我国慢性肾脏病（CKD）流行病学调查显示，60.5%肾小球滤过率<60ml/（min·1.73m^2）（即CKD 3期）的患者具有高血压，61.2%呈现白蛋白尿的患者具有高血压。

● **肾血管性高血压**：是继发性高血压的第二位常见原因。各种病因引起的一侧或双侧肾动脉及其分支狭窄，引起肾血流量减少及肾脏缺血，继而引发肾素-血管紧张素-醛固酮系统激活，导致血压升高、肾功能受损及心、脑血管事件。

流行病学数据显示，肾脏疾病和高血压的关系十分密切，并且在临床接触病人的过程中，我们可以直观地发现，大部分肾病患者都患有高血压这一并发症,其中以某些特定疾病和肾脏疾病中晚期患者居多。

由上可见,肾脏疾病和高血压的关系十分密切。

（四）血压——肾脏"工作"的动力

如果将肾脏比作"筛子",那么血压就是筛子工作的直接动力——只有我们往筛子里不断地倒入"东西",筛子才能发挥它的作用。血压就是直接影响肾脏滤过的因素。

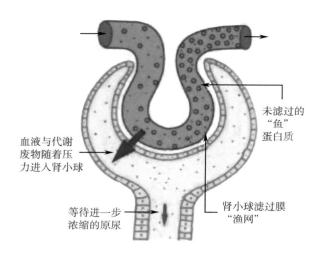

由肾小球的解剖示意图我们可以看出,进入肾小球的动脉和离开肾小球的动脉粗细程度是不一样的,进口处动脉较粗,出口处动脉较细。血液流过肾小球时,就像平稳的河流通过狭窄弯曲的河道,自然增加了弯曲部分的压力,利于肾小球的滤过。如果想要更加形象地描述血压和肾脏工作的关系,那么我们可以将两者的关系描述为"渔网、鱼与河流"。蛋白质是血液内重要的物质,如果血液是河水,那么蛋白质就是河中的鱼,血管则是河道。当血液流过肾小球的时候,就像是河水流过一条有分支的河道,在分支的一侧有一个布满网眼的"渔网"（即肾小球滤过膜:指肾小球毛细血管襻的管壁,由三层结构构成）,净化河水的过程中河水中的"鱼"才不会被一同抛弃掉。因此,只有河水涓涓不停地流动,肾脏才能不停地发挥自己的功能。

二、高血压肾损害

（一）高血压引起肾血管损伤

肾脏有疾患时,可能导致循环血容量增加,就好比河水流量增加。此时网受到的冲击就更大。随着渔网逐渐被破坏,就会有鱼儿漏出。只有将河流冲击渔网的力量减缓，才能减轻渔网破坏程度，有利于减少漏网之鱼。这里说的就是减轻肾脏血管的损坏和缓解蛋白尿的程度。所以，降压是现代医学在治疗肾脏疾病中最主要的治疗手段之一。

在正常状态下，肾脏本身是有调节局部血压的能力的，当血压在 90~180mmHg 的情况下，肾脏可以通过控制入球小动脉（即上流河道宽度），将肾小球局部的血压控制在 60mmHg。这样就可以保证身体不会因为运动、情绪激动、身体位置等原因造成的血压波动影响肾脏血流量的变化。但是这种能力是一种临时的应对机制，当血压持续保持在 140mmHg（1 级高血压）以上时，为了面对高压力血液的冲击，身体的"适应能力"会代偿性地增加入球小动脉的厚度。随着动脉慢慢增厚，向外发展到极限时，血管就会逐渐向内增厚导致河道变窄，这时就会引发一系列对身体有害的修复机制。

当血管腔狭窄而血压不变时，就会导致肾脏局部组织的缺血，从而触发身体自我保护机制肾素 - 血管紧张素 - 醛固酮系统，升高全身血压从而升高局部血压，进一步导致局部血管壁继续加厚。

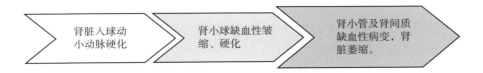

肾小球仅仅是肾单位的"第一站"，其后有许多组织都需要由出球小动脉流出的血液营养。当血液的入口开始硬化，导致血流量减少后，其后的大量组织最终会因为缺血、缺氧和营养缺乏而导致萎缩，其最终结局就是肾脏萎缩。这就是高血压造成肾功能损害和肾小球硬化症的基本病理过程。

（二）高血压引起肾损伤

高血压可以导致肾脏各级血管的破坏，特别是导致了肾小球硬化。肾小球是肾内微小的毛细血管丛，它是肾脏从血液中过滤液体和代谢废物的基本组织。于长期伴随高血压的刺激，肾小球出现血流动力学适应性改变——高滤过、高灌注。这种改变促使肾小球毛细血管内皮细胞受损，毛细血管废损，系膜细胞增生和细胞外基质堆积，渐渐地蛋白尿出现了，肾小球也会出现硬化。肾内微血管破坏，伴随而来的是肾小管 - 间质的缺血和低氧，小管 - 间质也会纤维化，相应的肾单位也就荒废了，最终导致肾功能衰竭。可见，血流动力学改变和蛋白尿在高血压肾损伤过程中发挥着主要作用。

（三）高血压与蛋白尿

在临床上，蛋白尿不仅仅是对于疾病发展、活动程度的一个判断，也是造成肾脏损伤的一个独立因素。所以，控制蛋白尿也是治疗目标的重点之一。

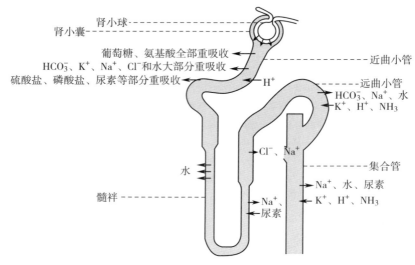

各种重吸收和排泌示意图

通过肾脏重吸收和排泌示意图可以看出,尿液的浓缩是一个极为复杂的过程,涉及到各种离子和小分子有机物质的吸收和分泌。简单来讲,尿液的浓缩和重吸收就是将被过滤掉但对身体有用的"小鱼小虾"(各种离子、无机盐、小分子蛋白质和葡萄糖)重新"捞回"的一个过程。

当"小鱼小虾"随着原尿进入肾小管时,肾小管就会扮演"捞虾渔夫"的角色,通过主动"撒网",将"鱼虾"从河里捕捞出来,然后通过"人工运输"的方式将所捕获的"鱼虾"运送到"河岸"(肾间质),最后运输到出球小动脉分支出的肾小管周围毛细血管,从而将原尿中的有用物质回收,完成尿液的浓缩。

正常情况下,肾小管可以将肾小球内漏出的小分子蛋白质重新吸收,但是当大量小分子蛋白质和大分子蛋白质从肾小球内漏出超出肾小管重新吸收的能力时,这部分物质就会从近曲小管流过,进入髓袢直至进入集合管,最终形成蛋白尿。当肾小管在完成重吸收过程中,因为其需要消耗更多的氧,或有氧化应激,导致肾小管 - 间质的炎症。如修复不够,就会导致肾小管 - 间质纤维化,可真是城门失火,殃及池鱼啊。

总之,高血压及其导致的肾脏代偿性改变,参与了蛋白尿的产生,从而加重肾脏损伤,促进肾功能不全的进展。控制血压可以减少蛋白尿,保护肾脏。

三、降压目标

如果想要制定每个人最适宜的血压标准,我们需要考虑以下几个因素:

⊙ **年龄**。
⊙ **原发病**的类型、目前的进展程度。
⊙ 是否患有**心脑血管疾病**。
⊙ 是否患有**糖尿病**。
⊙ **24 小时尿蛋白分析**。

总体控制目标

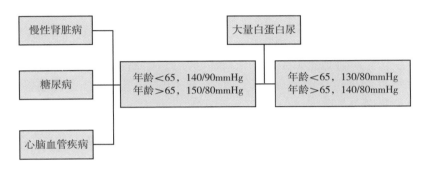

　　建议 CKD 患者血压控制目标为＜140/90mmHg，合并显性蛋白尿（即尿白蛋白排泄率＞300mg/24h）时血压应控制在≤130/80mmHg。目前对于合并蛋白尿 CKD 患者严格控制血压的证据仍很有限。因此，临床上应在治疗过程中评估患者血压达标的获益和风险，并相应调整治疗目标。

　　特殊人群血压控制目标：

　　● **糖尿病**：合并糖尿病的 CKD 患者血压控制在＜140/90mmHg，如耐受，患者血压目标可以再适当降低为＜130/80mmHg。尿白蛋白≥30mg/24h 时血压控制在≤130/80mmHg。

　　● **老年患者**：建议 60~79 岁老年 CKD 患者血压目标值＜150/90mmHg；如能够耐受，血压目标＜140/90mmHg。≥80 岁老年人血压目标值＜150/90mmHg，如果可以耐受，可以降至更低，但要避免血压＜130/60mmHg。

　　● **儿童患者**：间隔 2~4 周、不同时间 3 次以上测量收缩压和（或）舒张压大于等于同年龄、性别及身高儿童青少年血压的第 95 百分位数（P95）可诊断为儿童高血压。在无其他疾病的情况下患儿血压应控制在同性别、年龄、身高儿童血压的 P95 以下；在患儿有合并心血管损害、糖尿病及终末器官损害的高危因素时，血压控制在小于 P90。CKD 患儿，尤其存在蛋白尿者，建议血压控制在 P50 以下。

　　● **血液透析患者**：目前缺少高质量的循证医学证据制定血透患者血压目标值。改善全球肾脏病预后组织指南（KDIQO 指南）提出透析患者血压控制靶目标为透析前血压＜140/90mmHg，透析后血压＜130/80mmHg。结合我国的实际情况建议透析前收缩压<160mmHg(含药物治疗状态下)。

● **腹膜透析患者：**基于现有指南、普通人群和 CKD 患者的研究数据，KDIQO 指南建议腹膜透析患者控制血压于 140/90mmHg 以下，年龄>60 岁的患者血压控制目标可放宽至 150/90mmHg 以下。

● **肾移植受者：**KDIQO 指南建议肾移植受者控制血压 ≤ 130/80mmHg。

四、治　疗

目前对于大部分慢性肾脏病包括糖尿病肾病,降压治疗是现代医学的主要治疗手段之一。血管紧张素转化酶抑制剂类(如福辛普利、雷米普利等)、血管紧张素 Ⅱ 受体阻滞剂类(如氯沙坦、厄贝沙坦等)等肾素 - 血管紧张素 - 醛固酮系统阻断剂是肾性高血压、糖尿病肾病、IgA 肾病、各类肾炎的最主要治疗手段之一。这两类药物除了降压外还有独立于降压之外的肾脏保护作用,对于肾脏保护方面的作用十分突出。所以说,患者自觉高血压好转便私自停药是不可取的。

(一)具体的治疗药物

● 肾素 - 血管紧张素 - 醛固酮系统阻断剂:包括血管紧张素转化酶抑制剂(ACEI)与血管紧张素 Ⅱ 受体阻滞剂(ARB),如氯沙坦、缬沙坦、厄贝沙坦、雷米普利、福辛普利等。

● 钙离子拮抗剂(CCB):如硝苯地平、苯磺酸氨氯地平等。

● 利尿剂:如呋塞米、托拉塞米、螺内酯等。

● β 受体阻滞剂:如酒石酸美托洛尔、富马酸比索洛尔等。

● α 受体阻滞剂:如盐酸特拉唑嗪等。

(二)联合降压药物治疗

肾性高血压的发生涉及多个发病机制,往往需要联合使用两种或两种以上降压药物。常用的两药联合降压治疗方案包括 ACEI 或 ARB+ 二氢吡啶类 CCB、ACEI 或 ARB+ 噻嗪类利尿剂、二氢吡啶类 CCB+ 噻嗪类利尿剂。ACEI 或 ARB 可抑制二氢吡啶类 CCB 引起的 RAAS 激活和下肢水肿等不良反应,二者联合降压效果增强,不良反应减少。ACEI 或 ARB+ 噻嗪类利尿剂有利于控制血压和减少高钾血症等不良反应,是各国高血压指南推荐的联合方案;当 eGFR<30ml(min·1.73m^2)时,采用袢利尿剂取代噻嗪类利尿剂。二氢吡啶类 CCB 可引起液体潴留,利尿剂可减轻 CCB 带来的水钠潴留,二者联用有利于 CKD 患者的血压控制和减少不良反应。多项临床试验结果显示,ACEI 和 ARB 联用,肾衰竭和高钾血症发生风险均增加,低血压发生率也升高,是否联合使用 ARB 和 ACEI 需要根据具体病情来评估后再做决定。难以控制血压的

患者可采用 ACEI 或 ARB+ CCB+ 噻嗪类利尿剂组成的三药联合方案。

（三）肾功能不全非透析患者与透析患者的降压药物选择

肾功能不全非透析患者:对于已经进展到肾功能不全的 CKD 患者,建议选择肝肾双通道代谢的降压药物,减少药物对于肾功能的影响。例如福辛普利经肝脏代谢50%,经肾脏代谢50%,尤其适合糖尿病肾病肾功不全的老年病人。

透析患者:降压药物需要选择蛋白结合率高的药物防止药物因血液净化而丢失。肾素-血管紧张素-醛固酮系统阻断剂可选择血管紧张素Ⅱ受体阻滞剂类和福辛普利,钙离子拮抗剂可选择氨氯地平和贝尼地平。

五、病人自我管理

肾性高血压及高血压肾损害患者应如何安排生活和饮食

1. 生活安排

（1）工作要求:根据病情和工作性质,适当地减轻工作,尽量避免体力劳动,尽量忘掉工作中的烦恼。

（2）适当的体育锻炼是有益的,如散步、广播体操、太极拳、气功等,以不感疲劳为度。重症高血压及心肾功能不全者应限制运动。

（3）要保证充足的睡眠:不要睡得过晚,睡醒后不要突然起立,以免发生大脑供血不足的情况。睡眠不佳者用安定药或镇静催眠药,如安定、利眠灵、眠尔通等。

（4）戒烟,避免过度饮酒。

2. 饮食方面

（1）控制食盐量:正常人每天大约进盐 9~15 克,高血压病人应至少减少一半（5~7 克）。如肾脏病较重或有明显高血压和水肿,每日摄入食盐应控制在 3~5 克。不用利尿剂者应严格一些。

（2）控制食用动物脂肪:动物脂肪含饱和脂肪酸多,能加重血管硬化。植物油含不饱和脂肪酸多,能降低胆固醇,因此食用植物油,如大豆、香油、花生油、菜籽油等较为合适。

（3）少食甜食:摄入过多的糖可转化为中性脂肪,使血脂增多从而加速动脉硬化。

（4）蛋白质与热卡:应根据血压、体重、蛋白尿的情况来调整蛋白质摄入量,热卡以不使体重超重为度。肥胖者,应减少主食和脂肪摄入,以素食为主,应减肥达到标准体重。如有慢性肾脏疾患,肾功能正常同时有消瘦或尿中大量丢失蛋白者,应给足热卡与营养丰富的食物,如优质蛋白质,以增加体重。但如肾脏病重,或已经有肾功能不全时,即使尿蛋白丢失多,仍应酌情限制蛋白摄入量,以减轻氮质血症与延缓肾衰进程。

六、恶性高血压肾损害

(一)恶性高血压肾损害临床表现

恶性高血压(MHT)定义为:血压迅速升高,舒张压＞130mmHg,合并眼底出血或(和)渗出(高血压视网膜Ⅲ级病变),或(和)双侧视神经乳头水肿(Ⅳ级病变),属于血栓性微血管病。

恶性高血压患者男多于女,尽管各种年龄均可发病,但青中年患者居多。恶性高血压起病急,常以头痛或视力下降为首发症状,量血压发现舒张压＞130mmHg。

恶性高血压可累及全身多个器官系统:

1. 肾脏表现

根据资料统计63%~90%恶性高血压患者会累及肾脏,临床出现不同程度的蛋白尿(很少出现大量蛋白尿)、镜下血尿(为变性红细胞血尿)及管型尿,并偶见无菌性白细胞尿。患者就诊时可有不同程度的肾功能损害,甚至出现急性肾衰竭;假若未能及时控制血压,数周或数月时间即可能转为慢性肾脏病(CKD),进入终末期肾病。

2. 肾外表现

眼底:患者出现典型的眼底改变,即高血压视网膜病变Keith-Wagener分级Ⅲ级(视网膜出血或渗出)或Ⅳ级(视神经盘水肿)。

中枢神经:患者常觉头晕、头痛,可出现一过性脑缺血、高血压脑病、脑出血或蛛网膜下腔出血。高血压导致小动脉收缩与舒张失调,血脑屏障破坏,血管通透性增加,致使血浆外渗出现脑水肿,即形成高血压脑病。临床上出现头痛、喷射性呕吐、烦躁、兴奋,癫痫发作及嗜睡昏迷。

心脏:恶性高血压可导致左心室急性压力过度负荷,从而诱发急性左心衰(临床呈现急性肺水肿)或急性心肌梗死。与良性高血压所致心脏病变不同,恶性高血压导致急性左心衰时,不一定存在左心室壁肥厚。

血液:可出现贫血,少数患者还可出现微血管内溶血性贫血(血清乳酸脱氢酶水平增高及外周血破碎红细胞增多),重者甚至出现溶血尿毒综合征。

电解质:部分患者出现低钾血症,与RAS系统活化,醛固酮分泌增多相关。

因此,伴随恶性高血压发生,患者出现蛋白尿、血尿及肾功能急剧恶化,此时若能排除其他原因的肾脏病,即是恶性高血压肾损害。

(二)恶性高血压易感因素

流行病学调查发现,恶性高血压常在血压控制不好的良性高血压基础上发生。根据目前的资料报道,在高血压人群中恶性高血压的发病率为1%~4%,并根据地区的不同发病率不同。

恶性高血压的易感因素并不完全清楚,从目前最新的资料看,如下因素与恶性高血压发病相关:

- 男性:在目前的文献报道看,恶性高血压患者中男女比为2~3.8∶1。
- 黑种人:他们的血压常难以控制,恶性高血压发病率高(虽然我国黄种人占绝对数量,但是国外关于黑种人文献的汇总可以从侧面印证恶性高血压与血压的关系)。
- 原发性高血压:轻、中度原发性高血压患者很少发生恶性高血压,但是重度原发性高血压患者的恶性高血压发生率很高。
- 慢性肾实质疾病:其中IgA肾病最易并发恶性高血压,除IgA肾病外,恶性高血压还常见于局灶节段性肾小球硬化症及慢性肾小管间质疾病如反流性肾病。
- 肾血管性疾病:包括先天性及移植性肾动脉狭窄,均易并发恶性高血压。
- 内分泌疾病:如嗜铬细胞瘤。
- 其他血栓性微血管疾病:如硬皮病及系统性硬化,抗磷脂抗体综合征及先兆子痫等。
- 毒品。

(三)恶性高血压及其肾损害的预防、治疗与预后

恶性高血压的预防:

目前多数学者认为未控制好的原发或继发性良性高血压病是恶性高血压发病的基础,因此积极治疗控制良性高血压是预防恶性高血压及其肾损害发生的关键。

恶性高血压的治疗:

如果不治疗,恶性高血压的结局很差,2年内患者死亡率为90%。而积极治疗,5年内肾脏存活率为81%,患者存活率为90%。虽然仍有10%的患者死亡,但是不得不考虑的是,在发生恶性高血压时,部分患者的身体已经患有轻、中度高血压,并且血压控制并不理想,而部分患者则患有慢性肾脏实质疾病。因此这10%不幸的人的死亡原因多是复杂的,并不能单纯归结于恶性高血压。因此可以说,在积极治疗的情况下,恶性高血压的治疗结局是良好的。

恶性高血压并发症严重,危及生命,一旦发现血压过度升高,建议立刻就诊,并在医院急诊降压治疗。第一阶段,如果血压过高,可静脉输注降压药物。在2~6小时内将血压降到160~170/100~110mmHg,或者将平均动脉压降低25%(降压过快可能减少靶器官供血,导致或加重损伤)。第二阶段,口服降压药,数周内将血压将至合理的目标值。

这种方案适合于无心脑血管并发症的恶性高血压患者。若患者出现急性脑卒中，则发病第一周不建议过快降压，或者仅小幅度降压，以防止快速降压后再次损伤脑组织。若并发急性左心衰、急性肺水肿或已经形成主动脉血管夹层（即血管内外两层因血液的进入而分离形成）的恶性高血压患者，则必须积极迅速降低血压。

恶性高血压肾损害的治疗：

目前，现代医学治疗恶性高血压肾损害主要是依靠降压药控制血压，可以恢复部分肾功能甚至逆转肾衰竭。如果遗留慢性肾衰竭，可以使用中医药延缓其肾功能衰竭的进展甚至逆转部分肾功能，从而达到阻止或延缓进入肾脏替代。

恶性高血压肾损害的预后：

如果不治疗，恶性高血压的结局很差，2 年内患者死亡率为 90%。随着降压药物的发展和中医药在这方面认识的进步和治疗方法的确立，患者积极治疗，5 年内肾脏存活率（肾脏功能健在，不用透析）为 81%，患者存活率为 90%。发现时疾病严重程度不同，则肾脏结局不同，患者的存活率也随之改变。

同大多数疾病一样，及时发现和及时、正确的治疗是提高患者生存率及改善肾脏损害的关键。

七、肾动脉狭窄

肾脏疾病是引起继发性高血压的因素之一，引起继发性高血压的肾脏疾病有很多，这里介绍一下发病率逐年升高却并不为大众所知的肾血管性疾病——肾动脉狭窄。

北京的陈女士在 45 岁时的一次常规体格检查后发现患上了高血压、高血糖、高血脂这三种典型的"富贵病"，于是漫漫的吃药路就这样开始了，但是她没有严格按照医生的要求去做，血压、血糖监测也不规律。56 岁时，在 2013 年的某一天早上，她发现自己腿肿了。联想到前一天跳广场舞时，突然感觉自己有些气短、喘不过来气的情形，她急忙去医院挂号看病，找找是什么原因。检查发现血压升高到 180/110mmHg，尿常规显示有蛋白尿，生化全项显示肌酐 232μmol/L，胸部片显示有肺水肿。医生告诉她，可能是肾动脉出现问题了，需要做肾动脉造影术检查，最终确诊为动脉粥样硬化性肾动脉狭窄。

在医生的建议下，陈女士住进医院做了肾血管成形术和支架植入术。这是一个把缩小的动脉通过一个支架撑开的手术，可以解决动脉狭窄不往肾脏输送血液的问题。手术很顺利，可是结果并不好，虽然血压、肺水肿和小腿的水肿消失了，但是血肌酐从 232μmol/L 涨到了 456μmol/L。经过一段时间辗转于北京各大医院无果，陈女士开始把希望寄托于中医上，于是在 2014 的某一天决定服用中药进行治疗。

经过一段时间的持续治疗，陈女士的肌酐降到了 $265\mu\,mol/L$，虽然结果还不令人满意，可总算是暂时摆脱了透析的魔爪。现如今继续服用中药加西药，进行中西医结合规律治疗。

通过这个故事，我们又认识了一个疾病——肾动脉狭窄。肾动脉狭窄是一个或多个把血液向肾脏运输的动脉（肾动脉）狭窄。动脉狭窄阻止了正常数量的富含氧的血液进入肾脏。肾脏需要充足的血液流动来帮助过滤废物和去除多余液体，因此当流经肾脏的血液减少时，这种状态会刺激人体位于肾小球出球小动脉的感受器，激活人体自身调节反馈——肾素 - 血管紧张素 - 醛固酮系统，通过增加肾素的分泌从而收缩血管，升高血压。进一步发展则会增加整个身体的血压（系统性血压），并且引起肾脏组织损伤。

（一）肾动脉狭窄的临床表现

在患病初期，肾动脉狭窄可能不会引起任何迹象或症状。大多数肾动脉狭窄患者没有症状和体征。这个疾病可能是在做检查寻找其他疾病的病因时偶然发现的。当有以下情况时，医生可能会怀疑有肾动脉狭窄：①血压突然升高，或血压突然超出预期的升高。②在 30 岁之前或 55 岁之后开始的高血压。

随着肾动脉狭窄的发展，它所引起的体征和症状才会逐渐显现，包括：

● 难以治疗的顽固性高血压。

● 医生将听诊器放在肾脏听诊部位时，可以听见"嗖"的一声响，这是血液流经缩窄的血管。

● 尿液中蛋白水平升高或其他肾功能异常的迹象。

● 在治疗高血压时发现肾功能恶化。

● 身体组织内液体储存和水肿。

● 难治性心力衰竭。

随着肾动脉狭窄的逐渐发展，会出现肾功能衰竭（导致病人需要透析治疗或肾脏移植手术），液体潴留（水肿，常发生在下肢，导致脚踝或脚肿胀），气短（由于突然在肺部积聚液体，形成肺水肿）。

（二）导致肾动脉狭窄的主要原因

动脉粥样硬化： 有小规模的病因调查数据显示，超过 90% 的肾动脉狭窄是由动脉粥样硬化造成的。动脉粥硬化逐渐成为肾动脉狭窄最主要的病因。肾动脉发生动脉粥样硬化的危险因素与体内其他地方产生动脉粥样硬化的危险因素相同，包括：年龄的增长，高血压，高胆固醇，糖尿病，肥胖，吸烟和其他烟草的使用，早期心脏病的家族史，缺乏锻炼。动脉粥样硬化是累积的脂肪、胆固醇和其他物质（斑块）附着于动脉壁。随着斑块变大、变硬，使管腔变窄，减少肾脏的血流量，并且局部组织形成瘢痕，最终导致小动脉的缩小。

纤维肌性的发育不良：肌纤维发育不良时，肌肉在动脉壁生长异常。肾动脉狭窄部分表现为交替的部分狭窄和增宽，形成串珠状的外观。肾动脉狭窄导致肾不能有足够的血液供应，从而形成损伤。这种情况可能发生在一个或两个肾脏。目前仍然不能确定是什么原因导致肌纤维发育不良，但从目前观察到的病例中发现，女性更为常见。推断可能是出生时就存在的现象（即先天性疾病）。

还有小部分肾动脉狭窄由其他原因引起，如血管炎、神经纤维瘤、外在压迫（生长在腹部的某些组织，逐渐发展并压迫肾动脉）。

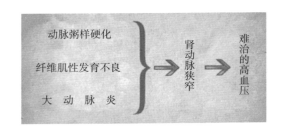

（三）肾动脉狭窄的诊断

医生可能会通过各项检查来完成肾动脉狭窄的诊断，大概包括以下内容：

- 回顾病史。
- 物理性诊断：听诊听到血液流经狭窄血管的声音（或听到杂音）时，即意味着肾脏动脉有缩窄的状况。
- 检查肾脏功能（血液和尿液测试）。
- 检测调节血压的激素水平（血液和尿液测试）。
- 成像检查：通常是进一步诊断（确诊）肾动脉狭窄的必要检查，包括多普勒超声检查、计算机肾动脉显影（CTA）、磁共振肾动脉显影（MRA）、肾动脉造影术（DSA）。

（四）肾动脉狭窄的治疗

肾动脉狭窄的治疗涉及到生活方式的改变、药物治疗和手术治疗，结合治疗是最好的方法，需要根据整体健康状况和症状综合判断最适合的治疗。

动脉粥样硬化是肾动脉狭窄临床上最为常见的病因，因此控制动脉粥样硬化也十分重要。由于动脉粥样硬化性肾动脉狭窄具有与冠心病相同的心血管事件风险，故应依照冠心病的二级预防指南进行如下预防。

- 治疗性的生活方式调整：首先应当戒烟，成功后数月内起效，3~5 年后其风险与不吸烟者相当。体重指数（BMI）应控制于 18.5~24.9。限制饮酒。减少热量摄入，多吃水果、蔬菜及富含不饱和脂肪酸的食物。
- 药物治疗：高血压是与肾动脉狭窄有关的最主要症状，因此降压治疗十分重要。血管紧张素转化酶抑制剂或血管紧张素 Ⅱ 受体拮抗剂虽然作为首选药物,但两者一般不联用,单独使用也需要谨慎,尤其是双侧肾动脉狭窄严重患者,需要监测急性肾损伤的出现。钙通道阻滞剂、α 受体阻滞剂和 β 受体阻滞剂是否使用,需要临床医生按具体情况而定。利尿剂在症状性肺水肿时可以使用,但要提防急性肾损伤。其他如他汀类药物往往常规使用,血糖高者使用降糖药,将糖化血红蛋白(HbA1C)控制在 7% 以内。推荐阿司匹林每日 100mg,不能耐受者,改用氯吡格雷每日 75mg。

● 血运重建:对症状严重的病人,例如患有不受控制的顽固性高血压和肺水肿等并发症或肾功能恶化程度较高的患者,医生可能会建议通过肾动脉血流恢复和改善肾脏血流(灌注)的方式来治疗,包括球囊扩张、支架植入和外科手术治疗。

现代医学对于保护肾功能、延缓肾衰竭进展方面,目前没有有效的药物。通过临床观察,中医药多采用益气活血、化瘀泄浊等治疗,可以保护或稳定患者的心、肾功能,减少终点事件的发生。

（五）肾动脉狭窄的预后

影响肾动脉狭窄预后的因素很多,但有一点是肯定的——大多数患者肾动脉支架植入或其他血管重建并不会带来额外的收益;药物治疗可以控制大多数患者的血压和肾功能减退,也可以使大多数患者心脏受益。只有少部分只具有单侧健康肾脏并患有肾动脉狭窄和双肾动脉都狭窄的患者,当其表现出进行性肾功能减退、症状性肺水肿和难以用药物控制的高血压时才需要肾血管重建。

在许多肾脏病患者中,高血压是使肾脏病恶化的重大进展因素。同时,高血压及其相关疾病本身可以导致肾脏损伤和尿毒症。因此说高血压是肾脏的大敌一点不为过。我们在关注原发性高血压所导致的肾小球硬化症的同时,还要关注恶性高血压肾损害,在关注肾实质性高血压的同时还要关注肾血管性高血压。正如诗所说:

> 高血压伤心脑肾,合理控制皆受益。
> 该病本由多因生,原发继发良恶异。
> 饮食起居需调整,烟酒咸腻都不宜。
> 劝君莫嗜膏粱味,多盐伤肾脉凝泣。
> 劝君养性少脾气,情志顺畅莫拂郁。
> 劝君养形多运动,气血冲和疾病离。
> 劝君有疾遵从医,病入膏肓悔晚矣。
> 治疗本为保脏腑,合理用药御肾敌。

血糖升高肾受累，及早防治最相宜

糖尿病肾病（diabetic nephropathy，DN）是一种 1 型和 2 型糖尿病的严重肾病并发症。在中国，糖尿病肾脏病正在以惊人的速度增长，中国成年人糖尿病和糖尿病前期患病率的分别为 9.7% 和 15.5%。将近 40% 的糖尿病患者将最终发生肾脏疾病，是目前引起终末期肾病的首要原因。

糖尿病肾病影响肾脏，使肾脏过滤掉废物和多余的液体的能力下降。随着时间的推移，这种状况会慢慢损害肾脏脆弱的过滤系统。早期治疗可以预防或延缓疾病恶化、减少并发症的发生。防止或延缓糖尿病肾病的最佳方法是通过维持健康的生活方式和治疗糖尿病及高血压。

一、何时去看医生

如果您有肾脏疾病的任何迹象或症状，请及时去看医生，寻求肾科医生的诊治。

如果您有糖尿病，建议每年去找医生做监测尿蛋白的尿检。这有助于了解肾脏功能。

二、看医生前的准备

首先，您可以通过医院官网、微信公众号或医院 APP 等渠道选择您的就诊医生和就诊时间。如有医生的互动平台，可以事先咨询，预约哪天看病。这里有一些信息来帮助您准备您的预约。

● **注意事先预约限制** 当您进行了预约，问清楚您事先需要做的事情，如就诊当天空腹。

● **列出您的症状** 包括任何看起来与肾脏或泌尿功能无关的条目，尽量详细记录您的不适。

● **列出所有正在服用的药物** 维生素、中药汤药或补充剂，包括服用剂量。

● **列出关键的病史** 包括糖尿病或肾病家族史。

● **为讨论您的饮食和锻炼习惯做准备** 如果您没有好好吃饭和锻炼，准备好与您的医生讨论您在开始实施这些前可能面临的挑战。

● **找一位家人或朋友跟您一起去。**他或她可能会听到您错过或者忘记的东西。

● **把需要问医生的问题列表。**对于糖尿病肾病，需要问医生一些基本的问题，包括：

- 我的肾脏损害级别是多少？
- 我的肾功能正在恶化吗？
- 我需要别的检查吗？
- 我现在的状况是什么造成的？
- 我的肾脏损害可逆吗？
- 我的治疗方法是什么？
- 每个治疗的潜在的副作用是什么？
- 我有其他健康问题。我怎么能把它们管理到最好？
- 我饮食上需要注意些什么？
- 您可以介绍一位能帮我搭配饮食的营养师吗？
- 我需要看专科医生吗？
- 您有一些与我相关疾病阅读材料吗？
- 您推荐什么网站或书籍让我认识该病？
- 我需要多久后安排复诊和复查？

医生可能会问您一些问题：

- 您有糖尿病或高血压吗？如果有，患病多长时间？
- 您有过任何症状吗？例如排尿习惯变化或从未有过的疲劳。
- 您症状发生有多长时间了？
- 如果有的话，什么似乎改善您的症状？
- 如果有的话，什么似乎会加重您的症状？

三、糖尿病肾病有哪些症状

在糖尿病肾病的早期阶段,可能没有任何不适迹象或症状。在后期,体征和症状包括:

- 难以控制的高血压
- 蛋白尿
- 脚、脚踝、手或眼睛浮肿
- 小便次数增多
- 易发生低血糖
- 精神错乱或难以集中注意力
- 食欲不振
- 恶心和呕吐
- 持续瘙痒
- 疲劳

四、糖尿病肾病的病因是什么?

糖尿病肾病是 1、2 型糖尿病常见的并发症。随着时间的推移,与未经治疗的糖尿病相关的高血糖会导致高血压。这反过来会通过增加肾脏的过滤系统的压力损害肾脏。

糖尿病肾病的发病机制复杂,其确切机制尚未明确,目前的研究结果提示代谢紊乱、血流动力学改变、炎性反应机制、细胞因子、氧化应激、遗传因素、激肽系统及自噬等多种因素参与了糖尿病肾病的发病。

五、糖尿病肾病危险因素有哪些?

当糖尿病损害肾脏的血管和其他细胞时,糖尿病肾病就发生了。有几个因素可能会增加患糖尿病肾病的风险,包括:

- 1 或 2 型糖尿病
- 控制不好的高血糖
- 控制不好的高血压
- 患有糖尿病且吸烟
- 高胆固醇血症和糖尿病
- 糖尿病和肾脏疾病家族史

六、糖尿病肾病并发症有哪些?

糖尿病肾病并发症可能会在几个月或几年内逐渐发展。它们可能包括:

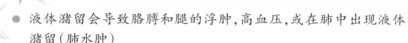

- 液体潴留会导致胳膊和腿的浮肿,高血压,或在肺中出现液体潴留(肺水肿)
- 血钾水平升高(高钾血症)
- 心脏和血管疾病(心血管疾病),可能导致中风
- 视网膜血管损伤(糖尿病视网膜病变)
- 贫血
- 与受损的神经和血管相关的足部溃疡、勃起功能障碍、腹泻和其他问题
- 妊娠并发症对母亲和发育中胎儿的风险
- 不可逆肾损伤(终末期肾病),最终需要进行透析或肾移植以维持生命

七、需要做哪些检查?

医生会问您的当前的症状,并进行查体,以及询问您的既往患病情况。他或她可能会为您介绍一位肾脏病专科医生(肾脏病专家)或糖尿病专科医生(内分泌专家)。要确定您患有糖尿病肾脏病(DKD),可能需要以下特定的检查和程序,如:

尿液检查	尿液样本提供肾脏功能以及蛋白尿的信息。微量白蛋白尿是糖尿病肾病早期的临床表现,可能提示肾脏正受到疾病的影响,也是诊断糖尿病肾病的主要依据。
血液检查	如果您有糖尿病,您需要通过验血来检测您的状况以及确定肾脏工作如何。如 OGTT 试验,糖化血红蛋白,血肌酐等。
成像检查	可能会用 X 射线和超声评估肾脏的结构和尺寸。CT 扫描和磁共振成像(MRI)可确定肾脏血液循环状况。其他成像检查可能在某些特定情况下使用。
肾功能检查	通过化验肾功能来评估肾脏的过滤能力。
肾活检	当考虑合并其他肾小球疾病,或临床情况和糖尿病肾病有出入时,需要肾活检。

糖尿病肾活检参考适应证:

(1)糖尿病<5 年,出现肾病范围蛋白尿,而正常肾功能。

(2)无法解释的镜下多形性血尿。

(3)既往肾功能稳定的患者近期肾功能异常迅速恶化。

(4)ACEI/ARB 应用 2~3 个月,GFR 降低 30% 以上。

(5)无糖尿病性视网膜病变,无或有全身性疾病时,不能排除存在或并存原发性或其他发性肾脏疾病。

肾活检肾脏病理可能是区分下述 3 种情况的唯一方法:单纯糖尿病肾病(DN);非糖尿病肾损害,如急性小管间质性肾炎、IgA 肾病;糖尿病肾病合并非糖尿病肾损害,如膜性肾病 + 糖尿病肾病。

八、如何诊断糖尿病肾病?

要诊断糖尿病肾病,需先区分 DKD、DN、DG、NDRD。

糖尿病肾脏病(Diabetic Kidney Disease,DKD)是指不需要肾活检就基本能确定的由于糖尿病引起的肾脏病;"糖尿病肾病"(Diabetic Nephropathy,DN)需要经过肾活检证实,可见 K-W 结节,也称糖尿病肾小球病(diabetic glomerulopathy,DG)。糖尿病合并非糖尿病肾脏病(non-diabetic renal diseases,NDRD)是指既有糖尿病又有非糖尿病导致的肾脏病。在中国,IgA 肾病是最常见的 NDRD。

如何鉴别"糖尿病肾脏病"和"糖尿病合并非糖尿病肾脏病"?

如果出现下列情况,应当考虑其他因素的慢性肾脏病:

(1) 无糖尿病视网膜病变。

(2) 低的或快速下降的肾小球滤过率。

(3) 迅速升高的蛋白尿或突然出现的肾病综合征。

(4) 难治性高血压。

(5) 活动性尿沉渣改变。

(6) 其他系统性疾病的体征和症状。

(7) 使用血管紧张素转换酶抑制剂(ACEI)或血管紧张素Ⅱ受体拮抗剂(ARB)后 2~3 个月 GFR 下降大于 30%。

糖尿病肾病诊断标准

美国肾脏基金会肾病预后质量倡议(NKF-K/DOQI)指南标准	在大部分糖尿病患者中,出现以下任何一条者首先考虑其肾脏损伤是由糖尿病引起的: (1) 大量蛋白尿 (2) 糖尿病视网膜病变伴微量白蛋白尿 (3) 在 10 年以上糖尿病病程的 1 型糖尿病中出现微量白蛋白尿
中华医学会糖尿病学分会微血管并发症学组工作建议	(1) 大量蛋白尿 (2) 糖尿病视网膜病变伴任何一期慢性肾脏病 (3) 在 10 年以上糖尿病病程的 1 型糖尿病中出现微量白蛋白尿

由于糖尿病肾病容易进入到终末期肾脏病,故早期诊断具有重要的意义。糖尿病肾病的早期诊断指标主要包括四类:①肾小球损伤指标;②肾小管损伤指标;③氧化应激与炎症标志物;④其他诊断指标。

九、如何治疗糖尿病肾脏病?

(一)西医治疗

糖尿病肾病的防治分为三个阶段。

第一阶段为糖尿病肾病的预防,对重点人群进行糖尿病筛查,发现糖耐量受损或空腹血糖受损的患者,采取改变生活方式、控制血糖等措施,预防糖尿病及糖尿病肾病的发生。

第二阶段为糖尿病肾病早期治疗,出现微量白蛋白尿的糖尿病患者予以糖尿病肾病治疗,减少或延缓大量蛋白尿的发生。

第三阶段为预防或延缓肾功能不全的发生或进展,治疗并发症,出现肾功能不全者考虑肾脏替代治疗。糖尿病肾病的治疗以控制血糖、控制血压、减少尿蛋白为主,还包括生活方式干预、纠正脂质代谢紊乱、治疗肾功能不全的并发症、透析治疗等。

1. 糖尿病肾病的筛查

建议首次筛查始于 1 型糖尿病诊断后 5 年和 2 型糖尿病诊断确立后,此后应每年筛查糖尿病肾病。筛查指标包括:尿白蛋白排泄率、血清肌酐水平及估算肾小球滤过率,如有慢性肾脏病需进行分期。推荐采集任意时间尿标本(清晨首次尿标本最佳)测定尿微量白蛋白肌酐比,如有异常,应在 3 个月内至少进行 2~3 次尿白蛋白排泄率检测,需有 2 次以上异常并排除感染等其他因素,方可考虑诊断白蛋白尿。

2. 改变生活方式

包括饮食治疗、运动、戒酒、戒烟、控制体重,有利于减缓糖尿病肾病进展,保护肾功能。

3. 药物治疗

对糖尿病肾脏病的管理只是糖尿病治疗的一部分,并非所有的糖尿病肾脏病都会进展到 CKD5 期,相当多的慢性肾脏病患者在到达终末期肾病前死亡。因此糖尿病肾脏病的防治目标是防全因死亡,防止进入终末期肾病,改善生活质量。而且要综合治疗,避免管理的"孤岛"。如寻求内分泌科、肾科治疗。

★ **控制高血压:**常用血管紧张素转化酶抑制剂(ACEI)和血管紧张素 II 受体拮抗剂(ARB)治疗高血压。由于越来越多的副作用,并不建议同时使用这两种药物。有研究支持的目标血压为 140/90mmHg 或更低。

★ **控制高血糖:**一些药物已经被证明有助于控制糖尿病肾病患者的高血糖。研究支持的目标平均糖化血红蛋白(HbA1C)的应小于 7%。对中老年患者,糖化血红蛋白控制目标适当放宽至不超过 7%~9%。常用药物有:包括双胍类、磺脲类、格列奈类、噻唑烷二酮类、α- 糖苷酶抑制剂及胰岛素。某些在肾脏代谢或排泄的药物,在糖尿病肾病尤其是肾功能不全的患者中,经肾排泄减少或其活性代谢产物的清除减少,可引起低血糖等不良反应,这些药物在 GFR 低于 $60ml/(min \cdot 1.73m^2)$ 时需酌情减量或停药。

★ **降低高胆固醇:**他汀类降脂药物用于治疗高胆固醇和减少尿蛋白。另外,糖尿病患者出现肾病综合征和肾功能不全又会进一步加重高脂血症。因此,积极纠正糖尿病肾病患者体内脂代谢紊乱,亦对糖尿病肾病具有重要意义。

★ **保持骨骼健康**:控制钙磷平衡的药物对维持骨骼健康很重要。

★ **控制尿蛋白**:(使用)药物可以减少尿液中白蛋白的水平以及改善肾功能。您的医生可能会建议您进行后续的定期测试以观察您的肾脏疾病是否保持稳定或继续进展。

4. **晚期糖尿病肾病的治疗**:如果您的疾病发展到肾衰竭(终末期肾病),您的医生会建议或要求您进行肾脏替代治疗,治疗包括透析和肾移植。

治疗糖尿病肾病的第一步是治疗糖尿病,如果需要,也要治疗高血压。通过管理好您的血糖和高血压,可以防止或延缓肾脏功能的进展及并发症。如进展到终末期肾病若选择不透析或肾移植,寿命一般只剩余几个月。

(二)中医对糖尿病肾病的认识和治疗

中医认为脾肾亏虚是糖尿病肾病发病之本。病机为本虚标实,本虚以气阴两虚、阳气不足、气血两虚为主,标实以血瘀、水湿、湿热、湿浊为主。

糖尿病肾病早期表现高滤过,为中焦脾虚胃热,可见消谷善饥,造成体内高代谢,下归于肾所致。治下消必治中消,治疗应清中焦湿热,育阴清热。糖尿病肾病后期,由于脾肾气虚、脾肾阳虚,脾失健运,肾不主水,水湿内停,致水湿泛滥;又气不运浊,阳不散浊,导致浊毒内蕴;湿浊内阻,又反过来造成气滞血瘀。后期治疗应从气、血、水论治。而活血化瘀,解毒祛湿贯彻疾病的整个过程。

(三)自我管理

生活小贴士

良好的生活习惯可以帮助您达成治疗目标。

根据您的肾功能和整体健康情况,这些措施可能包括:

保持运动量	在您医生的建议下,以每周隔 1 天至少运动 30 分钟为目标。
调整您的饮食	与营养师讨论一下钠摄入,对低钾食物的选择以及限制蛋白质摄入。
戒烟	如果您是一个吸烟者,与您的医生讨论戒烟手段。
服用阿司匹林	咨询医生每天小剂量服用阿司匹林是否适合您。
保持健康体重	如果您需要减肥,与您的医生讨论减肥方法。通常这涉及到增加日常身体活动和减少卡路里。
保持警惕	提醒不熟悉您病史的医生您患有糖尿病肾病,他们可以进一步采取措施保护,避免由于使用对比剂的检查(如血管造影和计算机断层扫描)造成的肾脏损害。及时发现尿路感染并寻求治疗。

得了糖尿病,控制血糖、血压,饮食管理和运动,控制体重,对预防糖尿病肾病的发生是有益的。然而,一旦进入糖尿病微量蛋白尿阶段,有些治疗就得强化,以期疾病进展得以延缓。如果出现显性蛋白尿,合理的治疗仍然有益。但是,表现肾病综合征阶段,到了慢性肾脏病 4 期以后,甚至于出现心衰的表现,药物治疗非常困难。肾脏替代自然提到日程上来。

消渴非恶疾,失治日渐重。
用药有证循,调养莫放纵。
双目常昏花,卧起目窠肿。
尿浊如膏脂,面白无华容。
动辄气出粗,尿少似闭癃。
求医医无招,莫怪医者庸。

红斑狼疮把花摧，热毒内蕴气血羸

系统性红斑狼疮主要在青年女性中出现，有"摧花手"之称。该病能伤及人的诸多脏腑、四肢百骸，临床表现多端、变化莫测，而肾脏往往是其伤害最明显的器官。

一、什么是狼疮肾炎

说狼疮肾炎之前，首先得说说什么是系统性红斑狼疮。系统性红斑狼疮（SLE）是一种侵犯全身结缔组织的自身免疫性疾病，血清中出现以抗核抗体为代表的多种自身抗体和病变常常累及到多个系统、多个脏器是系统性红斑狼疮两个主要临床特征。很多人不明白什么是自身免疫性疾病，其实就是在某些情况（如环境污染、压力、外伤、感染、基因因素等）下，人体内 T、B 淋巴细胞发生异常，或者人体自身的某种成分发生异常，导致人体自身免疫系统攻击自身组织，引起组织损伤而产生的疾病。年轻时自身免疫系统功能强大，组织损伤的程度更重，所以本病的发病高峰为 20~40 岁。系统性红斑狼疮是一种常见病，统计资料显示，本病的发病率在我国约为 70/10 万，这种病在女性中多见，可能与女性雌激素异常有一定的关系。

当系统性红斑狼疮有肾损害时，即为狼疮肾炎（LN），是继发性肾炎中较为常见的一种。一般认为，在确诊的系统性红斑狼疮中，约 70% 已有明显的肾损害。如果系统性红斑狼疮患者做肾活检，差不多全部患者都有肾小球损害。所以狼疮性肾炎是系统性红斑狼疮最常见的内脏损害，肾脏病变的严重程度直接影响系统性红斑狼疮的预后，肾功能衰竭也是系统性红斑狼疮主要死亡原因之一。

二、狼疮肾炎的临床表现

系统性红斑狼疮的临床表现复杂多样，常常涉及多系统、多脏器，可以表现为不明原因的长期发热、多发性关节痛、皮肤损害等等。狼疮肾炎可以是系统性红斑狼疮诸多的临床表现之一,也可以是起病时唯一有受累表现的脏器,通常大多数系统性红斑狼疮的患者肾脏受累会出现在病程早期。

肾脏受累的表现与肾外器官受累的表现可不平行,有的病人肾外表现如发热、皮疹等明显而肾脏受累轻,这种患者发生肾衰竭较少;有的病人有明显的肾病综合征或肾功能损害却无明显的多系统受累,此类易误诊为原发性肾小球疾病,需要认真鉴别。在这里我们着重介绍系统性红斑狼疮的肾内表现,肾外表现在此就不多赘述了。

狼疮性肾损害的症状几乎包括肾小球、肾小管间质和肾血管性疾病的一系列症状,起病可隐匿也可急骤,病程一般较长,蛋白尿和肾病综合症是狼疮肾炎常见的表现,肾脏受累的患者中约一半有大量的蛋白尿,但是蛋白尿不痛不痒,患者是很难自己察觉到的,往往容易错过早期诊治的时机。水肿是比较容易察觉的早期症状,成为病人就诊的主要原因之一。与狼疮肾炎相关的临床表现还包括高血压、水电解质和酸碱紊乱、高血脂,也可出现肾小管功能异常,如肾小管酸中毒等等。所以当患者发现尿中有泡沫,手、足、踝部水肿,平常有高血压,或者在尿检中发现蛋白,生化检查发现血清肌酐升高时,可能是狼疮肾炎,应该及时到专科就诊。

根据上文提到的临床表现,参考原发性肾炎的临床分型,可以把狼疮肾炎分为以下七种类型:

无症状蛋白尿或(及)血尿型	较常见	无水肿、高血压,主要为轻度至中度蛋白尿(<2.5g/d)或(及)血尿。
急性肾炎综合征型	较少见	急性起病,有血尿、蛋白尿、管型尿,可有浮肿、高血压,可发生急性肾衰竭。
急进性肾炎综合征型	较少见	起病急骤,发展迅速,出现少尿甚至无尿,有血尿、蛋白尿、管型尿,可有浮肿,贫血和低蛋白血症迅速发生和发展,肾功能迅速恶化,在几周和几个月内演变成尿毒症。
肾病综合征型	常见,约60%	临床表现为大量蛋白尿(>3.5g/d)及低蛋白血症,可有严重水肿,但不一定有高胆固醇血症。如治疗不及时,多数可于2~3年内发展为尿毒症。
慢性肾炎综合征型		表现为持续性蛋白尿、血尿、管型尿和不同程度的水肿、高血压、贫血及肾功能不全。病程漫长,迁延不愈,预后差。
肾小管综合征型	少见	表现为肾小管酸中毒,夜尿增多,水肿,高血压
临床"寂静"型		临床症状无肾受累表现,尿常规化验阴性,但肾穿刺病理检查阳性。

但需要注意的是，根据临床症状分型有一定局限性，例如"寂静"型，临床表现与实验室检查均无肾脏损害表现，但病理检查显示肾脏是有损害的，所以在诊断和治疗时依靠肾活检的病理分型才更加"靠谱"。

三、狼疮肾炎的诊断与分型

说了那么多症状，可能有的读者会觉得有些混乱，狼疮肾炎和我们说过的原发性肾脏病表现出的症状差不多，到底怎么确诊狼疮肾炎呢？上文说过，狼疮肾炎是系统性红斑狼疮造成的肾损害的统称，想要确诊狼疮肾炎，首先要确诊系统性红斑狼疮。

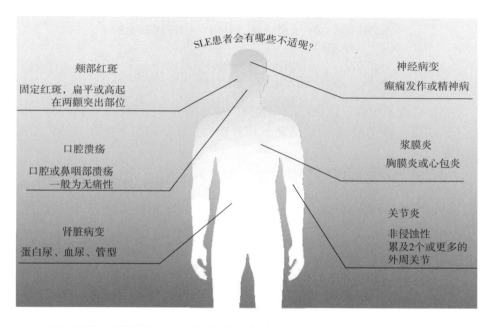

SLE患者会有哪些不适呢？

颊部红斑
固定红斑，扁平或高起
在两颊突出部位

神经病变
癫痫发作或精神病

口腔溃疡
口腔或鼻咽部溃疡
一般为无痛性

浆膜炎
胸膜炎或心包炎

肾脏病变
蛋白尿、血尿、管型

关节炎
非侵蚀性
累及2个或更多的
外周关节

理论上说，系统性红斑狼疮是自身免疫疾病，如果血清中出现了相应的抗体就可以确诊，但是目前还没有找到专属于系统性红斑狼疮的特异性抗体，所以它的确诊还需要依靠症状、体征及实验室指标，下表列出的11项，符合其中4项及以上者即可诊断系统性红斑狼疮。

美国风湿病学会 1997 年推荐的系统性红斑狼疮分类标准

1. 颊部红斑	固定红斑，扁平或高起，在两颊突出部位
2. 盘状红斑	片状高起于皮肤的红斑，黏附有角质脱屑和毛囊栓；陈旧病变可发生萎缩性瘢痕

3. 光过敏	对日光有明显的反应,引起皮疹,从病史中得知或医生观察到
4. 口腔溃疡	经医生观察到的口腔或鼻咽部溃疡,一般为无痛性
5. 关节炎	非侵蚀性关节炎,累及 2 个或更多的外周关节,有压痛、肿胀或积液
6. 浆膜炎	胸膜炎或心包炎
7. 肾脏病变	尿蛋白定量(24 小时)>0.5g 或 +++,或管型(红细胞、血红蛋白、颗粒或混合管型)
8. 神经病变	癫痫发作或精神病,除外药物或已知的代谢紊乱
9. 血液学疾病	溶血性贫血,或白细胞减少,或淋巴细胞减少,或血小板减少
10. 免疫学异常	抗 dsDNA 抗体阳性,或抗 Sm 抗体阳性,或抗磷脂抗体阳性(包括抗心磷脂抗体、狼疮抗凝物、至少持续 6 个月的梅毒血清试验假阳性,三者中具备一项阳性)
11. 抗核抗体	在任何时候和用药物诱发"药物性狼疮"的情况下,抗核抗体滴度异常

临床符合系统性红斑狼疮的分类诊断标准的狼疮肾炎患者可以经肾活检进一步明确病理类型,判断疾病活动性和慢性化指标以指导治疗和对长期预后评估。

世界卫生组织(WHO)将狼疮肾炎病理分为 6 型:

❖ Ⅰ 型为正常或微小病变	预后较好
❖ Ⅱ 型为系膜增殖性	预后较好
❖ Ⅲ 型为局灶节段增殖性	预后一般
❖ Ⅳ 型为弥漫增殖性	预后较差
❖ Ⅴ 型为膜性	预后一般
❖ Ⅵ 型为肾小球硬化性	预后较差

以上 6 种分型还可以更加细化,但专业性强需要专科医生判断,在此就不再赘述。

肾脏病理还可提供狼疮肾炎活动性的指标,如肾小球细胞增殖性改变、纤维素样坏死、核碎裂、细胞性新月体、透明栓子、金属环、炎细胞浸润,肾小管间质的炎症等均提示狼疮肾炎活动;而肾小球硬化、纤维性新月体、肾小管萎缩和间质纤维化则是狼疮肾炎慢性指标。活动性指标高者,肾损害进展较快,但积极治疗仍可以逆转;而慢性指标提示肾脏不可逆的损害程度,药物治疗只能减缓而不能逆转慢性指数的继续升高。这些指标对于判断狼疮肾炎的严重程度、病变的可逆性及对治疗的反应十分重要。

在此请读者注意，病理类型的判断对于狼疮肾炎的治疗至关重要，但是病理类型不是一成不变的，相互可以重叠，也可随着疾病活动和治疗的变化相互转变。如病情相对较轻的Ⅱ型，如果不治疗，可转变为严重的Ⅳ型。肾脏慢性化的过程是由多次急性病变累积而成的，临床症状符合的狼疮肾炎患者应当尽早进行肾活检，确定病理类型，予以积极有效的治疗，以免错过最佳治疗时机，导致尿毒症、心衰或败血症等不良后果。

除了肾活检，狼疮肾炎患者还需要做哪些检查呢？

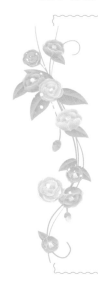

★ **尿液分析**
发现系统性红斑狼疮肾脏受累的简单方法
但尿液分析的结果与肾脏病理结果没有明显相关性，
所以尿液分析不能代替病理检查，
但对于判断肾脏病变的严重程度和随访有重要意义。
★ **免疫学检查**
抗核抗体和补体水平与病变是否活动有关
但也有例外，单纯膜性狼疮肾炎与此指标无明显相关。
★ **肾脏超声**
可以排除肾脏结构病变引起的疾病
也可判断患者可否进行肾活检
有些狼疮肾炎患者可伴发肾静脉血栓，可以通过超声判断。

四、狼疮肾炎的治疗与维持

就目前全世界的治疗水平而言，狼疮肾炎是需要终身控制而不能根治的。治疗后患者病情可能只达到某种程度的缓解，特别是病程长、病情反复的患者，治疗后可能还会有持续的蛋白尿、血尿和肾功能损害的表现。此外，治疗中使用的激素和细胞毒性药物所产生的副作用也不容忽视。所以在治疗中，我们的目标是既要做到病情最大程度地缓解、肾脏损害不再进展，又要减少药物副作用，不会因药物的使用加重肾脏损害。所以不必强求各项指标特别是尿蛋白和尿沉渣完全转阴，避免过度治疗带来各种危险的副作用。

狼疮肾炎患者病情轻重不一，对不同的患者、不同病理类型应该采取不同的治疗方案。目前临床普遍使用大剂量糖皮质激素联合环磷酰胺静脉注射，但并不适合所有狼疮肾炎患者，应根据患者症状和肾活检情况，在医生指导下有选择地使用抗狼疮药物。狼疮肾炎治疗过程中患者应定期复查,特别是疾病有活动征象时,要及时咨询专科医生调整治疗,切忌病情好转后随意停药、减少药量,或是盲目长期服药。当活动控制后则转为小剂量药物维持治疗以防止复发。

病案解读一:

小孙今年 34 岁,确诊系统性红斑狼疮已经 6 年了,6 年前的她是绝不会相信不幸会降临到年轻的自己身上。不幸开始于 2010 年 3 月的一次小感冒,感冒后小孙就出现了双下肢水肿、面部红斑、腰膝酸软、乏力,在当地医院查出白细胞、红细胞、血红蛋白和血小板都低于正常值,尿蛋白 ++,尿红细胞 +++,1 周后复查结果和上次一样,小孙的症状也没有随着感冒的治愈缓解,心里不安起来,于是住院接受了系统检查。不检查不要紧,查完后发现白细胞、红细胞、血红蛋白和血小板更低了,24 小时尿蛋白定量达到了 5100mg,此外免疫学检查也都是阳性。根据小孙的临床表现和检查结果,系统性红斑狼疮的诊断已经很明确了。因为小孙尿蛋白很多,可以反映出她的肾脏损害已经很严重了,当务之急是免疫抑制控制病情后尽快肾活检,病理结果符合IV型狼疮,有核碎裂(活动性指标)。根据病理结果,医生予甲强龙冲击治疗 3 次后,口服醋酸泼尼松片 50mg/d+ 注射环磷酰胺 0.8 克 / 月继续治疗,总算把症状控制住出院了。出院后小孙一直定期复查,门诊随诊调整治疗,就这样维持治疗到 2012 年 7 月,醋酸泼尼松片已经减到 15mg/d+ 来氟米特,小孙开始感觉到腰酸乏力,就和第一次住院时的感觉一样,心里不安起来,于是再次住院。检查后发现肾脏损害没有控制住,将醋酸泼尼松龙片加量到 20 毫克后症状好转出院。4 个月后症状再次加重,住院调整为醋酸泼尼松龙片 30mg 加用骁悉 0.5g 每日 2 次。因为病情一直反复,蛋白尿依然很多,2013 年 9 月再次肾活检,病理为 V 型狼疮,病情加重,再次进行激素冲击治疗,泼尼松加量至 40mg 才控制住。

狼疮并不是悄无声息地来到了小孙的身边,在医生的询问下,她又描述在起病时期自己口腔溃疡一直未愈,又有周身关节酸痛,这些都是狼疮的特征性改变,但小孙都以为是劳累和饮食导致的,就没有在意,直到第一次在门诊查出血象各项降低和蛋白尿、血尿,她仍然不敢相信自己会得这么严重的病。

小孙的治疗过程一波三折,肾损害持续存在,在治疗过程中病情反跳,与激素撤减不当有很大关系,即使后来将激素用量增加也没有很好的控制病情发展,只好再次激素冲击,才将病情稳定。

除了对疾病本身的治疗,还要注意防治并发症,这点往往容易被忽视。高血压和高脂血症是狼疮肾炎患者最常见的并发症,这些并发症可加速狼疮患者动脉硬化,增加病死率和死亡率,患者在复查时要多注意这类指标,日常生活中也要适当锻炼,低盐低脂饮食。长期治疗的患者还需要注意监测骨质疏松情况,注意结核等条件致病菌感染,以及监测发生恶性肿瘤的情况。

病案解读二:

小孙是因为治疗不规范而历经波折,小杨却是因为并发症差点丢了性命。她第一次住院的时候是 2012 年夏天,那时她才 24 岁。小杨是从 2008 年冬天献血后出现了反复发热,体温波动在 37~39℃间,和小孙一样血象白细胞、红细胞、血红蛋白和血小板都低于正常值。当时以为是感染造成的发热,予抗生素后暂时退烧了,但是不到 1 个月,又开始发烧,眼皮也出现浮肿,在当地医院检查又发现了血尿,诊断为"慢性肾小球肾炎",后来转诊其他医院,又检查了抗体,怀疑是狼疮肾炎,医生建议小杨肾活检确诊,看能否加用环磷酰胺。可能是出于对肾活检的恐惧,小杨没有去做,继续之前的激素治疗,一直拖到 2009 年 4 月,病情时好时坏,小杨终于下定决心做了肾活检,病理符合 Ⅲ 型狼疮肾炎,术后口服醋酸泼尼松龙片 45mg 加来氟米特 20mg 缓慢减量,到 2011 年 6 月停用激素只服来氟米特,病情得到控制。2012 年 4 月,小杨辞了工作回到老家,心情低落,心想没什么事做就去学车了,练车免不了在日光下曝晒,为小杨的再次发病埋下伏笔。5 月小杨来月经时,经量异常增多,夜里醒来发觉自己竟然躺在血泊之中,立即去当地医院急诊,查血红蛋白 69.2g/L,血小板 26.4×10^9/L,是系统性红斑狼疮继发的自身免疫性溶血性贫血,病情十分紧急。小杨也慌了神,立刻联系了北京的主治大夫前往北京住院治疗,最终用激素冲击疗法才把她从死亡的边缘拉回来。

单从病理结果判断,小杨的病情不算重,用激素治疗也将病情稳定了多年,但是自己对于疾病还是没有足够的重视,心情不佳再加上日光曝晒,引发了系统性红斑狼疮严重的并发症,幸好治疗及时,才没有造成更加严重的后果。

西医治疗对于急性期效果较好,对于慢性期及治疗中出现的不良反应效果差,这时加服中药,可以避免或减缓不良反应,还可以防止像小孙那样撤减激素太快出现反跳。

中医认为,狼疮肾炎的发生,不是短时间的过程。实际上,它的发生首先涉及先天禀赋不足,素体肝肾阴亏等因素。有些因素受之父母,早就决定了。但其发病,或者什么时候发病,可能由一些外来因素来触发,或者是某些因素长期作用的结果。有一些外来因素可以是点燃狼疮的导火索。哪些因素可以作为导火索呢? 中医认为主要有热毒之邪(如病毒),环境因素的阳热之邪(如曝晒),或由饮食劳倦,湿邪内生,湿邪从阳化热,或是湿热蕴毒化燥。当然,七情过极(喜、怒、忧伤等情绪的激烈变化)、药毒所伤等,也可能触发或加重该病的发生。这些因素,进一步扰动机体,阴阳失衡而内生虚火,火热毒邪郁于脏腑经络,气机失调,导致湿热内生,湿热蕴毒,下注伤肾。简而言之,狼疮出现后,机体内阴阳平衡进一步失调,脏腑关系进一步紊乱,热毒之邪更加旺盛、湿热之邪更加壅盛,狼疮性肾炎就出现了。先天不足,素体肝肾不足,肾不藏精可能是疾病发生的因素。感受六淫之邪可以触发本病。在这里,六淫之邪可以理解为感染,如病毒,环境因素,如曝晒等。中医对疾病致病因素、触发因素和影响转归因素都非常重视。

治疗狼疮肾炎,中医首先强调避风寒、调情志,避免致病因素触发疾病的再次发生。其次要根据患者症状辨证论治,如第一个患者小孙表现出腰痛、乏力、消瘦,以虚象为主夹杂湿瘀,治疗以补益脾肾,利湿祛瘀为法;而小杨以头痛、恶寒、发热、疲倦乏力为主要症状,又考虑到患者出血量大,辨证为气血两虚,治疗则以益气补血立法。所以说治疗方法因人而异。

五、狼疮患者与生育

狼疮肾炎的很多患者是育龄妇女,很关心这个病是否会影响生育。目前可以肯定的是妊娠期雌激素水平增加会引发和恶化系统性红斑狼疮,尤其在怀孕 3 个月和产后。对于系统性红斑狼疮活动期的患者,怀孕势必加重病情,也可导致胎儿死亡和流产,是绝对不能怀孕的。对于维持期的患者,怀孕也可能诱使疾病复发,是否可以怀孕需要根据病情的控制情况和患者身体条件,咨询专科医生后再做打算。简而言之,无论是处于活动期还是维持期的育龄女患者一定要注意避孕,以免病情加重。

系统性红斑狼疮治疗不易,复发率高,往往给自己和家庭生活带来诸多不便,但及时进行肾活检,明确病理分型,规律用药,谨遵医嘱,切勿擅自停药,可以在一定程度上降低复发率,改善远期预后。

> 娉娉袅袅十几岁,桃未若菲杏始蕾。
> 红斑狼疮爱摧花,一朝染之损面颜。
> 狼烟四起传变急,邪热桀骜多脏侵。
> 夜夜发热关节痛,肾脏累及更衰羸。
> 活检确诊早定型,专科治疗防病进。
> 见效不能擅停药,维持缓解长效寻。

遗传肾炎难治疗，优生优育莫等闲

——ALPORT 综合征

山东的王女士患肾病综合征多年。王女士的大儿子在 13 岁时无明显诱因出现双眼睑浮肿伴泡沫尿，于当地医院查尿常规尿蛋白（++++），尿隐血（+++），24 小时尿蛋白定量 9687mg，诊断为"肾病综合征"，并于 2 年后出现双眼视物不清并进行性加重以及耳鸣、听力逐渐减退等眼耳症状。与第一任丈夫分手，再婚后的王女士生下的小儿子仍然在 12 岁后由几乎同样的症状被诊断为肾病综合征。百般不解的王女士遂到我科门诊寻求治疗，在经过一番家系调查后才知道，原来儿子们罹患的竟然是一种叫做 Alport 综合征的遗传性肾脏病。由于自己没有对自身发生的一系列肾脏问题给予足够的重视，而把身上的致病基因遗传给了儿子们，王女士追悔莫及：如果在小儿子出世之前做好相关检测，悲剧将不会再次发生。

那么，什么是 Alport 综合征呢？

Alport 综合征（Alport Syndrome，AS），又称眼 - 耳 - 肾综合征，以肾脏功能进行性丢失为标志，会导致终末期肾病以及听力丧失和可能的视力问题。该病由 DicRinson 于 1875 年首先在一个三代血尿家族中报道。1927 年 Alport 进一步报道了家族性血尿伴神经性耳聋的另一家系后，此病才引起广泛重视。

AS 危害极大，患者肾功能进行性减退，多于 20~30 岁时出现终末期肾病；AS 并不罕见，发生率约为 1/5000，在儿童慢性肾功能衰竭患者中约占 3%，在所有终末期肾病患者中约占 0.2%~5%，在所有接受肾移植患者中约占 2.3%。由于儿童患者年龄小，症状轻，很多病变并没有表现出来，一些患者会随着年龄的增长而会出现蛋白尿、肾衰竭等。为了避免这一疾病的发生，为了家庭生活的幸福，尽早诊断和遗传咨询均不容忽视。

一、病　因

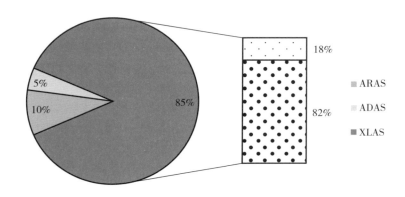

　　Alport 综合征的遗传方式主要与性别相关。大部分的患者是 X 连锁显性遗传（XLAS），约占 85%，其特点是男性患者病情较重，30 岁前发生肾衰竭的比例高达 80%~90%；女性患者病情较轻，90% 的女性患者有镜下血尿，60 岁后发生肾衰竭的比例约为 20%。其中约 18% 为基因新突变者，表现为没有家族史，即这部分患者父母均正常，没有血尿、肾功能衰竭等肾脏病家族史。少部分患者是常染色体隐性遗传（ARAS），约占 10%。极少数患者是常染色体显性遗传（ADAS），约占 5%，病情普遍较轻，通常在 40 岁后出现肾衰竭。

二、症　状

　　● **血尿**：95% 的患者出生后即可出现血尿。该病患者可在未出现其他症状之前可有长达数十年的血尿史。你会发现血尿常在运动、劳累及呼吸道感染后出现，甚至引起腰痛或肾绞痛。

　　● **蛋白尿**：该病患者早期一般无蛋白尿，随病程进展可逐渐出现。

　　● **肾功能衰竭**：肾功能呈慢性进行性损害。

（一）何时就医

　　如果你有一些 AS 的症状和体征，请去看医生以便确定它们的形成原因。如果你的直系亲属——父母、兄弟姐妹或子女——有肾脏和或以下的肾外表现，请与医生讨论筛查此病的利弊。

（二）并发症

　　AS 并发症与患者的年龄和遗传类型相关。

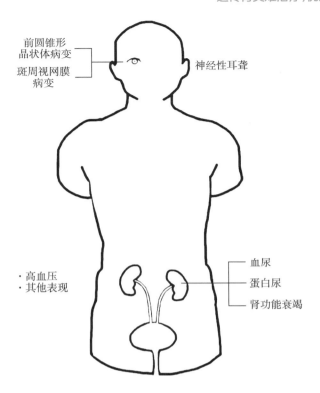

前圆锥形
晶状体病变
斑周视网膜
病变

神经性耳聋

·高血压
·其他表现

血尿

蛋白尿

肾功能衰竭

它们可能包括：

● **高频感音神经性耳聋**：什么是感音神经性耳聋呢？感音神经性耳聋患者常有耳鸣的症状，且可能听不见中等强度的声音；但如果声音强度再增加一点，他们又会觉得难以忍受。而高频感音神经性耳聋为本病另一类突出表现，以高频（2000~8000Hz）音域缺失为早期表现，最终进展为完全性耳聋，早期只能靠电测听才能检出。55%的男性和45%的女性AS患者伴有耳聋，常于青春期出现。多数患者耳聋与肾功能损伤程度相平行。进展至完全性耳聋的几率和时间与疾病分型有关。

● **眼部疾患**：15%~30%的病例合并眼底病变，部分可能会随肾功能减退而进展。

● **高血压**：随年龄及病程而逐渐出现。在X连锁显性遗传的男性患者高血压发生率高。

● **其他并发症**：如血小板减少性紫癜、巨血小板、高脯氨酸血症及脯氨酸、羟脯氨酸和甘氨酸等氨基酸尿、脑功能障碍、甲状旁腺功能障碍、多发性周围神经病变、肌萎缩、弥漫性平滑肌瘤（受累部位常为食管、气管和女性生殖道）等。

三、诊　断

目前对于 AS 的完整诊断应包括临床诊断、病理诊断、遗传型的确定和基因诊断（基本流程如下图）。

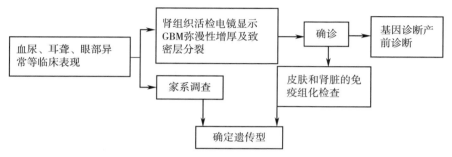

Alport 综合征的诊断流程图

（一）诊断标准

国外专家曾提出"四项诊断标准"：

- **血尿或慢性肾衰家族史**
- **肾活检电镜检查有典型病变**
- **进行性感音神经性耳聋**
- **眼部病变**

血尿、慢性肾衰或两者均有者符合 4 项标准中的 3 项即可确诊 AS。

除了临床综合征的诊断，医生还会作出遗传型以及突变基因诊断，以确诊先证者，继而为患病家系提供客观的遗传咨询，以及对有需求的家系进行产前诊断，避免不幸的发生。

（二）临床诊断

- **尿液检查**：尿液样本可以提供你的肾脏功能以及血尿、蛋白尿的信息。
- **肾功能检查**：医生可以通过肾脏功能检查评估肾脏的损害水平。
- **耳科电测听**：你将会戴上耳机进行纯音听力测试以评估听力损害水平。
- **眼部检查**：你将会在暗室中进行检查以评估眼底病变水平。

（三）病理诊断

病理学诊断是确诊 ALPORT 综合征最重要的手段，活检对于明确 AS 意义重大。

- **电镜**：肾活检电镜下可见肾小球基底膜（GBM）特征性病理变化。
- **肾活检**：医生将提取小块的肾脏组织用于显微镜检查协助排除 AS。

● **皮肤活检**:医生将提取一块直径 3 毫米的浅表皮肤组织用于诊断或除外 AS。

(四) 遗传型的确定和基因诊断

● **家族史调查**:进行遗传型诊断最重要的线索来自家族史,因此医生会对你进行亲近婚配情况、家族血尿以及肾功能衰竭情况调查,然后绘制你家系的调查结果系谱图。

● **基底膜Ⅳ型胶原检测**:用于协助区分遗传型。

● **确定遗传型**有赖于基因分析。如果基因诊断成功,则既能检出无症状致病基因携带者(多为女性),又能作出产前诊断,在优生优育上将会发挥重大作用。

AS 一旦确诊,区分 X 连锁显性遗传(XLAS)和常染色体隐性遗传(ARAS)是非常重要的,因为遗传方式不同,家庭成员中肾衰的风险也不同。

XLAS 与 ARAS 的区别

特征	XLAS	ARAS
患病率	常见,发生于 85% 的家系	发生于 15% 的家系
性别	男性患病率与受累程度较女性高	男女患病率与受累程度相同;女性出现肾衰、听力减退和眼部病变时应怀疑为 ARAS
初发年龄	男性从婴儿时期出现血尿,但肾衰出现于青春期,较有标志性	患者婴儿时期出现血尿并于儿童或成年时期发展为肾衰
家族肾衰史	男性亲属可出现肾衰;由于女性发展为肾衰的可能性很小,XLAS 可表现为隔代发病	ARAS 可在一代人中有典型表现;少数具有多个血缘关系样本的家庭除外
致病基因携带者特征	95% 的女性发生血尿,15% 的女性在 60 岁左右发展为肾衰,半数发生听力减退和周围视网膜病变	通常发生血尿,但肾衰不常见,且无听力减退和视力异常
系谱分析	–	父母和其他家庭成员可能会出现血尿但无肾衰
肾小球基底膜劈裂分层	是的,但在男性患儿和女性患者会随时间进展	是的
肾小球基底膜 a3 a4 a5(Ⅳ)链分布缺失	是的	是的,但 a5(Ⅳ)链在鲍氏囊和远端小管基底膜存在
皮肤基底膜 a5(Ⅳ)链分布缺失	是的	不会,a5(Ⅳ)链存在于皮肤
突变分析	COL4A5 基因发生一个致病突变	不同染色体上的 COL4A3 或 COL4A4 发生两个致病突变

四、治 疗

目前无特殊治疗方法。激素对 AS 无效。对于进入终末期的患者,主要依靠透析和肾移植。简单的治疗流程下图。

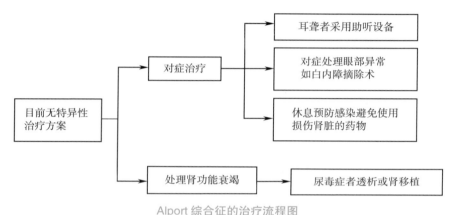

Alport 综合征的治疗流程图

● **肾移植**:目前,肾移植是可能治愈本病的唯一方法。

● **药物干预**:环孢素 A 和血管紧张素转换酶抑制剂(ACEI)可以帮助延缓肾脏病变的进展。

● **听力丧失**:为了延缓听力丧失,医生会建议你避免使用耳毒性药物及暴露于工业噪音。

未来潜在的治疗

基因治疗:通过导入外源正常基因了来纠正或补偿因基因缺陷和异常以达到治疗目的,目前已取得了一些令人鼓舞的进展。存在的一些问题如效率、时机选择和安全性等,真正在临床应用尚需大量实验研究。

五、遗传学简介

遗传疾病通常由于缺乏正常的蛋白质功能所导致。而几乎所有基因(有遗传效应的 DNA 片段)疾病都是由于 DNA 的改变或缺陷,导致正常蛋白的损失造成的。

人类共有 23 对不同的染色体,通常含有来自双亲的 1 到 22 对常染色体,再加上来自母亲的 X 染色体,以及来自父亲的 X 或 Y 染色体。通俗来讲,每对染色体的 DNA 上有无数的基因片段,每个基因片段由两个基因组成。而基因分为显性基因和隐性基因。当一对基因都是显性基因或者一对基因中一个是显性基因一个是隐性基因，那么表现出来的就是显性性状；而一对基因都是隐性基因，表现出来的就是隐性性状。纯合子指染色体同一位点上的两个等位基因相同的基因型个体，即遗传因子组成相同；杂合子则不同。

（一）X 连锁显性遗传病

X 连锁显性遗传病是由位于 X 染色体上的显性致病基因所引起的疾病。其特点是：

● 不管男女，只要存在致病基因就会发病，因为没有一条正常染色体的掩盖作用，男子发病时，往往重于女子。

● 病人的双亲中必有一人患同样的病（基因突变除外）。

● 可以连续几代遗传，但患者的正常子女不会有致病基因再传给后代。

● 男病人将此病传给女儿，不传给儿子，女病人（杂合体）将此病传给半数的儿子和女儿。

（二）常染色体显性遗传病

常染色体显性遗传病是由位于常染色体上的显性致病基因引起的疾病。其特点是：

● 只要体内有一个致病基因存在，就会发病。双亲之一是患者，就会遗传给他们的子女，子女中半数可能发病。若双亲都是患者，其子女有 3/4 的可能发病（双亲均为杂合体，子代中纯合体患病占 1/4，杂合体患病占 1/2，纯合体正常占 1/4，设致病基因为 A，则 Aa*Aa=1/4AA（纯合患病）+2/4Aa（杂合患病）+1/4aa（正常）），若患者为致病基因的纯合体，子女全部发病。

● 此病与性别无关，男女发病的机会均等。

● 在一个患者的家族中，可以连续几代出现此病患者。但有时因内外环境的改变，致病基因的作用不一定表现（外显不全），一些本应发病的患者可以成为表型正常的致病基因携带者，而他们的子女仍有 1/2 的可能发病，出现隔代遗传。

● 无病的子女与正常人结婚，其后代一般不再有此病。

（三）常染色体隐性遗传病

常染色体隐性遗传病是由位于常染色体上的隐性致病基因引起的疾病。其特点是：

● 患者是致病基因的纯合体，其父母不一定发病，但都是致病基因的携带者（杂合体）。

● 患者的兄弟姐妹中，约有 1/4 的人患病，男女发病的机会均等；

● 家族中不出现连续几代遗传，患者的双亲、远祖及旁系亲属中一般无同样的病人；

● 近亲结婚时,子代的发病率明显升高。

下图将以疾病携带者婚配为例,简要说明常染色体隐性遗传病的遗传模式(橙色为致病基因)。

六、应 对

遗传咨询师可以帮助你评估传递疾病给后代的风险。当遗传型确定后,你可以:

1. 得到预后的估计,尤其对于女性患者,因为 X 连锁显性遗传女性患者多数(约90%)预后好,少有出现终末期肾脏病(ESRD);而常染色体隐性遗传的所有患者和 X 连锁显性遗传的男性患者,往往会在青壮年时期发展为 ESRD。

2. 咨询和决策:

X 连锁显性遗传:在为你提供肾脏病方面长期管理的同时,医生会与你进行临床遗传学方面对疾病风险、遗传性和其他家庭成员基因检测时机的讨论;关于生育选择,可在怀孕之前进行一次包括产前和胚胎植入前基因诊断的讨论;关于生育咨询,X 连锁显性遗传男性患者生育的儿子不会再患 AS,而生育的女儿均为基因携带者,而女性患者的孩子都有 50% 的机会分别为 AS 和致病基因携带者。

常染色体隐性遗传:在为你提供肾脏病方面长期管理的同时,医生会与你进行临床遗传学方面对疾病风险、遗传性和其他家庭成员患病风险的讨论;关于生育选择,可在怀孕之前进行一次包括产前和胚胎植入前基因诊断的讨论;关于生育咨询,常染色体隐性遗传的患者如不与另一患者或致病基因携带者婚配,将不殃及其后代。

> 使你的肾脏尽可能保持健康可能有助于防止该病的一些并发症。
>
> 这里有一些关于保护肾脏的建议:
>
> ● **健康、平衡的饮食。**富含大量水果、蔬菜和全谷类食品的低盐饮食。
>
> ● **戒烟,如果你是烟民的话。**吸烟会损害肾脏,使现有的肾脏损伤加重。
>
> ● **保持健康的体重。**问问医生合适于你的体重是多少。通常这涉及增加日常身体活动和减少卡路里摄入。
>
> ● **定期锻炼。**

医者有诗为证：

遗传肾炎难治疗，优生优育莫等闲。
防重于治重咨询，健康小孩避疾传。

肾性贫血很特别，不能光吃叶酸铁

一、认识贫血

贫血简单来说就是你没有足够的健康红细胞来携带足够的氧气供给身体组织，所以贫血往往会使你感到疲倦和虚弱。贫血的形式多种多样，发病原因也不尽相同。贫血可以是暂时的，也可以是长期的，可以很轻微，也可以使你丧命。如果你怀疑你有贫血，需要尽快就诊，因为这可能是严重疾病的征兆。

贫血可能表现为：易疲劳、虚弱、皮肤苍白或淡黄色、心律不齐、呼吸短促、头晕、胸痛、手脚冰冷、头痛等。说到这里细心的读者可能就会发现，这些症状在很多疾病中都会出现，如心律不齐、胸痛、气短在心血管疾病中就是很常见的症状，而头晕头痛的毛病基本每个人都曾经发生过，怎么知道自己是不是贫血呢？患者很难通过这些"蛛丝马迹"来确定自己是否贫血，所以当你因不明原因感到疲惫时，尽快来医院就诊才是明智之选。还有的人是在去献血时被告知血红蛋白低，这也是发现贫血的途径之一。

临床上衡量是否贫血主要看血红蛋白的浓度，诊断标准是：成年男性低于130g/L，成年非妊娠女性低于120g/L，成年妊娠女性低于110g/L。而对于儿童来说，贫血的标准是：0~0.5岁低于110g/L，5~12岁低于115g/L，12~15岁低于120g/L。

大多数的血细胞，包括红细胞，都是在你的骨髓中定期产生的，存在于许多长骨的类似海绵的洞里。而产生血红蛋白和红细胞的原料需要铁、维生素B_{12}、叶酸和其他从食物中摄取的营养。

红细胞减少的原因有很多，大体可分为生成不足、出血和破坏过多三类。细究减少的根本性原因，可以分为以下几种：

★ 缺铁性贫血。这是世界上最常见的贫血类型。缺铁性贫血是因为体内缺铁引起的。骨髓需要铁来制造血红蛋白，如果没有足够的铁，你的身体就不能产生足够的血红蛋白。缺铁性的贫血多发生于妊娠期，也可以由失血引起，如月经出血、溃疡、肿瘤和一些非处方止痛药长期使用，特别是阿司匹林。

★ 维生素缺乏性贫血。除了铁，你的身体还需要叶酸和维生素 B_{12} 来产生足够的健康的红细胞。缺乏这些和其他重要的营养物质的饮食会导致红细胞减少。

★ 慢性病贫血。某些疾病，如癌症、艾滋病、类风湿关节炎、肾脏疾病、克罗恩病和其他慢性炎症性疾病均会干扰红细胞的产生。

★ 再生障碍性贫血。这是一种可危及生命的贫血。发生的原因包括感染、某些药物、自身免疫性疾病和接触有毒化学物质。

★ 骨髓相关贫血。各种因骨髓造血功能障碍引起的贫血，如白血病和骨髓纤维化。这一类疾病相关的癌症和类癌疾病的影响各不相同，可以从很轻到危及生命。

★ 溶血性贫血。这类贫血发展时，红细胞破坏比骨髓产生更快。溶血性贫血可能是遗传性疾病，也可能是后天获得。

★ 镰状细胞贫血。这类贫血是遗传获得的，它是由一种有缺陷的血红蛋白引起的，它迫使红细胞产生不正常的新月形（镰状）。这些不规则的红细胞过早死亡，导致红细胞长期缺乏。

★ 其他贫血。贫血还有其他几种形式，如地中海贫血和疟疾贫血。

二、什么是肾性贫血

笼统地将贫血介绍了一番，书归正传，说到我们要说的主题——肾性贫血。肾性贫血属于上述的慢性病贫血的一种，是指各种因素造成肾脏促红细胞生成素（Epo）产生不足或尿毒症血浆中一些毒素物质干扰红细胞的生成和代谢而导致的贫血，是慢性肾功能不全发展到终末期常见的并发症。

事实上肾脏的功能不仅局限于尿液的排泄，今天我们要介绍的肾脏又一个很重要的功能就是分泌促红细胞生成素。促红细胞生成素，顾名思义，是一种能够加速红细胞生成的激素。专业地说，促红细胞生成素是一种高度糖基化的多肽蛋白质，是迄今已知的唯一对骨髓造血具有调节作用的激素，可刺激造血干细胞，加速红细胞成熟及释放，促进血红蛋白合成。慢性肾脏病患者肾脏功能减退，影响了促红细胞生成素的分泌，从而引起贫血。慢性肾脏病（CKD）早期即可出现贫血，几乎累及所有的慢性肾脏病 5 期患者。

除了因促红细胞生成素减少引起贫血，慢性肾功能不全导致的红细胞生成原料缺乏（铁、叶酸、维生素 B 缺乏），红细胞寿命缩短和失血（包括胃肠道失血），以及尿毒素（包括甲状旁腺素）抑制骨髓红细胞生成等也可以引起贫血。

肾性贫血与缺铁性贫血在成因上有以下四方面区别：

★ 肾脏萎缩，分泌红细胞生成素减少，骨髓造血功能减弱。

★ 慢性肾衰竭患者多有厌食、呕吐等症状,从食物中摄取的铁质、叶酸和蛋白质减少,使造血原料供应不足。

★ 尿毒症期,体内的毒素抑制了骨髓的造血功能。

★ 慢性肾衰竭可导致凝血功能障碍,引起皮下、鼻、消化道出血及女性月经过多。

所以说,肾性贫血的原因比较复杂,在诊断时不仅要判断出是否是贫血,还要明确是何原因造成的贫血。那么需要做哪些检查呢?

三、肾性贫血的诊断

肾性贫血属于贫血的一种,血红蛋白的浓度成年男性低于 130g/L,成年非妊娠女性低于 120g/L,成年妊娠女性低于 110g/L 即可诊断为贫血。在慢性肾功能不全患者之中出现贫血,能够排除其他疾病所导致的贫血时,就可以做出肾性贫血的诊断了。

在肾功能不全患者中出现的贫血,临床表现包括了原发病的表现,同时外在表现还有面色萎黄、眼结膜苍白、唇甲苍白无光泽等症状。这些外在症状患者自己不好判断,对于慢性肾功能不全患者,如果经常感觉劳累,需要及时去医院就诊,请医生帮助诊断。

当你因为怀疑自己时肾性贫血前往医院就诊,向医生描述你的症状还远远不够,还需要一些辅助检查来确定你是否属于肾性贫血,究竟属于何种类型的贫血。

> 需要做的检查包括:
> 全血细胞计数
> 网织红细胞计数
> 血清铁蛋白(SF)水平
> 转铁蛋白饱和度(TSAT)
> 血清维生素 B_{12} 及叶酸水平

全血细胞计数是首选检查,也是诊断的必备检查。包括血红蛋白浓度,红细胞参数(平均红细胞体积、平均红细胞血红蛋白量、平均红细胞血红蛋白浓度等),白细胞计数及分类,血小板计数。根据血红蛋白浓度就可判断你是否贫血,而根据红细胞参数可看出红细胞是否太大或太小,对贫血的类型进行大致分类。慢性肾脏病患者平时就诊时也需要关注血红蛋白的浓度,如果发现其不断下降,可能提示你正处于贫血的前期或营养不良,这个时期可能不需要药物干预，但是需要进行饮食调整并定期检测指标。

网织红细胞绝对计数和血清维生素 B_{12} 及叶酸水平能提供贫血严重程度及骨髓功能状态信息，并能帮助肾性贫血与骨髓功能障碍引起的贫血鉴别。

血清铁蛋白（SF）水平和转铁蛋白饱和度（TSAT）能了解机体铁状态，血清铁蛋白反映铁储存状态，转铁蛋白饱和度反映铁利用状态，来判断是否因为原料铁缺乏而出现的贫血。网织细胞血红蛋白含量被认为是铁缺乏的敏感指标，在循环中仅存留 24 小时，对于铁的急性变化，它的监测要优于血清铁蛋白水平和转铁蛋白饱和度。网织细胞血红蛋白含量<28pg 时提示功能性的铁缺乏，连续监测观察指标变化对治疗有指导意义。

血液透析的患者测定铁蛋白的指标不敏感，即使测定出正常值时，也可能存在铁蛋白的缺乏。

慢性肾衰竭的患者中常有人对抽血非常抵触，认为我已经贫血了，为什么医生还要我抽血做化验？因为人体的内环境是在不断地变化的，人体的一些指标尤其是电解质情况可能每天都会有新变化，所以如果有症状时应及时监测。

对于没有检查出贫血的慢性肾脏病患者，慢性肾脏病 3 期患者每年至少测量 1 次血红蛋白浓度；慢性肾脏病 4~5 期没有透析的患者至少每年测量 2 次；而已经透析的慢性肾脏病 5 期患者至少每 3 个月评估一次。

对于已经检查出贫血的慢性肾脏病患者，没有使用红细胞生成刺激剂的患者以及没有开始透析的患者，至少每 3 个月测量一次血红蛋白浓度；已经开始使用红细胞生成刺激剂的患者或开始血透的患者则需要每月评估一次。

四、肾性贫血的治疗

有些患者认为，我肾脏病已经很严重了，顾不上治疗贫血了，治好了原发病贫血自然能好，甚至有些患者认为肾性贫血没有生命危险，不治疗也可以。这些都是不正确的观点，事实上贫血会导致许多健康问题，如：

● 严重疲劳。当贫血严重时，你可能会累得无法完成日常活动。

● 心脏问题。贫血可导致快速或不规则心跳（心律不齐）。当你贫血时，你的心脏必须泵出更多的血液来弥补血液中的氧气不足。这可能导致心脏扩大或心脏衰竭。

如果将贫血改善，患者自觉症状将会改善，体力增加，睡眠质量提高，认知功能好转，日常生活质量也随之提高。改善患者的生存质量比起治愈疾病在一定的情况下更有意义，所以改善贫血势在必行，不可忽视。

在完成了就诊及完善相关检查后，患者是何种类型的贫血医生心中已有了答案,接下来便是确定治疗方案了。

目前运用较多的可选择治疗方案包括:

- 口服或静脉补充铁剂。
- 补充叶酸,特别是长期透析患者。
- 静脉或皮下补充重组人类红细胞生成素(EPO)。
- 血红蛋白低于 60g/L,可给予输血治疗。

肾性贫血与常见的贫血相比有诸多不同,所以我们在治疗时就不能单单补充叶酸和铁这些造血原料来纠正贫血。如果是因为促红细胞生成素缺乏而出现的贫血,补充重组人类红细胞生成素(EPO)更加有效。当然,在完成以上检查后,合并有造血原料的缺乏,仍需要补充铁剂和叶酸。这些治疗方案将由医生根据个体情况而制定,不能一概而论。

另外,在肾功能尚可时,饮食调养比起药物治疗更加适合。优质蛋白饮食是必须的。摄入大量蛋白会造成肾脏的负担,所以有些患者盲目相信所谓的无蛋白饮食,但长此以往会营养不良、加重贫血,生活质量大大下降,所以肾功能正常的患者每天摄入每公斤体重 1g 左右的优质蛋白,既能保证营养,又不会影响肾功能。优质蛋白主要是瘦肉、鱼、蛋、奶等。血钾正常的患者可以选择富含铁质的饮食,补充足够的造血原料,如龙眼肉、芝麻、芹菜、油菜、大枣、柚子等等。终末期肾病的患者,考虑到难以代谢出的尿素氮,每日摄入优质蛋白量降为每公斤体重 0.6g 为宜,同时应严格限盐,但是可以适量用葱姜蒜来调味,以增加食欲,提高生活质量。终末期患者往往合并电解质紊乱,在补充水果蔬菜时,应该参考电解质水平,最好在肾病科医生指导下进行最合适自己的饮食管理。

五、中医对肾性贫血的认识

中医没有贫血的病名,但在文献中可见"血虚""血枯""虚劳""亡血""黄胖"或"黄肿"等病名与贫血相关。血的生成与五脏六腑功能密切相关,肾性贫血是肾脏病后期出现的贫血,符合中医因病而虚、因虚而损的虚劳病机,病属中医"虚劳"范畴。

肾性贫血发病较为复杂,病机既有肾气衰败的虚证一面,又有浊毒、瘀血致病的实证一面。血之化在于肾,补肾填精也是治疗肾性贫血的基本大法,可补肾气进而益肾精,也可在拟方时选用血肉有情之品以达到精充血生的目的。此外也要注意顾护脾胃,脾为后天之本,气血生化之源,慢性肾脏病病程日久必脾胃受损、耗伤气血。调理脾胃则气血生化有源,贫血得到改善。肾性贫血虽为虚劳之症,但其中也夹杂着或湿或瘀或浊之实邪,医者应以扶正为主、祛邪为辅，在补肾填精健脾的基础上兼以利湿祛浊、活血化瘀，标本同治方能奏效。

医者有诗为证：

> 肾衰本属虚劳病，精不化血为主因。
> 神疲乏力面无华，爪甲不荣兼头晕。
> 治疗贫血有专药，补充营养效验应。

肾性骨病莫小觑，累及心脉病堪虞

门诊很多患者来就诊时，常常问我："大夫，我总是感觉腰酸腿痛的，是不是因为肾虚了？"这个说法从中医理论出发去理解是说得通的，肾主骨生髓，肾精不足不能滋养骨髓，不就会出现骨痛不适吗？老百姓在潜意识里也常把骨病的问题和肾联系起来。那么出现腰酸腿痛都属于中医肾科吗？

中医理论将肾与骨的关系抽象概括为肾主骨。肾主五脏之精，骨为藏髓之器，髓由肾精所化，骨骼的发育与生长离不开肾精的滋养。肾精充足则髓足骨坚，筋强骨壮；反之则骨失所养，肢软形疲。如此说来，骨痛骨质疏松真的是肾的问题了？其实不能这样简单地划等号。中医的肾与西医的肾实际上说的不是一个地方：中医所言为功能的脏腑，此处的肾包含着肾脏的部分功能，同时也包含着内分泌甚至神经系统的功能。确有因为肾脏功能下降而导致的骨病，即肾性骨病，但并不是所有骨病都属于肾性骨病的范畴。那么，西医所说的肾性骨病是什么？

什么是肾性骨病

肾性骨病有广义和狭义之分，广义的肾性骨病是指一切与肾脏问题有关的骨病，而狭义的肾性骨病则指的是慢性肾衰的重要并发症。目前随着研究的不断深入，逐渐认识到其发病不能仅仅用肾病造成的骨痛来简单概括，更核心的部分是随着肾功能逐渐下降而出现的骨矿物质的丢失和骨代谢的紊乱，为了强调发病过程中的病理过程及更好地预防与治疗，摒弃了肾性骨病这一笼统的说法，2009年将其重新定义为慢性肾脏病-矿物质骨代谢紊乱（CKD-MBD）。其主要包括如下三个方面：①矿物质代谢异常；②骨代谢异常；③血管中层钙化和软组织钙化。符合以上三者之一均可诊断，从定义上看，CKD-MBD的定义更为广泛。

1. 矿物质代谢异常

其核心环节是钙磷的平衡被打破，呈现出低钙高磷的状态，而甲状旁腺激素作为调节二者稳定的主要激素，后期可呈现出亢进状态。

低钙：肾脏的功能之一是生成活性维生素 D，以确保骨骼强壮和健康。然而肾病患者由于活性维生素产生减少，导致由外界吸收的钙质减少。加之腹透的病人维生素 D 的丢失，也会导致血钙下降。而患者食欲下降及饮食下降时，钙摄入量减少，血清钙含量进一步减少。低钙刺激甲状旁腺激素分泌，让骨骼中的钙释放入血，来尽力维持血钙的稳定，但超过机体代偿后，血钙水平无法维持，呈现低钙状态。

高磷：正常人可通过尿液排解体内吸收的磷，但肾病患者体内排磷减少，多余的磷会存留在血液中。高磷刺激甲状旁腺激素分泌增多从而刺激肾小管减少对磷的重吸收，但当肾小球滤过率持续下降，肾小球已经不能重吸收血磷，而单靠肾小管的力量也无力回天，就呈现出高磷状态。

无论时高磷还是低钙，都将刺激机体内的甲状旁腺激素的分泌增加，但过量的甲状旁腺激素刺激机体从骨骼中摄取大量钙质，导致骨质因缺钙而日趋脆弱。

实际慢性肾脏病的矿物质代谢异常并不是简单的线性关系而是复杂的网络关系，涉及多种因子，它们相互影响、相互制约，但核心仍是钙磷的代谢异常，一般读者只需了解至此就足够了。

2. 骨代谢异常

当发生了甲状旁腺机能亢进后，分泌的大量甲状旁腺激素作用于成骨细胞和破骨细胞，使其的活性增强。骨骼的生长及维持稳定就像我们盖高楼，成骨细胞和破骨细胞就像是砖，但只有砖是盖不起高楼的，还需要水泥来维持稳定，水泥在骨代谢中就相当于钙化的过程。甲状旁腺激素让"砖头"不断高垒，却不给"水泥"来稳固关系，虽然"砖"垒的很高却非常不稳固，一碰就倒，我们称之为高转换骨病，表现出的特点是骨密度降低。但不是所有慢性肾脏病患者的甲状旁腺激素都会升高，老年人与糖尿病患者就不容易升高，还有些患者因为毒素蓄积等原因可能会出现成骨细胞和破骨细胞对甲状旁腺激素抵抗，"砖"慢慢增加，这种我们称之为低转换骨病，可表现出骨软化、骨再生不良。除了这两种，慢性肾脏病患者还可出现无动力骨病，骨组织中成骨细胞和破骨细胞都很稀少。以上几种骨病可以同时出现，叫做混合型骨病。

3. 血管中层钙化和软组织钙化

高磷状态下，血管这样有弹性的细胞在各种因子的刺激下发生骨样的转化，弹性下降，同时因为肾功能不全而缺少防止钙磷沉积的物质，钙和磷沉积在骨基质中导致动脉中层钙化。同理，软组织也因为钙磷的失调开始钙化。动脉的钙化会使血压升高，而小动脉的钙化还会引起肢体的坏死。皮肤软组织钙化会导致严重瘙痒，支气管及肺组织钙化能引起难治性支气管炎及肺炎，而骨关节周围的软组织钙化就会引起骨痛。

慢性肾脏病矿物质骨代谢紊乱的临床表现

由慢性肾脏病所导致的矿物质骨代谢紊乱其实在慢性肾脏病的早期就已经发生,并且会随着肾功能损害加剧而加重。一旦肾小球滤过率低于 60ml/min,也就是进入慢性肾脏病的 3 期之后,这种骨代谢的紊乱几乎见于所有的患者。

这种矿物质和骨代谢的紊乱在体内进行缓慢,只有损伤累积到一定程度才会出现症状,临床上以骨痛、骨折、骨变形为主要特征,其中骨痛是最为常见的突发症状,常为全身性的疼痛。患者最早可能感觉到下半身持重部位(腰、背、髋、膝关节)的疼痛、肌肉无力,走路摇晃甚至不能起床,运动或受压时加重,疼痛多为酸痛或刺痛。

此病引起的骨折多发于肋骨,其他部位也能由于轻微外力而引起骨折。多见于之前提过的骨活性降低的低转换骨病和接受糖皮质激素治疗的肾移植患者,高转换骨病患者则少见。成人易出现椎骨,胸廓和骨盆变形,长期卧床的重症患者可引起身高缩短和换气障碍,称为退缩人综合征。

此外还可能出现之前说的因为动脉中层钙化和软组织钙化引起的动脉炎、皮肤瘙痒、支气管炎、肺炎等等,涉及多个系统。

矿物质骨代谢紊乱不但发病率高,而且对于患者的危害非常严重,很多患者因为此病,最后不得不坐上轮椅,甚至怕骨折而只能卧床,大大降低了患者的生存质量。并且它的发病不易察觉,待有症状出现时已是亡羊补牢,所以肾性骨病的早发现、早预防、早治疗尤为重要。

慢性肾脏病矿物质骨代谢紊乱的诊断

上文说到,矿物质骨代谢紊乱几乎见于所有慢性肾功能衰竭患者,那么需要做哪些检查来确诊呢? 骨组织活检是诊断肾性骨病的金标准,但这是有创伤性的检查。肾性骨病的分型——高转换骨病(甲状旁腺功能亢进性骨病)、低转换骨病、混合型骨病就是根据活检直接观察到的骨组织进行分型的。虽然骨活检能够明确诊断,但因为是有创检查,患者的接受度不高,所以在临床上不作为首选的辅助检查。

生化检查简便易操作且敏感性高,临床上首选。对于可能发生肾性骨病的慢性肾脏病患者应定期监测血钙、血磷、全段甲状旁腺激素(iPTH)和肾功能。临床观察结果显示血清骨特异性碱性磷酸酶(BAP)与全段甲状旁腺激素

（iPTH）密切相关，当 BAP＞20ng/ml 时提示高骨转换骨病，BAP＜12.9ng/ml 提示低骨转换骨病。

必要时也可选择影像学检查，对于有骨痛等症状的患者，双能 X 线吸光测定法（DXA）常用于检查骨质，具有精确度高、时间短、射线量低等特点，但敏感性不如甲状旁腺激素等生化指标，临床上也较少应用。超声、CT、核磁共振检查可以评估甲状旁腺的形态和大小，对治疗具有指导意义。

虽然生化与影像检查基本可以确诊矿物质骨代谢紊乱，但当慢性肾脏病患者有以下情况时，仍需要考虑行骨组织活检，以更好地指导治疗，避免误诊：①生化指标不一致，无法进行最终的诊断；②无法解释的骨折或骨痛；③严重、进行性血管钙化；④无法解释的高钙血症；⑤怀疑铝、铁或其他金属过量或中毒；⑥行甲状旁腺切除手术前，如曾有显著的暴露于铝的历史或血生化测定与进行性继发性甲旁亢不一致；⑦肾移植患者行二磷酸盐治疗前或存在不能解释的高钙血症。

矿物质骨代谢紊乱的治疗

CKD 不同时期 iPTH 及血钙、磷水平的目标范围			
CKD 分期	iPTH 目标范围	血钙维持水平	血磷维持水平
3 期	35~70pg/ml	8.4~9.5mg/ml	2.7~4.6mg/ml
4 期	70~110pg/ml	同上	同上
5 期	150~300pg/ml	8.4~10.2mg/ml	3.5~5.5mg/ml

老刘得肾病有 7 年了，最近觉得自己的腿没劲了，以前一口气上五楼，现在走到二楼腿就发软，出去遛弯的时候腿也开始疼了。想想自己原来也没有风湿类疾病，难道是肾病闹得？经过一番检查，最终医生给老刘诊断为"慢性肾脏病 - 矿物质骨代谢紊乱"。

有很多慢性肾脏病患者是长期服药治疗，往往会忽视与医生沟通新出现的骨痛症状，自己忍一忍或者贴片膏药了事，甚至有些患者会寻求骨科的诊治，往往检查了一圈还是得内科治疗。那么究竟如何防治骨病呢？

根据本病的发病机制，控制血磷是治疗的重点，针对不同慢性肾脏病分期将钙磷及甲状旁腺激素尽量控制在目标范围内。口服降磷的药物恐伤肾，最关键有效的办法是从调整饮食、控制磷的摄入开始。常规饮食中 1g 蛋白质中大约含有元素磷 15mg，其中 60%~80% 被人体吸收。矿物质骨代谢紊乱患者每日摄入量不应超过 600mg。肾功能不全的患者按照低蛋白优质蛋白饮食，就能有效控制磷的摄入。另外，坚果类食物含磷丰富需要限制摄入，食品添加剂及防腐剂中含有大量无机磷酸盐，且胃肠吸收率远高于有机磷，应避免食用。在这里需要注意，动物蛋白中含磷也很丰富，但过度限制会造成营养不良。肾功能进展到后期，饮食控制难以奏效时，可以选择口服磷结合剂和磷吸收抑制剂，若仍然难以控制只能选择血液透析了。

及时的补充活性维生素 D，也有预防和治疗矿物质骨代谢紊乱的作用。对于这些患者，活性维生素 D 能纠正低血钙的情况，还可以抑制继发性甲状旁腺功能亢进，改善症状，成为治疗的关键。若甲状旁腺腺体的体积超过 0.5cm³或直径超 1cm，使用活性维生素 D 治疗就收效甚微了。

此外需要适当补充钙剂如碳酸钙、乳酸钙、葡萄糖酸钙。慢性肾脏病患者预防性每日补钙元素 1~2g，合并矿物质骨代谢紊乱的患者每日补钙元素 2~4g，合用维生素 D 则效果更佳。

中医将骨与肾紧紧联系起来，但临床上一味地滋补肾精在治疗矿物质骨代谢紊乱方面却不一定都能有效。在运用中药治疗时，应遵循人体是有机的整体的中医理论，不仅调肾，还应兼顾肝脾。益肾气与调补肝肾灵活运用，辨证施治，才能在临床获效。

肾性骨病患者推荐一天的食谱（本食谱含热量 2100 千卡，蛋白质 40 克，钙 1250 毫克，磷 1000 毫克）：

早餐：高钙鲜牛奶 250 毫升，面粉芝麻酱花卷 100 克，奶酪 10 克。

午餐：炖排骨海带（小排骨 50 克，水发海带 150 克，油 10 克），素炒西葫芦（西葫芦 200 克，油 5 克），米饭 100 克，麦淀粉蒸饼 50 克。

加餐：杏仁粉 20 克加糖冲服。

晚餐：肉丝芹菜香干（肉丝 25 克，芹菜 100 克，香干 50 克，油 10 克），虾皮烧苦瓜（虾皮 5 克，苦瓜 200 克，油 5 克），面粉烙饼 100 克，米饭 50 克。睡前半小时加脱脂酸奶 1 杯。

除了药物治疗，慢性肾脏病患者还应科学地配合日常饮食，才能收到事半功倍的效果。

1. 建议每日能够保证 1000~1200mg 的钙质，富含钙的食品有奶制品、豆制品，部分海产品、蔬菜、水果等，可促进食物中钙质的吸收。

2. 维持食物中正常的钙磷比值应保持在 1 : 1 或 2 : 1。

3. 摄入适量的优质蛋白质和维生素 C 有利于钙的吸收。避免过量饮酒，以免影响钙的吸收。

4. 补充维生素 D 和维生素 A。蛋黄、动物肝脏、黄红色蔬菜（胡萝卜）以及水果等都是维生素 A 的良好来源。

5. 每天 200~400mL 鲜奶就能有效补充钙质。

6. 烹调时少用铝制品。

总之，治疗矿物质骨代谢紊乱，需要监测血钙，血磷浓度。依据其水平进行饮食管理和药物治疗。特别值得重视的是，钙磷代谢紊乱，会引起严重的转移性钙化，尤其是心血管钙化，血管僵硬，如处理不当会影响患者的心血管功能和预期寿命。有诗提醒诸位肾病患者：

> 肾病常并发骨病，心脏血管病亦随。
> 饮食管理加药物，处理不当命堪虞。

肾病发生多原因,药物毒性要当心

——间质性肾炎

　　大家都知道,肾脏作为人体的净水工厂,为我们每个人的健康都出了不少力。净水,顾名思义就是排除污物、废物并净化源流。对污物和废物当然不能敝帚自珍,该扔的就得扔,但人体构造的精妙之处就在于,我们扔东西扔得合理。怎么个合理法? 肾血管负责原料的运送,在分拣部门肾小球完成一级过滤后还要经过质监部门肾小管的二级浓缩——重吸收,即将净化过的水和养料送回到人体,把捡出的废物和污物交给输尿管排出体外。而我们这回要说的主角,就是负责后勤的肾间质。

　　肾间质是是指分布在肾小球和小管之间的结缔组织,包括血管、淋巴管和神经,是肾脏的支持组织。作为后勤部门的中坚力量之一,间质细胞除了要维持间质内的基本结构,还得按需调节肾间质血管内的血液流动。当一些致病因素干扰到肾间质的正常工作就会引起间质性肾炎、或肾小管 - 间质性肾炎。**肾小管间质疾病**是一组主要表现为急慢性炎症、间质纤维化及 / 或肾小管转运功能异常的疾病。由于种种原因,在过去较长一段时间内人们对肾小管 - 间质疾病知之甚少,甚至将肾小球疾病以外的肾疾病都简单地看作是"肾盂肾炎"。近 20 多年来,由于肾脏病理学和免疫学等相关学科的发展,人们对肾小管间质疾病的认识已有很大进展。研究表明,肾小管间质疾病相当常见,其临床重要性并不亚于肾小球疾病。

　　间质性肾炎共分为两种:**急性间质性肾炎 (ATIN)** 是指临床急性起病(在数周至数月内进展的),肾功能急剧恶化,在 GFR 下降同时常有肾小管功能不全,并影响肾间质的疾病。ATIN 可导致急性肾功能不全或肾衰竭(ARF),约占 ARF 的 10%~15%。**慢性间质性肾炎(CTIN)** 是一组以肾间质炎症为主要表现,伴随不同程度的肾小管萎缩和肾间质纤维化的慢性病变。早期以肾小管功能损害为主,后期表现为慢性进展性肾功能衰竭,约占慢性肾衰(CRF)的5%~10%。

在间质性肾炎中,持续性使用不良药物、延迟治疗或严重的病例可导致永久性损伤伴慢性肾衰竭。尽早明确诊断和保持良好的用药习惯十分重要。

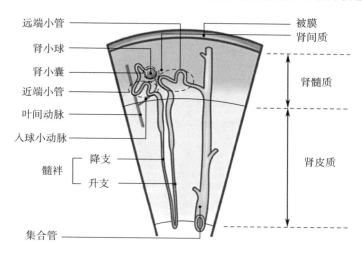

一、病因与病机

(一)急性间质性肾炎(ATIN)

1. 药物

药物性急性间质性肾炎是目前临床上最常见的类型,一般于用药后出现过敏反应,引起肾脏损伤。常伴有过敏的全身表现(如发热、皮疹、全身关节痛,血常规指示嗜酸性粒细胞计数升高),再次接触同一药物或同类药物时仍可再发生免疫反应。

● **抗生素**:由**抗生素**引起的急性间质性肾炎占大多数。梅奥医学中心对1993~2011年133例肾活检证实的急性间质性肾炎进行了分析,药物相关急性间质性肾炎中49%为抗生素所致,占第一位。

● **质子泵抑制剂(PPI)**:质子泵抑制剂(PPI)通过抑制胃酸来缓解消化道不适症状,促进黏膜愈合,广泛用于治疗反酸、烧心、消化性溃疡等疾病,在心内科也属常用药物。可是,早在1992年,质子泵抑制剂奥美拉唑就被提出可能会增加急性间质性肾炎发生的风险。现已有许多观察性的研究证明PPI的使用可增加急性间质性肾炎(ATIN)和急性肾损伤(AKI)的发生风险,并与CKD发病相关。PPI可能引起急性肾损伤,从而促进慢性肾脏病发病和进展,最终导致肾脏长期预后不良。

70岁的张大妈由于反酸、烧心,在持续服用奥美拉唑11周后出现乏力、恶心、周身不适,血肌酐由原来的1.2mg/dl(106.1μmol/L)飙升至5.0mg/dl

（442.1μmol/L），尿检结果发现有血尿（++），尿蛋白（+++），尿嗜酸粒细胞（+），尿NAG酶26U/L，我科医生便建议她马上停药，并入院肾穿以明确诊断。张大妈存疑，也没觉得有什么特别的反应啊，怎么就要做肾穿？医生告诉大妈，在PPI引起的肾脏相关问题中，尤其在老年人，由于基础肾功能差，再加上大妈这种药物滥用，AKI的表现会更严重。这个问题绝对不容忽视。新西兰曾报道过15例PPI相关ATIN，其中有67%出现慢性肾衰竭（CKD）。PPI导致肾损害的初始表现相对隐匿、缓慢，一般为恶心、呕吐或身体不适等，通常不具有特异性，故容易忽视。但当其进展为少尿或无尿的阶段，麻烦可就大了。重新应用PPI还可迅速再次出现ATIN症状。对于PPI这种潜在危害巨大的药物，医生会为你权衡服药的获益和风险，如果必须使用，请一定**严格遵医嘱**服用，并注意监测肾功能变化，以及早发现相关不良反应。

● **相关性**：与AIN强相关的药物有：新青霉素Ⅰ、非甾体抗炎药（NASID）和甲氰咪胍；可能相关的有：羧苄青霉素、新青霉素Ⅱ、头孢菌素类、磺胺类、利福平、噻嗪类、速尿、白细胞介素、苯茚二酮；弱相关的有：苯妥英钠、四环素、丙磺舒、疏甲丙脯酸、别嘌呤醇、红霉素、氯霉素和安妥明。

2. 感染

细菌（甲组链球菌、金葡萄球菌、白喉杆菌、布氏杆菌、钩端螺旋体菌、军团菌、大肠杆菌等）、原虫（如弓形体）、病毒（EB病毒、流行性出血热病毒、麻疹病毒等）及支原体（如肺炎支原体）等直接侵袭肾脏导致间质损伤，引起急性间质性肾炎。

3. 代谢性原因

严重的代谢失调，如高血钙、高尿酸血症和低血钾等可直接导致急性间质性肾炎。

4. 特发性急性间质性肾炎

特发性急性间质性肾炎是指少数经肾组织活检证实为急性间质性肾炎却无任何诸如药物、感染以及全身疾病等致病因素，除急性肾衰外其他临床表现无特异性，无发热和皮疹，伴眼葡萄膜炎的特发性急性间质性肾炎（肾小管间质性肾炎 - 葡萄膜炎综合征、TINU综合征）。我科曾接诊过一位胖胖的小男孩，刚开始发现尿中大量泡沫，之后迅速出现视物模糊、视野中遍布红点的现象，当地医院诊断为"肾小球肾炎、虹膜炎"，予眼药来控制结膜炎症状，并告知家长需通过肾穿明确诊断，家长拒绝。到我科就诊时，男孩不仅有血尿，尿蛋白和视黄醇结合蛋白明显增高，家长已近乎崩溃。综合临床表现，考虑为特发性急性间质性肾炎。男孩还颇易感冒，便予中药以益气固表、滋补肝肾为法，佐以疏风清热，同时继续眼科治疗，2周后眼、肾症状均大幅改善，用家长的话说就是"所有指标都降下来了，眼睛也好了！"从临床疗效上确定了TINU综合征这一诊断。继续坚持治疗 4 年余，至今未曾复发。

5. 继发性急性间质性肾炎

急性间质性肾炎可继发于肾小球肾炎，风湿免疫病如系统性红斑狼疮（SLE）、结节病、干燥综合征和 ANCA 相关性血管炎等，肾移植急性间质性肾炎等。

66 岁的郑阿姨自觉平时身体不错。3 个月前无明显诱因间断发热、乏力伴关节疼痛，症状持续不解，遂到医院检查，血肌酐 153μmol/L，尿素氮 9.85mmol/L，无蛋白尿、血尿，抗核抗体谱阳性，且有轻微尿路感染，考虑为慢性肾功能不全、干燥综合征。因惧怕手术，阿姨拒绝了医生肾穿的建议。服用抗生素消炎后发热症状得到缓解，但乏力、关节酸痛的症状仍然持续。中间验了两次血，肌酐和尿素氮还是高，郑阿姨坐不住了，便来到我科门诊寻求进一步诊治。在询问下，我们发现了更多的要点：阿姨对光过敏，有脱发、眼干的病史，面部可见较多毛细血管扩张，符合系统疾病症状，且干燥综合征在肾主要是对肾小管造成损伤，确实需要肾活检以明确诊断。郑阿姨此时也意识到了肾穿的必要性，便同意进行手术。期间行肾动态显像，双肾总 GFR 为 57.7ml/min，肾穿报告提示急性肾小管损伤。经科内医生讨论，并与临床结合后最终诊断为"急性肾损伤　急性肾小管损伤"。予碳酸氢钠片碱化尿液降尿酸，虫草提取物制剂补益肺肾、改善小管功能，1 周后肌酐和尿酸就降回了正常水平。

（二）慢性间质性肾炎（CTIN）

1. 药物性慢性间质性肾炎

药物引起的慢性间质性肾炎占很大比重。咱们先来说说使用机会多的各种西药。**镇痛剂滥用**导致的肾损害尤为多见，在美国约 3%~5% 由慢性间质性肾炎导致的终末期肾脏疾病病例与此有关。

68 岁的赵大妈由于呼吸困难和发热在外院进行抗炎喷雾剂治疗 2 周后出现寒颤和不适，后又出现四肢疼痛，便每日服用 2~3 片布洛芬止痛，连续用药 2 周，非但原有症状没有得到缓解，还出现了呕吐、尿量减少和极其疲乏的新症状，在这期间，又出现了皮肤瘙痒的症状，大妈便遵医嘱服用了抗过敏药西替利嗪。遂到医院检查，竟发现尿蛋白有两个加号，尿素氮高上来了（7.3mmol/L），之前正常的血肌酐（70.7μmol/L）也升到了 132.6μmol/L（正常值 59~104μmol/L），并被医生以"肾功能损害"收住入院。处理皮肤瘙痒的医生可能没有想到，当时赵大妈很可能已经出现了药物肾损害，而西替利嗪也会增加肾脏的负担。

基本上，主要的镇痛剂，如非甾体类抗炎药（NSAID，包括阿司匹林、布洛芬、非那西汀、对乙酰氨基酚等），都可引起肾脏不良反应。NSAID 减少前列腺素合成,使肾血流量和 GFR 下降,导致原来处于边缘状态的肾功能恶化,出现急性肾衰。另外,应用于肾移植和治疗某些自身免疫疾病的**免疫抑制剂**如环孢素和他克莫司、**抗肿瘤药物**(如顺铂、亚硝基脲、卡铂)亦能导致剂量依赖性肾间质疾病。

● 马兜铃酸肾病

接着来谈谈需要给予注意的中药。在这之前,我们先来了解一下**马兜铃酸肾病**。作为马兜铃科马兜铃属植物的重要特征性成分,马兜铃酸在1953 年被发现后,对其抗肿瘤的活性进行了大量研究,临床上也被用于炎症、肿瘤等疾病的治疗。1964 年曾经有过肿瘤化疗导致肾小管坏死的临床报道,但未引起重视;至 20 世纪 80 年代,又发现其诱发突变和致癌作用。1993 年,比利时学者 Vanherweghem 报告了因服含"防己"的减肥药引起慢性间质性肾炎甚至肾功能衰竭病例,推测药厂**混淆**了药物品种(将粉防己与广防己混淆),使含马兜铃酸的广防己被用于此药。随后研究结果显示,此类肾疾患主要由马兜铃酸引起,故国内学者建议称之为"含马兜铃酸中药相关肾病",并简称为"马兜铃酸肾病"(Aristolochic Acid Nephropathy,AAN)。该病以女性患者居多,虽然各个年龄段均可发病,但由于老年人接触该类药物的几率大,所以老年患者所占比例较大。男性平均年龄为 55 岁,女性为51 岁。

所谓"一匕之讹,吉凶随应",中药材种类繁多,同名异物现象并不少见,如非专业人士则颇易混淆,以致严重后果。对于"龙胆泻肝丸事件",想必大家都不陌生,其中的始作俑者便是"关木通"这味药。临床应用的的"木通"有三种,分别为马兜铃科木通(关木通)、木通科木通(三叶木通)和毛茛科木通(花木通)。过去龙胆泻肝丸中的"木通"用的是"关木通",而且是非处方药,价格也不贵,被经常使用的患者称为"清火良药"。

刘大姐平时就性子急,爱生气,家里的医生亲戚便嘱其服用龙胆泻肝丸泻泻火,没想到还挺管用,用了就停不下来。然而,刘大姐却在之后的几年间逐渐出现夜尿频、严重贫血和高血压等症状,入院一查,已经肾衰了。做了肾穿,病理报告一出来,肾盂到输尿管的情况可以说是一片狼藉,并且发现有输尿管癌变存在,这种肾衰合并肿瘤的情况只能通过透析维持生命。

虽说现在已停止生产含有关木通成分的龙胆泻肝丸(关木通换为木通,没有肾毒性),但是出于对患者安全用药的考虑,新标准的龙胆泻肝丸仍被列为处方药。临床试验表明,引起肾损害的患者用药习惯不尽相同,但大多数为长时期内反复用药。类似的药物还有追骨风(菊科禹洲漏芦)与寻骨风(马兜铃科绵毛马兜铃),等等。

在这里为大家简单梳理一下临床上可见使用的马兜铃属的中药:

关木通及含关木通的中成药(龙胆泻肝丸、妇科分清丸、分清五淋丸、分清止淋丸、耳聋丸、排石颗粒等)；广防己；青木香(主要为冠心苏合丸)；马兜铃及含马兜铃的中成药(如京制咳嗽痰喘丸)。另外还有天仙藤，但由于该药使用范围不广，没有临床肾损害的报道。此外，具有肾毒性的其他中药包括：朱砂(主要成分是硫化汞，见于牛黄清心丸、安宫牛黄散等)、雄黄(主要成分是四硫化四砷，见于化风丹等)等矿物药，斑蝥(主要成分是斑蝥素)、全蝎等昆虫药，独活、雷公藤、商陆等植物药，也需要在使用时加以注意。

● 巴尔干肾病

巴尔干肾病是一种类同于马兜铃酸肾病的间质性肾病，它具有包括南斯拉夫、罗马尼亚、保加利亚、希腊等在内的明显的区域性，其发病原因曾一直让医生与研究者们困惑不解。大家都知道欧美人是以面包为主食，而面包的主要原料是小麦，大伙儿都吃面包，怎么就巴尔干地区的人们高发肾病呢？说来也巧，美国纽约石溪大学的亚瑟·格罗尔曼在当地调查该病病因长达数年却没有任何发现，心灰意冷的他准备在萨格勒布的一家图书馆里度过回国前的最后一个下午，却意外地在一本地方志中发现了令人惊讶的线索——巴尔干地区的一些马匹曾在一种叫做欧洲马兜铃(Aristolochia clematitis L,铁线莲状马兜铃)的植物中放牧而得了肾病。那么如果马匹携带的欧洲马兜铃种子被散播在当地，如果这些种子恰巧被混杂在麦田里的话，人们吃了麦子做的面包，日积月累，不就也得了肾病?! 格罗尔曼便去调查了当地人的土地和磨坊，表明他们的一些小麦确实掺杂有欧洲马兜铃种子，也就是被污染了。回到实验室之后，格罗尔曼及其同事检查了从巴尔干肾病患者中提取的肾样本，发现了与欧洲马兜铃有关的证据——这与动物研究中发现的情况一样。只有消除这一地区内全部耕地中的所有马兜铃植物，才能拯救误食马兜铃的近 10 万人民。

2. 化学物质

重金属导致的慢性间质性肾炎也不在少数。比如抑郁症治疗中使用过量的**锂盐制剂**常诱发轻型的肾性尿崩症，并导致进展性慢性小管间质性肾炎。应尽量避免接触铜、金、铀、砷、铁、汞、铋、铬、铅、镉，这些**重金属**均可导致小管损伤和功能障碍(如小管性蛋白尿、氨基酸尿症)以及小管坏死。高风险人群见于焊接工、电池工人、酒徒和吸烟者。

3. 梗阻性肾病

肾乳头部位以下尿路梗阻是半数以上间质性肾炎的原发性病因。梗阻最初的影响是阻塞尿流，同时肾脏不停地产生尿液，梗阻近端的输尿管持续蠕动，不久，梗阻近端管腔和肾盂内的流体静压上升，该压力传递到肾内肾单位，最终导致 GFR 下降。GFR 下降的幅度取决于梗阻是否完全和压力升高的幅度。

4. 慢性（非梗阻性）肾盂肾炎

在无梗阻或其他肾脏病的原发病因时，肾脏细菌感染引起的慢性进行性肾盂肾炎也可导致慢性间质性肾炎。

5. 免疫性间质性肾病

间质及其有关结构的免疫性损伤，可以是一些慢性肾脏病的重要促发因素。

6. 特发性间质性肾炎

约 10% 有间质性肾炎的患者查不到致病原因。

7. 代谢性肾病

● **慢性尿酸盐肾病**：慢性高尿酸血症可导致继发性慢性炎症、纤维化和肾衰。可伴随或不伴随痛风表现。

● **高草酸尿症**：由于过多的草酸盐与钙结合后产生的草酸钙是高度不溶性的，草酸钙促使产生肾脏结石，造成急性肾功能衰竭或慢性小管间质损害。

● **高钙血症**：可导致继发于小管细胞坏死和小管内梗阻的慢性小管间质性肾炎。肾脏钙质沉着和肾结石常常是相关表现。

● **慢性低钾血症**：可伴有肾脏病变包括尿浓缩功能损害，肾小管细胞的病理改变。在慢性低钾血症病人肾活检中可见慢性间质性病理改变；肾囊肿亦可能形成。

各种原因引起肾小管间质损伤的机理大致可分为几个方面，即微血管损伤、肾小管细胞损伤和肾小管萎缩。慢性肾小管损伤所释放的一些化学物质一方面致使细胞成分合成与降解失调而导致肾小管萎缩，另一方面促使间质纤维化程度加重。这几种因素相互作用的最终结果导致球后毛细血管腔闭塞，使肾小球毛细血管压力升高，肾功能进行性丧失。

以上几种致病因素所引起的间质性肾炎，在**传统医学**中也有着相应的解释。一方面，若由于长期服药或由于工作、环境因素接触一些理化毒物导致肾受药、毒所伤，初期的正邪交争可表现为急性症状，后期的肾气受损则可发展为慢性肾脏病；另一方面则涉及到五脏六腑中的第六腑——三焦。三焦是血气、津液运行至五脏六腑的途径。若把身体比作一家公司，三焦就好比其行政枢纽，负责为身体各部提供能量支援以及调节其他部门（脏腑）的工作交互。三焦通，则水液及气机运行畅顺无阻，身体内外上下皆通。当发生湿毒（如风湿免疫疾病）浸染、热毒内陷（如感染），三焦枢纽功能失调，气机受阻，湿浊内停，作为排污工厂的肾脏不仅拿不到需要处理的货物，就连维持自身运行的能源也无法获取，只得罢工。

二、临床表现

（一）急性间质性肾炎（ATIN）

全身过敏表现

常见药疹、药物热及外周血嗜酸性粒细胞增多等全身性表现，有时还可见关节痛、腰痛及淋巴结肿大。但是由非甾体抗炎药（NSAID）引起者常无全身过敏表现。在肾脏的表现，1/3 的患者有肉眼血尿。过敏症状可先于肾衰 1 周前发生，也可同时发生。

急性感染症状

感染引起的急性间质性肾炎主要症状有发热、恶寒、腰痛、虚弱等，血中多形核白细胞增高。急性肾盂肾炎为其典型的表现之一。

实验室检查

● **尿化验异常**：常出现无菌性白细胞尿、血尿及蛋白尿。
● **肾活检**：最常见的表现是间质水肿引起的肾小管分离。前面有提到，肾间质是分布在肾单位及小管之间的结缔组织、神经、血管和淋巴管等，当间质由于积聚了过多的水液而发生水肿时，可引起肾小管的移位或萎缩。而由于炎症细胞的浸润，肾小管常有扩张。电镜和免疫荧光显微镜检查可见线型或颗粒型免疫沉积物。

肾功能损害

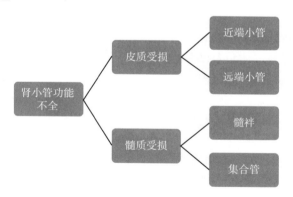

● **肾小管功能不全**：间质损伤的基本表现即肾小管功能不全。由于肾小管各段的功能不同，肾小管功能不全的类型与损伤部位有关，而损伤的程度决定功能不全的严重性。肾脏由外向内分为皮质和髓质，肾小管按不同的形态结构、分布位置和功能分成三部分，即近端小管、髓袢和远端小管。当皮质部位的肾小管间质受损时，主要影响近端小管或远端小管；髓质部位的损伤则影响髓袢和集合导管。影响近端小管的病变导致 HCO_3^- 尿（Ⅱ型肾小管酸中毒）、肾性糖尿、氨基酸尿、磷酸盐尿和尿酸尿；影响远端小管的病变导致Ⅰ型肾小管酸中毒、高血钾和失盐；影响髓质和肾乳头的病变累及髓袢、集合导管和产生及维持髓质高渗所必须的其他髓质结构，导致肾性尿崩症、多尿和夜尿。但临床上所见的肾小管受影响并非单一的，在同一病例可见多种功能异常。

● **急性肾衰竭**：急性肾衰时见少尿或无尿，如初始的症状和体征未察觉而继续用致病性药物时常见少尿。并常因肾小管功能损害，出现肾性糖尿、低比重及渗透压尿。

继发性急性间质性肾炎的表现

表现以原发病为主，继发性急性间质性肾炎的表现，无特异性。原发病伴有间质病变时，肾功能损害多加重。

特发性急性间质性肾炎的表现

患者常伴有非少尿型急性肾衰竭，可见于各年龄组男女患者，以中年女性多见。全身过敏症状如皮疹、嗜酸性细胞增多等少见。多数预后较好，有的自然缓解，对皮质激素疗法有的有效，有的无效。伴随的眼葡萄膜炎易复发。

（二）慢性间质性肾炎（CTIN）

症状和体征

患者早期一般缺乏肾脏疾病的症状，水肿通常不存在，多尿或夜尿增多等肾小管功能损害、血压正常或仅轻度升高等则会渐渐出现；后期可见慢性肾衰竭的表现，如厌食、恶心、呕吐、疲乏、体重减轻及贫血、高血压。

镇痛剂症状通常发生在达到一定累积量时，这时腰痛和血尿出现，但经常被患者以非特异性的主诉如头痛，全身不适，体重下降和消化不良掩盖。高血压、轻度蛋白尿和尿浓缩功能损害常见。

马兜铃酸肾病症状主要为肾小管损害，表现为尿低分子量蛋白升高而尿白蛋白在正常范围，或尿低分子量蛋白明显升高，伴有尿白蛋白轻至中度升高。

实验室检查

● **尿化验异常**：可有白细胞尿，蛋白尿是微量的，血尿不常见。

● **小管功能障碍**：小管功能障碍征象与急性间质性肾炎相似，可出现低分子蛋白尿、尿 NAG 酶改变不一、血液酸度升高、血钾异常、骨质疏松等。

● **生化检测**：代谢性因素引起的间质性肾炎可能存在持续性低血压、高尿酸等。

● **肾活检**：可见肾小管及肾间质病理改变。在疾病后期肾小球表现为继发性受累，最后失去滤过功能。

三、诊　断

（一）急性间质性肾炎（ATIN）

医生会根据病史和体格检查，结合临床表现和实验室检查后做出诊断。

- 近期用药史
- 全身过敏表现
- 尿化验异常
- 肾小管及肾球功能损害

一般认为若有上述表现的前两条，再加上后两条中任何一条，临床急性间质性肾炎即可诊断成立。但非典型病例常无第二条，必须依靠肾穿刺病理检查确诊。

（二）慢性间质性肾炎（CTIN）

下列临床线索提示有慢性间质性肾炎的可能：

- 有慢性泌尿系统感染、反复发作的肾盂肾炎史、慢性尿酸性肾病、慢性化学物质或重金属接触史、肾小管酸中毒病史、滥用镇痛药史或遗传性间质性肾炎家族史等**病史**。
- 不明原因的白细胞尿或轻微**尿改变**。
- 疾病后期可有及不明原因的**肾功能衰竭**伴或不伴高血压。
- **肾小管功能受损表现**，如多尿、夜尿、低分子量蛋白尿。
- **肾小管性酸中毒表现**，如多尿、烦渴、低比重尿、高pH尿。
- **尿沉渣正常**以及与肾功能不全程度不成比例的**高尿酸血症**（如尿酸>9mg/dl而血肌酐<1.5mg/dl，或尿酸>10mg/dl而血肌酐1.5~2mg/dl，尿酸>12mg/dL伴更加恶化的肾功能不全）。

如果你有这些临床线索，医生将会详细地询问你的病史及其他有关情况，然后结合以下检查来判断有无慢性间质性肾病的可能性：

- **肾功能检测**：初诊患者行放射核素肾动态可以提示梗阻性肾病的存在和发现肾小球滤过率减低；血肌酐、尿素氮和 HCO_3^- 的检测可以检测肾功能的变化。
- **影像学检查**：超声和 CT 扫描对疾病鉴别具有重要作用。

四、预　后

（一）急性间质性肾炎（ATIN）

急性间质性肾炎的预后较好，大多数为可逆性，少数病人可遗留肾损害，并发展为终末期肾衰。其预后主要与疾病的严重程度、肾功能状况、肾间质损害程度、急性肾衰的持续时间和年龄等有关。

（二）慢性间质性肾炎（CTIN）

慢性间质性肾炎的预后随病因及肾功能损害程度而异。病因能被彻底清除时，慢性间质性肾炎可以治愈。若已至发展慢性肾功能不全阶段，则多形成慢性肾功能衰竭，预后不良。此时的预后主要取决于肾功能受损程度及高血压程度。

五、治　疗

（一）急性间质性肾炎（ATIN）

- **感染所致急性间质性肾炎**：抗感染治疗。
- **药物所致急性间质性肾炎**：首先停用致敏药物，去除过敏原后，多数轻症急性间质性肾炎即可逐渐自行缓解。但有的病例肾功恢复不完全，功能恢复的程度和速度与肾脏病变的严重性有关。
- **继发性急性间质性肾炎**：积极治疗原发病，如系统性红斑狼疮、干燥综合征等。
- **特发性急性间质性肾炎**：主要应用皮质激素，有的无效。部分病例能自然缓解。
- **免疫抑制治疗**：重症病例宜服用糖皮质激素，病情好转后逐渐减量，共服用 2~3 个月，能够加快疾病缓解。
- **中医辨证治疗**：湿热瘀阻者当以清热祛湿、化瘀利水，药用生地、黄柏、金银花、玄参、益母草、白茅根、赤芍、当归、苍术、车前子；素体虚弱者益气养血、化湿泻浊，药用生黄芪、党参、当归、川芎、茯苓、泽泻、车前草、熟大黄。

- **急性肾功能衰竭**：可用支持疗法，表现为急性肾衰竭的患者应及时进行透析治疗。

（二）慢性间质性肾炎（CTIN）

- **药物引起的中毒性肾病**：停用该药，可延缓肾衰竭的发生和发展。
- **重金属中毒**：包括去除接触源和使用螯合制剂。对于镉中毒，螯合物并不有效，可能反而增加镉的肾毒性。
- **尿路梗阻、尿液返流**：有梗阻者应该解除梗阻，同时控制感染。必要时予以手术治疗。
- **代谢性肾病**：原发性高草酸盐尿症进展至终末期肾衰的病人，需行肝 - 肾联合移植以纠正基本代谢缺陷。在食物方面，应避免食用含草酸盐丰富的食物（如茶、巧克力、菠菜、大黄），并增加液体摄入以增加尿量，增加口服钙剂以结合胃肠道草酸盐，和补充维生素 B_6（每日 3~3.5mg/kg）。可能的话，纠正基础病因。
- **尿路感染**：对于细菌感染引起的慢性间质性肾炎，应用抗生素抗感染。用药时注意细菌敏感性的变化、用量和疗程，并根据肾功能状态调整药物用量，尽量选择对肾脏毒性小的药物。
- **急性过敏性间质性肾炎**：应用强的松治疗，可有效地缩短肾脏恢复时间。
- **延缓慢性肾衰竭**：中药冬虫夏草：1~3g/d，研末装胶囊，分次服用。冬虫夏草，最早见于清代汪昂的《本草备要》："冬虫夏草，甘平，保肺益肾，止血化痰，止劳咳。四川嘉定府所产者佳。冬在土中，形如老蚕，有毛能动，至夏则毛出土上，连身俱化为草。若不取，至冬复化为虫。"经实验证明，虫草制剂可用于防治小管 - 间质纤维化，有效地促进肾小管上皮细胞的生长，促进受损的细胞恢复，提高细胞膜的稳定性，增强肾小管上皮细胞耐受缺氧的能力，提升肾小管功能，对间质性肾炎有一定的治疗作用。

小贴士：

为延缓或阻止肾衰竭的发生、发展，需要通过定期体检来进行早期诊断，以便明确肾功能阶段。另外，拒绝药物滥用行为，保证用药过程遵循医嘱。养成良好的生活方式，确保营养充分摄入与合理的体育运动，对于保持健康也是必不可少的。

六、老年人用药

对于 65 岁以上的老年人来说,肾脏的小球、小管 - 间质和血管可以发生相应的"老化"过程,其中肾小管的退化尤为明显。近期报道的 704 例老年患者中,肾小管 - 间质损害在老年患者中尤其突出,93 例患者中,急性间质性肾炎(34.4%)、慢性间质性肾炎(29.0%)及急性肾小管坏死(24.7%)的发生率均较高。

由于老年人的多病性,用药机会和种类增多,导致老年人药物肾损害十分常见。西药通过毒性或变态反应导致的肾小管 - 间质损害已普遍受到重视,对其中抗感染药物(抗生素及磺胺类等)、非甾类抗炎药及造影剂所致肾损害已加强警惕,目前发病率似有所下降。中草药肾损害国内近 10 余年才开始重视,由含马兜铃酸成分的中草药(如关木通、广防己和青木香等)导致的急、慢性肾小管 - 间质损害现已有不少报道。

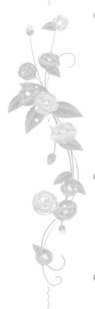

老年人用药须注意的几点:

- **应在医生指导下用药**:要有明确的用药指征,尽量不用药或少用药。不可滥用补药、抗衰老药物。

- **注意剂量**:许多药物需从小剂量开始,逐渐递增,一般 65 岁以上者推荐用成人剂量的 1/2 或 1/3 量作为起始量,70 岁以上者用 1/3 量。尽量减少用药种数,简化服药方法以便于服用,争取条件做血药浓度监测,根据测得的结果决定用药剂量或调整剂量,根据肝肾功能调整剂量或给药间隔,适时停药。尽量避免肾毒性药物的使用,对主要经过肾脏排泄的药物根据肾功能减量。医生会动态细致观察,必要时检测血药浓度,一旦发现毒副作用,会及时处理。

- **注意某些特殊情况下对药物代谢的影响**:老年人有脱水、低血压或心衰等病变时,更应小心,有必要检测血药浓度。老年人因往往同时患有多种疾病,同时服用多种药物,要注意药物相互作用的问题,如长期服用降压药、降糖药、镇静剂等容易发生药物不良反应,或减弱了药物疗效。

- **药物配伍禁忌**:老年人同时患多种疾病,治疗用药的种类必然增多,如不注意药物间的相互作用,就可能发生药物的配伍禁忌,影响疗效甚至引起中毒。治疗时要抓住主要矛盾,先治疗主要疾病,以提高疗效,减少药物不良反应的发生。

有感于药物所致脏器伤害,有诗曰:

间质肾炎多原因,药毒伤肾须当心。
药物本为祛除病,一匕之讹吉凶应。
随意用药昧其然,虽伤不觉令人怜。
医生嘱托需牢记,合理用药方安全。

肾脏衰竭不可怕,血液净化有方法

　　一听到"肾衰竭""尿毒症"等字眼,很多患者瞬间陷入绝望境地,周围人也容易投去同情的目光。然而尿毒症患者的生存并非大家误以为的那般哀怨。

　　肾脏衰竭了,可以行血液净化治疗进行肾脏功能的替代,而不能认为拖着越晚透析越好。经常有患者问肌酐涨到多少该透析了啊?何时进行透析治疗,不能单独以肌酐数值为标准。反复高血钾、难以纠正的心衰和代谢性酸中毒等也已列入该进入透析的标准。血液净化常见的有血液透析和腹膜透析两种,另外还有结肠透析。本章主要给大家介绍血液透析和腹膜透析这两种透析法的相关知识。

一、血液透析

　　血液透析是大家听到比较多的透析方式,我国血液透析最早开始于 1957年。血液透析发展迅速,从省市级医院逐渐普及到市级及以下医院,血液透析指将体内血液引流至体外,血液与透析液在透析器中通过弥散和对流进行物质交换,清除体内的代谢废物、维持电解质和酸碱平衡,同时清除体内过多的水分,并将经过净化的血液回输入体内。

1. 关于透析的通路

　　建立合适的通路是透析前的必要准备,常用的有中心静脉临时导管、半永久导管、人工血管移植、自体动 - 静脉瘘,也有直接穿刺动静脉。以上的透析通路中,自体动 - 静脉内瘘是最安全,应用时间最长,范围最广的血管通路。通常肾脏科医生会建议患者提前做好血透准备,在上肢前臂做个小手术,即动 - 静脉内瘘成形术,内瘘手术后至少 4~6 周才可以使用,提前手术可以给内瘘成熟的时间,避免因紧急透析需要插临时导管。在肾科病房或血透室常常可见脖子上插着管儿的患者,多是因为急性肾衰竭或者慢性肾衰竭没有提前做内瘘成形手术。对于肾衰竭的患者,势必定期复查,及时做替代治疗的准备,尽量避免中心静脉插管。

2. 每周透析几次呢？

血液透析时间并没有统一标准，我国血液透析时间平均大约每周 12 小时。血透是否充分，主要参照：患者自我感觉良好；透析并发症较少；血压控制较好；透析间期体重增长不超过干体重的 5%；血生化指标基本处于正常范围；营养状况良好；血液透析溶质清除较好。

3. 哪些情况不适合做血液透析？

一般来说，没有绝对不能做血透的情况，但如果有以下状况存在，血透风险增高：颅内出血；严重休克；严重心肌病变并有难治性心力衰竭；活动性出血；精神障碍不能配合血液透析治疗。

4. 既然透析了，那么吃饭可以放开吃了吧？

慢性肾衰竭患者因肾脏排泄功能降低，多是经历过长时间的低优质蛋白饮食，盐、油脂等也严格控制，这下透析了，以为反正有机器排毒排水了，终于可以美美地吃饭了。这是个很大的误区。虽然透析后较尿毒症透析前饮食热量要适度放宽，但并非宽容到没有上限。透析只能代替肾脏的部分排泄功能，不可能跟正常肾脏一样，如果对自己的饮食过于宽容，那么心衰、水肿、恶心、呕吐、贫血等将经常陪伴您左右，就为一堆美食，然后就得长期跟这些难受的症状打交道了。

5. 透析后不用吃那么多药了吧？

这个问题跟上一个类似。透析代替的是肾脏部分的排泄功能，可是肾脏还有分泌促红素、肾素、前列腺素等能力，这些是透析机无法替代的。所以透析后重组人促红素注射液、叶酸、琥珀酸亚铁片、降压药、钙片等药物是不能停止使用的。

6. 透析期间如何控制体重增长？

透析患者在家中应经常测量体重，并自我控制水分的摄入。两次透析之间体重增加最好不超过干体重的的 5%：

允许体重上限参考值：

透析次数	容许增加体重量
每周透析 1 次	0.5 公斤 / 天
每周透析 2 次	1.0 公斤 / 天
每周透析 3 次	1.5 公斤 / 天

年纪大的人心脏功能下降，体重增加量要更低些（65 岁以上老年人，两次透析之间体重增加最好约为干体重的 2.5%）。透析间期体重应均匀增加，如干体重 60 公斤，两次透析间允许增加体重 60×5%=3 公斤，每周透析 3 次，则每

天增加 1.5 公斤为宜。这就要求控制水分摄取，不要吃太咸的食物，否则口干会一直想喝水，可以吃冰块或者嚼口香糖增加唾液分泌的方法减少饮水量，平时吃的稀饭、面条，含有很多水也要严加控制。透析间期体重增加明显，可并发水肿、高血压、心衰、心包积液等，如出现胸闷、憋气、咳嗽、咳血痰、夜间睡眠不能平卧须立即进行血透。

7. 病人须知小细节

★ 透析前：门诊病人须根据需求自带降压药物，容易低血糖的病人应带糖果、饼干等食物，插管病人自带换药时用的百多邦软膏。每次透析前一天应洗澡，更换舒适、干净、宽松的衣裤，如有增减衣物，须精确称量所增减衣物的重量，以便医生精准地为您设置脱水量。

★ 透析中：病人在透析过程中尽量不饮水进食，因为①在进食时或饮水时，容易使食物或水呛入气管而发生呛咳、窒息。②食物中可能含有的果核、骨头等会损伤病人。③进食时体位转动，身体活动度大，可能会牵拉透析管路，造成针头滑脱或管路脱落，引起血肿和大量血液丢失。④最重要的是，进食时循环系统中的血液会集中到消化系统，导致大脑等重要器官血液灌注不足，就会产生头昏、心慌，极易出现低血压症状。因此进食水最好在透前或透后。如有饮水，最好使用有量度的水杯，以便知道自己在透析中喝了多少毫升水。以便在透析后更准确地计算实际脱水量。

★ 透析结束：测量血压，称体重（所穿衣物与透析前一致）。勤观察穿刺点渗血情况，直刺的病人和动静脉内瘘者记住松绷带时间。在家中应自备体重秤一台，随时掌握自己的体重变化。

8. 新病人透析前后注意事项

★ 透析前：放松心情，消除恐惧，积极面对疾病。进入透析室必须更换透析室专用拖鞋，进入室内须先称体重，测血压、呼吸、脉搏，以便医生根据生命体征情况实施治疗方案。透析室一般不允许家属进入，除危重病人及不能自理的患者酌情可留一个家属，且需同样更换拖鞋或套鞋套。

★ 透析中：刚开始透析时采用多次短时透析，逐渐过渡，第一次不超过 2 小时，第二次 3 小时，以后逐渐增加到 4 小时，经 1~2 周诱导，可进入规律透析（每周 3 次为宜）。对初次透析的病人应缓慢加大血流量，影响血流量的因素如患者精神因素。患者过度紧张导致血管痉挛，血管事件逐渐适应，减少综合反应。每隔 30~60 分钟测量一次血压，以密切观察病情变化，如有恶心、呕吐、头晕或头痛、抽筋、胸闷、胸痛、冒冷汗、皮肤痒、腹痛、背痛，应及时告诉医务人员，以尽快给予处理。

★ 透析后：透析结束后须测血压，如血压正常，嘱病人躺数分钟、再坐数分钟后缓慢起床，防止发生体位性低血压。称体重，透析后称体重时穿的衣服必须和透析前一致。约定下次透析的时间。掌握松绷带时间，如在路途中有渗血情况，应立即按压穿刺点，以不出血且可以摸到血管震颤为宜。透析后当天不能洗澡，24小时后方可撕去创可贴，也可以在内瘘周围涂抹一些软化血管和疤痕的药，有内渗血的患者在第二天可以用洋芋片和黄瓜片敷。

9. 血液透析患者的饮食原则

血液透析的基本原理：饮食疗法是血透病人提高存活率的关键，要严格按饮食疗法的要求进食。告知病人增强营养和提高机体抵抗力，要多食优质蛋白，经常调换口味，注意食物的色、香、味，促进食欲，注意补充维生素，以满足机体修复的需要，限制钠、钾和磷的摄入。

在长期维持性血液透析过程中，可丢失许多营养物质，特别是蛋白质的丢失，同时伴有无机盐和微量元素的丢失，很容易造成电解质的紊乱；另外由于体内毒素作用引起长期食欲不振、恶心呕吐、营养摄入不足等诸多因素，极易发生营养不良，因此要及时补充营养，进食优质蛋白质，富含维生素、钙及足够热量的饮食。蛋白质摄入量为 1.2g/（kg·d），每周透析 3 次者蛋白质可增至 1.5g/（kg·d），其中优质蛋白占 50%~70%，多食瘦肉、蛋、牛奶、鱼等。总热量 35kcal/（kg·d），控制水、钠摄入量，使得两次透析期间体重不超过（1.6±0.4）kg。

忌高钾、高磷食物，如橘子、香蕉、葡萄、白菜、萝卜、坚果类食物等。减少食物中含磷的方法有两种：食用低蛋白食物和对食物进行焯水加工。有报道说，经过这种方法处理过的食物中的磷的含量可以减少约50%，同时应避免食用含磷高的食物如蛋黄、猪肝、各种豆类、花生、开心果、杏仁、瓜子、奶粉、乳酪、巧克力等。碳酸钙等磷结合剂，在饮食中适量服用，与饮食相结合，如碳酸钙粉可加在素汤中混合用。经常调换口味，注意食物的色、香、味，促进食欲，避免进食过甜或油腻食物，培养患者良好的生活习惯。

二、腹膜透析

腹膜透析是利用人体自身的腹膜作为透析膜的一种透析方式。通过灌入腹腔的透析液与腹膜另一侧的毛细血管内的血浆成分进行溶质和水分的交换，清除体内潴留的代谢产物和过多的水分，同时通过透析液补充机体所必需的物质。通过不断地更新腹透液，达到肾脏替代或支持治疗的目的。相对于血液透析来说，腹膜透析被认识的范围和程度明显不足，很多人根本不知道还有这样的一种透析方式。目前国内开展腹膜透析的医院也不如血透数量多。腹透是居家透析，有其管理难点，但也有其方便之处。

1. 谁都可以做腹膜透析吗?

从治疗角度看,血液透析和腹膜透析在透析成分同等标准的情况下,都是可以到达良好替代目的的。只是根据个人自身情况选择其中更适合自己的透析方式。对于残余尿量较多的终末期肾病患者,腹膜透析不仅能充分发挥其透析效能,而且患者的存活率与血液透析患者类似。此外,腹膜透析较血液透析能更长时间地保留残余肾功能状态。其治疗优势人群应定位在有残余肾功能的终末期肾病患者。

但如果有以下情况,可视为腹膜透析的禁忌证:腹腔反复感染病史、肿瘤广泛腹腔转移或者其他原因导致腹膜纤维化、粘连等;严重的皮肤病、腹壁广泛感染或腹部大面积烧伤难以置入腹膜透析导管;外科难以修复的疝等;严重腹膜缺损;患者精神障碍、失明、手足活动障碍等又无合适的长期护理操作的人员。

这里单独提一下糖尿病患者做腹膜透析。以前认为糖尿病患者做腹膜透析,血糖会不好控制,因为透析液都是含葡萄糖的。但是近些年有不少糖尿病患者在进行腹透治疗,在合理饮食管理下,配合药物,血糖是可以很好地控制的,所以糖尿病不是腹膜透析的禁忌。

2. 腹膜透析的通路

腹透是在腹部放置一根导管。导管体表放置位置通常在正中线或正中线旁脐下 2~3cm 处。前者手术简单,易掌握;后者可能会减少皮肤出口渗漏和腹壁疝,故较常用。

必备物品:专用挂钩、口罩、小毛巾、碘伏帽、蓝夹子、透析液、洗手液、透析记录本、胶布、碘伏、血压计、恒温箱、体重秤、物品专用秤、紫外线灯。家中需要准备一个单间或在屋内打一个隔断作为腹膜透析的场地,室内要通风,光线充足,保持清洁、干燥,每天进行紫外线消毒。

3. 腹膜透析分手工透析和机器透析

手工操作即在严格手消毒后,将腹腔内经过 4~6 小时已经完成腹膜交换的透析液引流出来,然后将加热好的透析液灌入,这个过程约 20~30 分钟,一般每天透析 4~5 次。

利用透析机完成腹膜透析,操作简单,设置好数据后,机器自行灌入相应的透析液量并完成一定的循环数,患者可以在夜间睡眠期间进行,且目前腹透机的价格有所下降,不会造成太大经济负担,并且对白天工作影响小。对于白天需要正常工作或需要别人帮助的患者,自动腹膜透析比传统腹膜透析更为适合。

每次透析后要记录好超滤量,每天记录尿量、体重,测量血压。每月去医院复查一次,评估营养状态,查看各项生化指标是否在合适的范围。

4. 腹膜透析的饮食管理

(1)喝水与进盐:有部分患者认为喝的多透的多,所以不需要限制饮水量，这是一种很片面的认识。对于小便量加超滤量每天大于1500ml的患者，有专家建议是可以正常饮水的，反之，如果小便少或者无，那么饮水量是必须要控制的。每天摄入的水分大约等于500ml+前1天的尿量+前1天的腹透超滤量。水量的控制必须提到盐，在严格控制食盐的情况下，水的入量势必就好控制。建议少尿和无尿的患者，食盐摄入量应限制在每天3~4克。

（2）血钾：腹膜透析液能清除钾，所以正常饮食情况下，一般不会出现高钾血症，如果进食不好，需要适当进食高钾饮食或补钾药物，含钾高的食物常见的有绿叶蔬菜、红枣、香蕉、橘子、西红柿、土豆、干果、坚果等。

（3）蛋白质：进入透析后，蛋白质摄入较透析前有所增加，因为腹膜透析每天会丢失蛋白质，腹膜透析蛋白质摄入每天约1.2~1.4克/公斤体重，尽量以优质蛋白为主（鱼、瘦肉、鸡蛋、牛奶等），尽量少食动物内脏等。蛋白质并非越多越好，摄入过多会导致恶心、呕吐、乏力等不适症状。

（4）磷：透析对磷的清除较差，所以必须限制磷的摄入并口服碳酸钙等磷结合剂。含磷较多的食物有：动物内脏、坚果、肉干、肠等。

5. 药物

如前所述，透析代替的是肾脏的部分排泄功能，肾脏的分泌功能是透析无法替代的，因此有一些药物是需要一直坚持服用的——纠正肾性贫血的重组人促红素注射液、叶酸、琥珀酸亚铁片；调解钙磷代谢的碳酸钙片；其他的根据血压、血糖和心脑血管的具体情况对症用药。此外，可适当服用一些诸如益气活血降浊的药物以配合腹膜清除毒素。

透析液的浓度根据尿量和水肿情况进行调整。但具体用药的剂量并非一成不变的，需要定期根据化验结果调整处方。有部分患者自我感觉没有不适症状，长期不复查，以至于出现严重贫血、钙磷代谢紊乱，导致各系统功能障碍，甚至危及生命。

总之，每种透析方法都有各自的特点，根据自身条件，与医护充分沟通，选择一种更适合自己的透析治疗。

这里我特别要说的是，在即将进入终末阶段的肾脏病患者，应该为肾脏替代做好准备。因为这个阶段，减少危及生命的并发症和合并症是治疗的目的，肾脏恐怕难以保住。需要透析的时候，不要有抗拒心理。以免导致难以挽回的损失，实际上，一旦得到治疗，大部分患者会觉得轻松得多，食欲改善了，憋闷缓解了，心里也会感觉舒服的。故有诗曰：

肾病恐入终末期，为避透析强服药。
而今初识透滋味，却道轻松食欲善。

肾脏移植看时机，心理负担莫要有

一、肾移植的适应证

凡是慢性肾功能衰竭达到终末期，对一般保守治疗无效的病人都适合接受肾移植手术。但是为了提高肾移植的存活率，移植医生通常会从您的病情、原发病种类、年龄等各方面进行综合考虑，对您进行严格的筛选。因此，需要您把自己的具体情况如实、详尽地告诉医生。

二、肾移植与透析的比较

	透析	肾移植
精神和经济压力	✓ 长期透析导致精神压力和经济负担较大 ✓ 长期依赖医院	✓ 若肾移植成功，肾脏功能可以完全恢复正常 ✓ 从长远来看，肾移植的综合费用低于透析
尿毒症症状	✓ 透析无法治疗内分泌紊乱的情况，如女性月经失调或闭经，男性阳痿以及贫血等	✓ 若肾移植成功，各种尿毒症症状将完全消失
生活质量	✓ 仍然较差	✓ 可恢复正常生活和工作，生活质量得到极大提高

三、肾移植的发展和现状

1906 年：早期实验阶段，法国人 Jabulay 尝试了人肾移植，仅有短暂功能。

1954 年：初步临床应用阶段，Murray 等首次成功地为同卵双生子间实行了肾移植。

20 世纪 50~70 年代：稳步发展阶段，免疫抑制剂、组织配型技术用于同种肾移植。1年肾存活率提高到50%左右。

20世纪80年代：环孢素时代，尸体供肾的1年肾存活率由原来的50%提高到80%左右。

20世纪90年代以后：进一步发展阶段，骁悉等强有力的免疫抑制剂出现，尸体供肾的1年存活率提高到90%以上。

肾移植——新生活的开始

肾移植手术为终末期肾病受者带来第二次生命，国内外的肾移植受者都以此为起点开始了全新的生活。

美国的一位的肾移植受者Bill在1966年接受肾移植手术，术后40多年仍然保持肾功能良好。而这位肾移植受者现在已当了祖父，并且是一家公司的资深经理。此外，他还拥有赛车手和飞行员资格。

我国的肾移植受者最长存活已超过了30年。随着肾移植领域的发展，受者术后存活及生活质量都得到了进一步提高。

四、肾移植的评估与抉择

并非每个肾功能异常的病人都需要进行肾移植。一般来说，首先需在肾内科就诊治疗，减缓疾病的进展。如果病情进一步发展，形成所谓终末期肾病，那么必须及时采用肾脏替代疗法———透析或者肾移植。总体而言，肾移植和透析两种治疗方法，对终末期肾病的治疗效果相似。但肾移植后患者的生活质量有很大的提高，只要条件具备，应进行肾移植，这也是医学界的共识。在等待肾移植前，患者通常首先采用透析的治疗方法。也有一些患者不适合进行肾移植，要终身接受透析治疗。

一般而言，如果病人符合以下条件，可以考虑进行肾移植：①年龄以12~65岁为宜。高龄的病人如果心、肺和主要脏器功能正常，血压平稳，精神状态良好，也可以考虑肾移植。②慢性肾炎终末期或者其他肾脏疾病导致的不可逆的肾功能衰竭。③经过透析后，体内无潜在的感染灶，一般情况良好，能耐受肾移植手术者。④无活动性消化道溃疡、肿瘤、活动性肝炎和结核，无精神、神经系统病史。

凡是出现以下情况者不适合肾移植，或者在移植前要作特殊准备：①转移性恶性肿瘤。②慢性呼吸功能衰竭。③严重心血管疾病，泌尿系统严重的先天性畸形，精神病和精神状态不稳定者。④肝功能明显异常，有活动性感染，淋巴毒试验或者pra强阳性者。

随着供者器官短缺问题越来越突出，更多的病人接受亲属捐献的肾脏。正常人捐献出一个肾脏后，一般不会对健康产生影响。在美国，超过50%的肾脏是来自亲属或者朋友的捐赠。在全世界范围内,亲属供肾移植的比例正在不断上升。因此,也有一些病人在出现终末期肾病的早期,不经过透析,而直接接受肾脏移植。

如果医生告诉您,您适合接受肾移植手术,同时您也对此感兴趣,那么您需考虑下面的问题:

- 您愿意接受全部的检查项目并坚持定期到医院随访吗?
- 您愿意为了得到合适的供肾等待几个月甚至几年吗?
- 您愿意在术后数年甚至数十年的治疗和随访过程中听从医生的建议,与医生密切配合吗?
- 您愿意终身服药吗?
- 您做好了肾移植和康复治疗所需的经济准备吗?

术前评估:如果对以上问题您都做出了肯定的答复,那么在有接受肾移植手术的意向之后,您就可以开始与移植医生联系了。移植医生将对您的情况进行以下术前评估,以判断您是否适合接受肾移植:

- 身体情况是否可以耐受手术。
- 是否存在肾移植手术禁忌证。
- 是否能够并且愿意遵循医生的指导并根据处方用药。

五、等待肾移植

此时,您一定已有了自己的决定,您也许正期待早日通过肾移植手术找回渴盼已久的健康。请先放松一下,前面也许还有一段不算太短的路要走。

1. 登记与等待

一旦决定进行肾移植手术,您应立即在移植中心进行登记,越早加入等待肾移植的排队名单,您越有机会尽快获得合适的供肾。

2. 寻找供肾

肾移植的类型有两种:

- **尸体供肾:**供肾必须来源于未受损伤或者损伤较小的供者,并且供者不得具有可传播的感染倾向或恶性肿瘤。因此供肾必须在接受了筛查后才可使用。组织配型相合度越高的供肾,预计的效果越好。
- **活体供肾:**供者与您的关系必须符合相关伦理学规定,双方必须是配偶、直系血亲或三代以内旁系亲属关系。活体供肾的组织相容性好,因此术后短期效果好、手术时间安排相对灵活、移植肾功能平稳。

3. 术前手术

医生根据受者身体的具体情况,可能需要进行术前手术。

- 病肾切除：如果您存在肾脏结构异常、肾脏恶性肿瘤、再次肾移植等情况，医生出于治疗需要可能需要在移植前把病肾切除。
- 下尿路手术：如果您有下尿路梗阻或下尿路功能受损导致排尿障碍，医生为了防止移植肾功能受损，需在移植前进行手术缓解治疗。
- 胃肠道手术：如果您有胃肠道严重病变，医生为避免移植后大剂量免疫抑制剂的应用导致胃肠道出血和感染的风险增加，可能会建议您进行手术治疗。
- 胆囊切除：只有在胆囊结石伴反复感染或胆道梗阻的情况下，您才需接受移植前胆囊切除手术。
- 脾切除：只有少数脾功能亢进或 ABO 血型不相容的受者才需接受移植前脾切除处理。

六、肾移植手术前期的准备

终于要面对即将来临的肾移植手术了，在这之前您需要做哪些准备呢？

1. 术前常规检查

术前全身性系统检查主要是对您的心肺等重要脏器功能、心理精神状态、营养状况以及感染性疾病进行一个全面了解：

- 血、大小便等实验室检查。
- 心电图，影像学检查：如：X 线检查，B 超等。
- 针对性专科检查：如心肺功能测定、各种内窥镜和活检等。

2. 组织配型

组织配型就是将您的血液与供者血液混合培养，如果您的细胞与供者细胞不发生反应，则您的身体很可能可以接受此供肾。组织配型包括：ABO 血型配型、人类白细胞抗原系统（HLA）配型、群体反应性抗体（PRA）含量测定、补体依赖性淋巴细胞毒交叉配合试验。

3. 准备入院

- 接受活体供肾的受者：手术日期将预先确定，可根据时间做好各项入院准备。
- 选择尸体供肾的受者：由于无法预测得到供肾的时间，您应随时与自己的移植医生保持密切联系，确保医生能在第一时间通知到您。

肾移植手术前后，您需要住院 3~4 周，为避免接到入院通知时因临时仓促和慌张而忘记应带的物品，建议您在登记加入等待移植病人的名单时，就准备好入院所需物品，以便随时动身住院。

4. 入院所需物品

必需的个人材料：身份证、医保卡、既往病历、医院各项检查结果。

住院所需经费：为了安全的缘故，不建议您随身携带大量现金。

替换衣物：要求宽松、舒适、便于穿和脱。

个人洗漱用品：如牙刷、牙膏、毛巾、梳子、肥皂等。

吸管：方便您术后卧床时喝水。

腹带：手术后束腹，避免不当用力或扭曲体位造成伤口裂开。

某些必备日用品：如卫生纸、拖鞋、杯子、餐具、男士用的剃须刀、女士的卫生巾等。

其他用来调节情绪、放松心情的物品：如便携式收音机、MP3、感兴趣的书报、杂志等。

5. 术前透析

一般情况下，您在尿毒症时期大多存在氮质血症、低蛋白血症、酸中毒、水钠潴留和高血钾等情况。术前透析有助于尽可能纠正这些紊乱。

一般需在术前 24 小时内充分透析一次；如果您接受的是腹膜透析，一般持续腹膜透析至术前，以保证体内环境稳定，使您能耐受手术。

6. 其他术前处理

● 加强营养支持治疗。

● 贫血的治疗。

● 控制感染：终末期肾病受者由于体质弱、抵抗力低，容易并发各种感染，所以术前需清除潜在感染病灶。

● 高致敏受者的处理：对于肾移植高敏受者，需进行预处理，如血浆置换、免疫吸附、和药物治疗，以减少移植后排斥反应的发生率。

● 控制"三高"：对于术前存在高血压、高血脂、高血糖的代谢综合征受者，要控制血压、血脂和血糖。

7. 做好术前心理准备

移植手术前：您需要接受一系列的术前检测，希望您能耐心地配合这些检查，以使您的医生能充分掌握您的身体状况，为您选择最合适的处理方案。

移植手术及住院康复期间：由于外科手术、麻醉可能存在的风险性、您的身体情况及手术本身的复杂性而出现某些不是很顺利的情况。请您不要过于担心和焦虑，医护团队将尽一切努力保证您的安全，希望您和您的家属积极配合，共渡难关。

移植手术后：移植后一直都有发生排斥反应的可能性，所以您必须终身服用免疫抑制剂，并且做好长期随访的准备。这对您的长期健康生存非常重要。

七、肾移植手术

了解肾移植手术的基本过程，可以减少您对手术的恐惧和不安，保证您在术前具有良好的情绪和精神。

1. 什么是肾移植手术？

肾移植手术就是将一个健康的肾脏植入您一侧的下腹部，让新的肾脏将代替您的病变肾脏发挥功能，为手术操作方便、术后便于观察，一般选择右侧进行手术。

一般采用局部麻醉或者全身麻醉方式。

手术过程一般历时 3~4 小时。

2. 肾移植手术过程

- 在您的右下腹部做一切口。
- 重建移植肾脏的血管，将供肾的血管分别与您的血管吻合。
- 重建移植肾的尿路，重建方法根据受者情况选择。
- 缝合切口，在您的腹部留置导尿管。
- 完成手术后，受者被送入重症监护病房（ICU）。

八、术后护理、用药和早期并发症的处理

在顺利完成肾移植手术后，您接下来要进入术后的恢复期，并且要开始服用免疫抑制剂。由于个体情况和医疗条件的差异，部分病人在术后早期可能会有并发症。万一出现这种情况，也希望您能尽量保持镇定，及时将异常情况告知医护人员，积极配合治疗。

1. 术后重症监护期

术后您将被送入重症监护病房（ICU）接受治疗，一般为术后 1~2 周。

ICU 是您术后早期恢复的重要环节，医护人员和一系列现代高科技医疗设备将 24 小时不间断地照顾您，以便于纠正麻醉和手术造成的生理紊乱、对移植肾的情况进行观察、对术后早期可能出现的不良情况进行观察和判断。

2. 术后 ICU 护理

术后 2 天内会有护士为您频繁地测体温、脉搏、呼吸、血压。

当您在术后第一次醒来，可能会感到头昏和疼痛，但是大多数病人术后感觉良好，如果不出现其他不良情况，通常术后 1~2 天即可起床。

您的体内留置了导尿管，医护人员可通过观察导尿管每小时排出的尿量、颜色了解移植肾脏的功能状况。

您的腹部还会留置 1~2 根引流管,如果您的腹腔内发生渗血,则可通过引流管及时把渗血引出腹腔,并可对腹腔内活动性出血进行直观的观察。

由于手术麻醉会使您的胃肠道功能发生一定程度的障碍,您在术后早期需要禁食。在禁食的同时,医护人员会通过静脉补液的途径,帮助您维持身体内环境稳定和保证能量需要。补液量将根据您的尿量多少而定。

术后早期您需要卧床休息,休息时最好垫高腰背部,并微屈移植侧的腿部,以减少手术伤口的牵拉疼痛。这一姿势有利于您的伤口愈合。同时您需适当翻身以防止褥疮,在翻身时注意避免身体扭曲,以免使移植肾脏受伤。

手术 24 小时以后您即可以翻身,3 天后可以坐起,5~7 天后可以离床活动。您在活动时需要小心保护手术部位。

3. 术后普通病房康复期

当您身体状况基本稳定,顺利度过重症监护期后,您将转进普通康复病房。一般情况下,您术后的 2~4 周将在普通病房中度过。

4. 术后普通病房护理

● 补充营养:饮食要以碳水化合物为主,搭配富含维生素、低脂高蛋白、多纤维素的食物,以预防便秘,促进手术吻合口愈合。

● 预防感染:您在术后将应用免疫抑制剂,抵抗力低于常人,因此应尽量避免各种感染的发生。

● 家属们在陪护时注意个人卫生,勤洗手、尽量戴口罩,如有感冒迹象应主动回避。

● 保护好您的移植肾:
    切勿用力大便或者突然改变体位以防腹内压力突然增加伤及移植肾
    勿穿紧身衣服
    行动时注意保护腰部不受碰撞,以免肾脏受压或受伤
    确保您的腹带使用正确、固定可靠

● 留意自身情况变化,及时向医务人员反应
    移植肾部位有无肿胀、疼痛
    敷料是否有渗液
    引流管是否妥善固定
    尿量和尿液的性状
    体重变化
    有无发热

5. 选择高效安全的免疫抑制方案

以吗替麦考酚酯为基础的三联方案目前最常用的,例如:吗替麦考酚酯 + 环孢素 A+ 激素,或吗替麦考酚酯 + 他克莫司 + 激素。

环孢素 A、他克莫司是钙调磷酸酶抑制剂（CNI）类的代表药物，激素通常包括氢化可的松、强的松等。吗替麦考酚酯是肾移植术后免疫抑制维持治疗方案的基石。

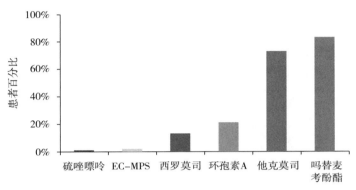

肾移植受者出院后接受维持治疗所使用药物及比例（n=15,225）

上图是美国 2004 年肾移植患者出院后接受维持治疗所使用药物及比例，可以看到 80% 以上的肾移植受者所采用的免疫抑制方案中都包括吗替麦考酚酯。

常用免疫抑制剂毒副作用比较

不良反应	激素	环孢素 A	他克莫司	雷帕霉素	吗替麦考酚酯®
新发糖尿病	↑	↑	↑ ↑	↑	
高血脂症	↑	↑		↑ ↑	
高血压	↑ ↑	↑ ↑	↑		
骨质疏松	↑ ↑	↑	(↑)		
贫血和白细胞减少症				↑	↑
伤口延迟愈合			↑		
腹泻,恶心 / 呕吐			↑		↑ ↑
蛋白尿				↑ ↑	
GFR 降低		↑	↑		

不良反应严重程度：↑为轻到中度；↑ ↑为中到重度；(↑)为有可能,但不确定。

——以吗替麦考酚酯为基础的免疫抑制方案可实现疗效与毒性的最佳平衡。

吗替麦考酚酯是高效、高选择性的免疫抑制剂,无肾脏毒性、无心血管毒副作用、不会引发淋巴细胞增生性疾病等恶性肿瘤。

吗替麦考酚酯是在实体器官移植领域中应用最广泛的一种免疫抑制剂,经过14年临床验证,全球超过150万患者包括儿童使用。

★ 严格按要求服用抗排异药物

- 准时服药、服用的药物剂量要准确、尽量避免漏服药物。
- 不能自行停止、减少、更换免疫抑制剂。
- 服用任何医生处方外的药物前,您都应事先向医生咨询,避免影响免疫抑制剂的吸收和代谢。

6. 术后早期并发症及处理

(1)移植肾功能延迟恢复:术后移植肾脏不能及时恢复正常功能,是术后后早期较常见的并发症之一。

临床表现:尿少、血清肌酐下降缓慢,最终可能因尿少而需要透析治疗。

处理原则:确诊后医生会为您立即采取活血和加用肾营养药等措施;必要时使用血液透析治疗;注意防止感染、心力衰竭、肝功能异常等并发症。

(2)尿漏:若重建的尿路缝合不严密、缝合的两端组织发生缺血坏死或排异,则可能导致尿液从缝合处漏出。

主要表现:尿少或突然无尿、发热、局部疼痛、皮肤水肿和压痛。

处理原则:对于轻度的尿外渗:可采取保守治疗,即保持负压引流管和导尿管的通畅,预防性使用抗生素。若负压引流量逐渐减少,说明保守治疗有效;若不见效,需手术处理。

(3)急性排斥反应:多发生在术后的3个月内,最常见于术后1个月内。

典型临床表现为发热,还可同时伴有乏力、关节酸痛、体重增加、移植肾肿痛、尿量减少等症状。

处理原则:优化免疫抑制方案;大剂量激素冲击治疗;抗体治疗。

(4)移植肾动静脉血栓:发生这类情况多是因为您的凝血功能异常所致,这种情况的发生通常较突然。

表现为移植肾部位疼痛肿胀、同侧腿部肿胀、突然无尿或血尿等症状。

处理原则:一旦确诊,医生会迅速进行手术探查;医生会准备好低温的保存液,将您的移植肾降温以减轻损害,并及时取出栓子。

(5)感染:供肾在取出、运输的过程中可能会受到污染;您的切口引流不畅、敷料更换不及时;本身即存在慢性尿路感染、膀胱内集聚细菌;术后免疫抑制剂的大量应用使得您的免疫力下降——以上原因均可导致术后感染。

处理原则:一般治疗,如休息、营养、支持治疗和对症治疗;明确致病菌后采取针对性的抗感染治疗;抗病毒治疗。

坚持长期随访

肾移植手术与其他外科手术不同，需长期服药并可能存在多种风险，所以术后随访非常重要，直接关系着您的长期健康生存。

肾移植受者随访频率：
- 手术后 2~4 周，每周 1~2 次。
- 2~3 个月，每周 1 次。
- 4~6 个月，每 2~3 周 1 次。
- 7~12 个月，每 3~4 周可就近进行化验后与随访医师联系以便得到及时指导。
- 2 年以上，每月或每 2 个月化验，每季度到医院随访 1 次。
- 5 年以上，最低应每年随访 1~2 次。

随访内容：
- 疾病治疗情况：术后恢复情况、排斥反应的发生情况、药物不良反应、免疫抑制方案的调整、近期肾功能的变化情况等。
- 化验检查：血、尿常规，肝、肾功能检查，免疫抑制剂浓度监测等。
- 体检：脉搏、血压、体温、尿量和体重变化等。
- 特殊检查：如有需要可行肾脏 B 超和彩超、CT、核磁共振、肾穿刺活检等检查。

九、心态调整

肾移植是治疗终末期肾病最有效的方法。为了更好的面对手术以及术后的新生活，请您做到：
- 树立积极的心态，配合医生做好各项术前准备工作。
- 了解术后恢复期的护理要点。
- 术后使用高效、低毒的免疫抑制剂方案。
- 做好术后长期用药和随访的准备。

肾脏移植看时机，遵嘱静养莫焦灼。
今人换肾有把握，替代败肾命不辍。

育龄女子有肾疾，能否妊娠看时机

十月怀胎，一朝分娩，母子相见，其乐无边。虽然现代社会的生育观念已经有了很大转变，对女性社会角色的定位不再局限于生育，每个女性都有选择是否生育的权利，但有些女性却因为自己的疾病在这个问题上顾虑重重，究竟患有慢性肾脏病的患者能否怀孕呢？又该如何选择恰当的时机妊娠？这一章将告诉你答案。

小安刚结婚半年就有了爱的结晶，平常她身体一直不错，怀孕时也没太注意，孕14周检查发现肾功异常没有在意，直至17周转到医院就诊，但在治疗过程中，小安也没有重视，失访至25周后才因肾功能恶化再次就诊。如何在这种情况下保证胎儿正常生长至35周，同时在不影响胎儿的前提下稳定血压、肾功能，改善贫血症状是医生面临的最大问题。

为何平时很健康的小安在怀孕时就发生了如此凶险的疾病呢？

一、正常妊娠肾脏的变化

在很早之前中医就有关于女子妊娠的记录。中医认为"阴阳合，故有子"，妊娠是男女媾精，阴阳相合的过程，"男精壮而女经调，有子之道也"，只有在男女肾气盛，天癸至，女子任通冲盛，男子精气溢泻，才能两精相搏，种子胞宫，形成胎儿，特别强调了肾气盛的重要，"人以气化而不以精化"，父母以肾气滋养胎元之时，也是自身肾气消耗的过程。在孕期脏气本虚，中医重视用食疗以补母体养胎元，以免后期气盛血虚而动胎气。

现代医学认为正常的妊娠期中，孕妇的循环系统要承担来自母体和胎儿的双倍需求，肾脏的血流大大增加。在妊娠早期血流量增加70%左右，后期稍有缓解，但仍要比非妊娠期增多约50%。肾脏血流量的增加，就意味着肾小球滤过率的增加，可以增加大约50%，肌酐、尿素氮水平随之降低，同时尿蛋白水平相应增加，正常妊娠的孕妇最多可以见到每日300mg的尿蛋白排泄量，对于有肾脏病的患者也可见到蛋白尿的增多。对于妊娠期女性而言，肌酐、尿素氮的正常参考值也应适当降低。

肾脏的分泌功能也发生了相应变化，促红素（EPO）、活性维生素 D（1，25- 二羟维生素 D3）、肾素都相应增加。因为血容量的变化，正常妊娠晚期，血浆清蛋白常会下降 5~10g/L，血清胆固醇升高，甚至出现与肾病综合征相似的水肿。

肾脏实质也会发生一些变化，在 B 超下可以发现肾脏体积增大，肾盂、肾盏、输尿管扩张，单从影像学判断可能会误诊为尿路梗阻，但从妊娠的背景出发就不难理解了。

二、合并妊娠疾病时肾脏的变化

除了正常的生理变化，妊娠期间发生异常的病理变化会导致各种妊娠疾病，涉及母体、胎盘和胎儿等多种因素，妊娠期高血压是常见的妊娠疾病之一。妊娠高血压的发生机制现在还未研究清楚，可能包括滋养细胞侵袭异常、免疫调节功能异常、内皮细胞损伤、遗传因素和营养因素，进一步发展会导致先兆子痫、子痫甚至 HELLP 综合征，这些疾病实际上具有相同的病理生理基础。

先兆子痫发生率在 3%~5%，是导致妊娠意外、母亲和婴儿死亡第一位妊娠疾病，发生在孕期 20 周之后，一般表现出妊娠期的高血压和妊娠后期的异常蛋白尿（之前我们说过妊娠期的蛋白尿排泄增多，此处异常是指每 24 小时大于 300mg），但其表现不典型，早期可以无任何症状，部分患者也可以无高血压或蛋白尿。目前虽然还没有明确它的发病原因，但是研究表明其与初次生产、先兆子痫家族史、糖尿病和肾脏病病史等都有关联。简单来说，它的发病是因为种种不明确的因素，使血管内外环境发生改变，全身的小动脉收缩痉挛而使器官的血流量不足，包括心、脑、肝脏、肾脏和胎盘。早期的缺血还不足以出现症状，所以先兆子痫的症状多不明显，随着缺血进一步加重，就会导致子痫甚至 HELLP 综合征。

HELLP 综合征是以溶血、肝酶升高和血小板减少为主要临床表现的综合征。它和先兆子痫的发病基础相同，症状上也包含先兆子痫，发病急骤，可能还伴有右上腹疼痛、呕吐、出血倾向。孕妇可并发胎盘早期剥离、急性肺水肿、肾功能衰竭、肝包膜下血肿等，可引起胎儿缺氧、早产、胎儿生长受限，甚至围产儿死亡，病情十分凶险。

正常妊娠情况下，肾脏呈现高滤过的状态，而存在妊娠高血压或者先兆子痫时，肾脏则呈现出低滤过状态，肌酐、尿素氮等指标持续上涨，与此同时肾小球基底膜的损伤加重，蛋白尿也逐渐增多。发生 HELLP 综合征，常合并各脏器严重的并发症，合并急性肾功能衰竭十分常见。而这种损伤在结束妊娠、对症治疗之后,还会有遗留慢性肾脏病的可能性,单纯降压治疗并不能取得理想的效果,此时患者可能会前来寻求中医继续治疗,那么中医对于这个疾病是如何认识的呢?

	正常妊娠	妊娠高血压
	肾脏高滤过	肾脏缺血
	肌酐、尿素氮↓	肌酐、尿素氮↑
	蛋白尿↑	蛋白尿↑

"子痫"本是中医病名,最早记载于《诸病源候论》,因简洁而形象,中西医通用此病名。在女子妊娠期间,机体呈现出"血感不足,气易偏盛"的特点,血聚于下、冲脉充盈、肾气偏盛,则肝气上逆,阳气盛而阴精不足易躁动生风;脏气本虚而血聚于下,则不能濡养五脏,脾失健运,水湿内停成痰,蕴而成火,痰火上扰,遂发子痫。在治疗子痫时也因妊娠这一特殊生理情况,在平肝息风、豁痰开窍、安神定痉的基础上不忘兼以补血而滋养五脏。

下面介绍一个真实的案例。小赵32岁的时候要升级做妈妈了,却在怀孕38周时突然出现胎盘早剥,而不得不提早结束妊娠,剖腹产下一男婴。结合小赵的种种症状:血压170/90mmHg,尿蛋白3+,红细胞、红细胞压积、血红蛋白、血小板计数均持续下降、凝血及肝肾功能异常,医生下了HELLP综合征的诊断,予输血、利尿、降压、补液等对症治疗后效果欠佳。后转诊去另一三甲西医医院治疗,因为无尿、血肌酐达到600μmol/L,入院后就立刻插管血液透析了。透析后尿量开始慢慢增多,肌酐也有所下降。停透出院时,肌酐472μmol/L,24小时尿蛋白定量1.93g。出院后小赵一直在西医肾病科门诊口服尿毒清、百令胶囊、络活喜随诊治疗,经过4个月的治疗肌酐稳定在200μmol/L左右,却不见进一步下降了。小赵很着急,自己还年轻,生育之前身体也一直很好,却变成了每天大把吃药的病人,这样的角色转化她没法接受。这时她想起了求助中医,为了系统性治疗,我们将小赵收治入院。入院时小赵肌酐197.1μmol/L,24小时尿蛋白定量1.76g、尿量正常(1600ml)。肾脏超声可见右肾9.2cm×3cm,实质0.8cm;左肾9.9cm×4.1cm,实质0.9cm。双肾大小未见异常,皮质回声略增强。在完善各项检查后,西药治疗方案基本同前,在此基础上加了中药治疗。根据中医辨证后以益气活血为法,兼以清热利湿泄浊,肌酐也一步步降了下来。今年是小赵在我这里治疗的第3年,肌酐从最开始的197.1μmol/L降至最低的103μmol/L,并且稳定在110μmol/L左右,蛋白尿也从入院时的每日 1760mg 降到每日 150mg。不仅是化验指标降了，小赵原有的疲乏恶心的症状也消失了，生活质量大大提高，达到了临床治疗的最好结果。

小赵的经历是不幸中的万幸，好在她积极求诊，在与医生良好的配合下，终于将肾脏的损害降到最低。先兆子痫的患者往往认为终止妊娠（生育）后就没问题了，忽视了自己可能已经存在并且很难消失的肾功能和心功能不全的问题。有研究保守估计约有 2% 左右先兆子痫的患者在分娩后的 5 年内进入肾脏病终末期。所以说先兆子痫患者在分娩后仍需要继续治疗、定期监测，特别是产后 3~6 个月仍有蛋白尿的患者，需要肾内科医生尽早参与治疗，必要时行肾脏活检，切勿抱有侥幸心理。

三、合并慢性肾脏病妇女的妊娠问题

在慢性肾脏病患者中大约 3% 是处于生育期的女性，有潜在的生育需求，主要包括狼疮肾炎、糖尿病肾病及 IgA 肾病的患者。

在此前的很长一段时间，妊娠一直被当作是加重肾脏损害的危险因素。现在随着治疗技术的不断进步，慢性肾脏病患者能否怀孕的问题又成为争论的焦点。

如上文所述，妊娠期的妇女肾脏会发生诸多变化，包括了肾脏实质以及功能的变化，而对于肾脏功能严重损害的患者，此时妊娠的结局可能是致命的。目前已经有诸多临床研究证实肾小球滤过率小于 $40ml/(min \cdot 1.73m^2)$ 或者 24 小时尿蛋白定量大于 1g 的患者应该避免怀孕。这类患者妊娠后不良结局发生的可能性大大增加，肾脏功能可能会急剧恶化，并且将快速进展到终末期肾病。

那么对于肾脏功能尚可的慢性肾脏病育龄患者，生育是否只是镜花水月，遥不可及呢？

狼疮肾炎多发于育龄妇女，但妊娠会诱发狼疮的活动而加重肾脏的损伤。狼疮活动期的患者胎儿的死亡率可能大于 50%，Ⅲ 或 Ⅳ 型的狼疮较 Ⅱ 或 Ⅴ 型狼疮高血压和先兆子痫发生率更高。即使前路危险重重，但在优化治疗并且在病情缓解时期怀孕还是可以大大降低妊娠不良事件的发生率。狼疮肾炎的女性患者怀孕已不是绝对禁忌，但妊娠期需要使用免疫抑制及高血压药物继续治疗，评估是否能怀孕及药物的选择仍需要肾病科医生指导。

目前的研究表明，肾功能尚可的 IgA 肾病患者怀孕对其肾功能没有影响，发生妊娠疾病的概率也不会增加，但是肾小球滤过率小于 $70ml/(min \cdot 1.73m^2)$，血压控制不利及严重小动脉和肾小管间质病变的患者妊娠可能会损害肾脏。虽然临床观察的结果可以让 IgA 肾病的患者放下心来，但是血压与蛋白尿的管理与妊娠的结局密切相关,为了自身的安全及宝宝的健康,仍需要在肾病科医生的指导下选择合适的时机怀孕。

随着年轻人肥胖发生率的不断增加,如今糖尿病的发病也逐渐呈现出年轻化的趋势,门诊常有 30 岁左右的糖尿病肾病患者想要怀孕。对于这类患者,严格控制血糖后,大部分患者可以成功分娩,对肾脏功能可能无影响,但妊娠期可能会出现大量的蛋白尿及较重的全身水肿,产褥期感染的风险也高于其他产妇。

肾脏疾病	妊娠对其产生的影响
多囊肾	轻度肾功能损害、高血压改变
慢性肾小球肾炎	不合并高血压时通常无不良反应
慢性肾盂肾炎	妊娠出现菌尿可能会使原有疾病恶化
泌尿系结石	更易发生尿路感染
肾切除术后或异位肾	通常可以耐受妊娠

以上这些可以妊娠的疾病,都有一个共同的大前提,即肾功能重度损伤或有明显蛋白尿的患者要避免妊娠、注意避孕。除此之外,慢性肾脏病患者在备孕前都需要考虑以下几个问题:

- 自己的一般身体情况。
- 收缩压是否<180mmHg。
- 肾功能:血肌酐是否<250μmol/L,血尿素氮是否<10mmol/L,是否有蛋白尿。
- 目前的治疗是什么。

还需向肾病科医师咨询:①妊娠对血压产生的影响;②妊娠对肾功能产生的影响;③如何在妊娠期继续治疗。当出现下列情况,如肾功能的恶化、血压升高(140/90~170/110mmHg)、胎儿宫内生长发育受限、疑似子痫前期和可能发生的子痫,则应考虑住院治疗。

四、慢性肾脏病患者怀孕之后的治疗

大家都知道从备孕期开始就要谨慎服药，以免影响胎儿的发育，而慢性肾脏病患者大多数需要长期服药，如何在控制肾脏病发展和安全妊娠之间保持最佳平衡点也是肾病科医师头疼的问题。

妊娠可使原有的肾脏病复发或加重，应酌情选择免疫抑制剂控制原发病。对于狼疮肾炎的患者，若出现高血压、24 小时尿蛋白定量＞0.5g、慢性肾脏病＞3 期、抗磷脂抗体阳性时，应使用免疫抑制剂；对于 IgA 肾病而言，若出现 24 小时尿蛋白定量＞1g、急性活动性的组织学改变，应使用免疫抑制剂；而肾移植术后、过敏性紫癜性肾炎、血栓性血小板减少性紫癜的妊娠女性，也应该选用免疫抑制剂。在权衡了对孕妇的好处大于对胎儿的危害的情况下，糖皮质激素、环孢素、他克莫司、注射免疫球蛋白、利妥昔单抗可以在孕期运用。硫唑嘌呤、吗替麦考酚酯、环磷酰胺已经明确了对胎儿有不同程度的不良影响，但是当危及生命或患有严重的疾病且应用其他药物无效时仍然不得不选用。甲氨蝶呤有明确的妊娠禁忌，并且怀孕前需要停药大于 3 个月。对于患有狼疮的孕妇，羟氯喹是较为安全的药物，妊娠期贸然停药可能有复发的风险。

降压药物在慢性肾脏病患者中运用十分广泛，当慢性肾脏病妊娠患者收缩压≥160mmHg 和（或）舒张压≥110mmHg，24 小时尿蛋白≥300mg，伴有头晕、视物模糊、肝肾功能异常、双下肢水肿等表现时，需降压治疗，其降压目标应维持在 120~140/70~90mmHg，不宜将血压降得太低以防止出现妊娠并发症和影响胎盘灌注。常用的降压药物——ACEI 及 ARB 类药物已经明确有致畸的风险，在服用此类药物时需要避孕，并在怀孕之前需要停药。对于妊娠而言相对安全的降压药物有甲基多巴、拉贝洛尔、硝苯地平缓释片及肼曲嗪。此外，虽然利尿剂没有直接致畸的风险，但因其导致的低血容量状态可能会加重先兆子痫（先兆子痫本身也是低血容量状态），加重肾脏的损害。

对于需要抗凝的慢性肾脏病，小剂量阿司匹林和潘生丁可以使用，但不推荐使用氯吡格雷。华法令对胎儿发育产生影响，也不建议使用。

此外，女性在妊娠期本身就易出现缺铁和贫血，加之肾功能不全，更易出现。所以在孕期治疗时，需要结合检查结果积极治疗，将血红蛋白维持在100~110g/L 以上。孕 12 周前常规补充叶酸及维生素 B_{12}，也可降低先兆子痫的发生率。

总之，对于慢性肾脏病合并妊娠的妇女，需要产科、肾内科、新生儿科等专科医生的共同协作，计划怀孕前必须进行相关咨询，并在孕前、分娩时及产后定期对血压、肾功能、尿常规、血常规等进行监测。

　　对于患有慢性肾病的妇女,如果符合妊娠条件,应尽早建立家庭和生育,以免随着时间的延长,肾功能下降,最终失去妊娠的机会;对于暂时不符合妊娠条件的肾病患者,也不要沮丧失望,当肾病治疗有效,身体状况符合条件后,仍可以怀孕生育。

　　作为有妊娠需求的年轻的女性肾病患者,我们提倡和你信任的医生对生活做个规划,医生会判断你的风险,给出合理的建议。此外,若医生认为你可以怀孕,一般来说,是指此时风险较小,但不等于绝对没有风险,需要综合肾科医生和妇产科医生的意见做出决策。总之,这是一件费思量的事情。

　　如诗中所说:

> 新妇病肾多幽怨,能否妊娠少准言。
> 一求孕妇少病增,二求胎儿发育全。
> 血压增高最危险,肾功不全蛋白验。
> 诸多药物需避免,医患规划监测恒。
> 一朝分娩母子安,回报高堂香火延。

肾病治疗重饮食，调理后天补先天

在之前说了很多肾脏疾病相关的知识，大家也对肾脏病应该有了一些大概的认识，但是具体在生活中如何配合好医生的嘱咐，从而保障治疗的效果呢？现在我们就跟大家聊聊如何在日常生活中做好疾病的防护。

"民以食为天""病从口入""舌尖上的中国"……在这些大家耳熟能详的话语中，我们可以感受到中国人对于饮食文化的推崇，而肾病病友的日常饮食更是我们不容忽视的一个环节。因此我们特地展开一章为大家讲讲肾病饮食。

一、肾病饮食如何"吃好"

肾病"吃好"是一个完全不亚于治疗的"治疗"，同时也是一门很复杂的学问。饮食治疗在所有种类的肾病的治疗中都占有很重要的地位。但是医生可以明确告知肾病患者饮食原则，由于各种原因（患者饮食意识缺乏、依从性差、相关知识缺乏），具体的落实情况却不是完全由医生决定的，需要肾病患者在日常生活中多下功夫。

因此我们先将肾病患者在日常饮食中需要注意的几大原则在这里讲解一下。

（一）低蛋白饮食

每当肾病的患者就诊，会听到医生嘱咐"低蛋白饮食"。医生将其概括为："每顿二两米饭，每天一两瘦肉、一袋牛奶、一个鸡蛋。"有些患者可以隐约明白医生的话中的含义，但同时心里不禁隐隐想到："哦，就是少吃肉多吃素嘛！"可是刚出诊室又会想，每天都这样吃吗？那不跟吃草差不多了？这么吃根本坚持不下去啊。再说了，这鸡蛋、牛奶还明白，每天二两米饭？我不爱吃米饭，能吃白面不？肉又是什么肉？猪肉、牛肉、羊肉、鸡肉？还是医生直接让我吃素啊？

所以在这里,我们就跟大家详细地讲一讲这个"低蛋白饮食"。

到底什么是低蛋白饮食呢?

低蛋白饮食的定义:低蛋白饮食是一种限制饮食中的蛋白质,补充或不补充酮酸/氨基酸,同时保证足够能量摄入的饮食治疗方法,一般是由肾脏科医生和营养师处方并监控的。低蛋白饮食主要针对慢性肾脏病 3~4 期的患者,其目的在于延缓慢性肾脏病进展,推迟患者进入尿毒症的时间,并保证营养状态良好。

这里需要注意的是,根据病情的不同,即使某些病人的病情并没有发展到慢性肾脏病 3 期,仍然需要低蛋白饮食治疗。

低蛋白饮食治疗有三种方式:①肾小球滤过率 25~60ml/(min·1.73m^2)时,蛋白质摄入为 0.6~0.75g/(kg·d);肾小球滤过率<25ml/(min·1.73m^2)时,蛋白质摄入为 0.6g/(kg·d)。其中蛋白质应是高生物价蛋白质,即富含必需氨基酸的蛋白质。②极低蛋白饮食:蛋白质摄入为 0.3~0.4g/(kg·d),加必需氨基酸混合物;③极低蛋白饮食加不含氮的必需氨基酸类似物:后者进入人体后和代谢废物中的氮结合转化为必需氨基酸。后两种方法中因添加必需氨基酸或必需氨基酸类似物,对蛋白质来源的要求相对较低(既可以是优质动物蛋白,也可以是植物蛋白)。需要注意的是三种方式的低蛋白饮食治疗均应保证充足的热量摄入。

以上蛋白质摄入和能量摄入的计算,应将蛋白质摄入推荐量乘上患者的标准体重(标准体重的计算在下文有详细介绍),计算出每日总蛋白质和能量摄入,以及优质蛋白质所占比例,营养师再结合个体饮食喜好,制定低蛋白饮食处方。

讲得通俗点,低蛋白饮食就是一种限制蛋白质摄取量的饮食方式。具体一点就是每人每天蛋白质的摄取量控制在每公斤体重 0.6g。因此,根据体重的不同摄入的蛋白质总量也不同。比如,一个标准体重为 60kg 的人如果按照①方式去安排自己的三餐,每天摄入的蛋白质总质量就应该是 36g。

低蛋白饮食的意义

人体摄入蛋白质是为了满足必需氨基酸的摄入,但是人体内的必需氨基酸是处于一种动态平衡的状态。在满足人体自身需求的情况下,多余的蛋白质会被分解为代谢废物,通过尿素、氨类等方式排泄出去,并不会储存在体内。而肾脏功能已经不全的患者无法将这些代谢废物通过肾顺利地、符合生理要求地排出体外,则会将这些代谢废物蓄积在体内导致对人体的伤害;同时,对于肾脏病的患者,这些"多余"的代谢废物的排出大大加重了肾脏负担,长久如此就会加重肾脏的损伤。

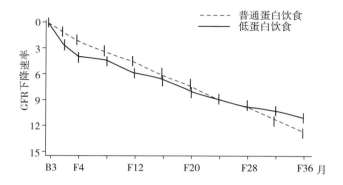

上图这是一张来自美国 MDRD 试验的示意图。

MDRD 试验是美国国立卫生院领导，15 个美国肾病中心参加，共观察了 840 例病人的一个大规模前瞻性、随机、双盲、对照临床试验。由图我们可以看到，在低蛋白饮食第 28 个月后，两组患者的肾小球滤过率下降速率明显不同。而且图中的竖坐标表示的是肾小球滤过率下降速率，结合到实际肾小球滤过率下降，两者差距会更大。

这里有必要解释一下，在前 22 个月，尤其是前 4 个月，为什么低蛋白饮食组的肾小球滤过率下降速率反而会大于普通蛋白饮食组呢？答案是——普通饮食组摄入的蛋白质相对较高，使得肾小球的"入口"被迫扩大从而加重了肾小球的做工，这样"寅吃卯粮"的状态看似是身体健康的表现，其实是对肾脏的"透支"。因此我们可以看到 28 个月后，普通蛋白饮食组的肾小球滤过率下降速率大大增加。而前 4 个月低蛋白饮食组的 GFR 下降速率反而支持了我们之前的结论。因为蛋白摄取少了，肾脏工作强度降低，导致了我们看到的貌似"疾病加重"的肾小球滤过率下降。

看到这里，有些读者可能会想到，我们极力控制自己的饮食，过着"苦行僧"般的生活，但效果不是很明显而且需要接近 2 年之久才能获得收益。好在接下来 MDRD 试验之后的试验结果荟萃分析（一种对临床试验结果再分析统计的方法）得出的结论肯定会给予大家更多的鼓励。

经过荟萃分析发现，试验严谨性依然存在严重的问题：①普通饮食组中有些病人是不该纳入统计的，2 年内他们的肾小球滤过率并没有下降，他们拉低了小组的 GFR 下降速率。②试验中有 24% 的病人是多囊肾患者（遗传性疾病，所有患者最终都会进入透析，而且饮食、治疗等干预效果极差）。③样本人数不够大，有些个别患者的统计影响最终结果。④试验时间不够长，36 个月后更加明显的对比不能呈现。⑤每个患者的实际蛋白质摄入量没有具体统计。部分普通蛋白饮食组患者蛋白质摄入不达标，部分低蛋白饮食组患者蛋白质摄入超标（这是对于试验影响最大的一个问题）。

由此的得到的综合结论是,试验结果受到多方面影响,理论上低蛋白饮食组的收益应该比试验结果更高,即低蛋白饮食组的肾小球滤过率下降速率应该更快地接近普通蛋白饮食组,并且在 36 个月时,肾小球滤过率下降速率与普通蛋白饮食组的差值应该更大。

随着临床流行病研究的发展,营养治疗被还以其作为公共卫生和临床疾病学重要一环的本来面貌。在慢性肾脏病的发生和进展中,高血压、高血脂、高尿酸等既是慢性肾脏病的并发症,又是促使慢性肾脏病进展的危险因素。早期对这些危险因素进行干预至关重要,且应把饮食干预和药物干预摆在同等重要的位置。

因此,低蛋白饮食对于肾脏病的患者非常重要。

那么低蛋白饮食仅仅就是少吃肉么?

当然不是。

低蛋白饮食在严格控制总质量的同时,对于摄入的蛋白质的质量也有一定要求。蛋白质有很多种类,低蛋白饮食要求我们摄入的蛋白质是氨基酸模式较为接近人体蛋白质、容易被人类吸收利用的、富含必需氨基酸的蛋白质。这一类的蛋白质在日常中被我们称为优质蛋白质,它们富含较多人体不能合成的必需氨基酸(酪氨酸、组氨酸),人体利用效率较高,在为人体提供足量必需氨基酸的情况下产生较少的代谢废物(尿素、肌酐、氨、尿酸等)。目前我们平时生活中常见的优质蛋白有**奶类**的酪蛋白、乳清蛋白,**蛋类**的卵清蛋白及卵黄磷蛋白,**肉类**的清蛋白和肌蛋白。

看到这里,很多读者会可能会问到,我们日常食用的豆类及其制品中不是也含有很多优质蛋白么?关于这点,目前还是有一定争论的。以往的一些研究结果认为,肾病病人不宜食用豆类及其制品,因为其中含有较多的植物蛋白,虽然它们含有一定量的必需氨基酸含量,但是其中也含有大量的非必需氨基酸,这些非必需氨基酸会在体内会产生大量代谢废物,加重肾脏负担。同时大豆中脂肪含量约为 42%(根据品种不同有较大差异)。但是近年有些小规模对照研究发现,即使在慢性肾衰早期,加食豆制品并不会加重肾脏负担。而且相对于动物蛋白,人体对植物蛋白中有机磷的吸收效率较低。在摄入足量必需氨基酸的前提下,植物蛋白可以帮助慢性肾衰晚期病人控制血液中的磷含量。所以对于晚期慢性肾衰的患者,部分豆类及其制品或者部分植物蛋白饮食也是有好处的,但不能用植物蛋白完全替代动物蛋白。

由上可见,在这方面还是有些争论的。但是,低蛋白饮食的益处还是很明显的。所以,目前肾病界的主流观点还是优质低蛋白饮食为主。

另外,我们还要跟读者们澄清两个概念——低蛋白饮食和素食。低蛋白饮食是素食么?低蛋白饮食 = 素食么?

低蛋白饮食 ≠ 素食！

那什么是素食呢？

古汉语中，"素食"有三种含义：一指蔬食，如《匡谬正俗》及《南华经》所言"案素食，谓但食菜果饵之属，无酒肉也"；二指生吃瓜果；第三指无功而食禄。《诗经》里的"素餐"包含上述三种含义，今天所谈的素食仅涉及第一种含义。

按照现代定义，素食是一种不食肉、海鲜等动物产品的饮食方式，有时也戒食或不戒食奶制品和蜂蜜。从严格意义上讲，素食指的是禁用动物性原料及"五辛"或"五荤"的寺院菜、道观菜。"五荤"也称"五辛"，指有辛味的五种蔬菜，即葱、大蒜、薤头、韭菜、洋葱。但对于现代人而言，凡是从土地和水中生长出来的植物均被认为是素食。

但是为了满足身体需要，现代的主流素食还是有些差别的。大体可分为四类：①纯素食（不食用所有由动物制成的食品）；②乳素（不戒乳制品、蜂蜜，认为乳制品没有生命，蜂蜜采自花粉认为不算荤）；③乳-蛋素（不戒乳制品、鸡蛋）；④鱼素（认为鱼不是禽类）。所以说对于素食的概念，不同的人还是有不同的看法。

鉴于素食对于身体的益处，唐朝王维、宋朝陆游、伟大的民主革命先行者孙中山先生、现代新儒家的早期代表人物之一梁漱溟先生都很推崇素食。而在国外，阿尔伯特·爱因斯坦、《美国宪法》的制定者和避雷针的发明者本杰明·富兰克林也都是素食主义的崇尚者。

在某些方面来看，素食非常符合传统中医学的健康理念。我国早在《黄帝内经》时代就已经开始提倡平衡膳食，即所谓"五谷为养，五果为助，五畜为养，五菜为充"（《黄帝内经素问·脏气法时论》），其中谷、果、菜实际上是素食类。《黄帝内经》强调"膏粱厚味，足生大疔"（《素问·生气通天论》），提醒人们应注意饮食协调，不能过分吃油腻的食物。

而西方循证医学也证实了素食对于健康的帮助。

国外最新的一些报道也证实了素食对健康的正面作用。2012年，美国《临床营养学杂志》发表了中国的一项研究，研究者对中国21~76岁的169名乳素食者和126名杂食者的体重指数（BMI）、血压、血脂及糖代谢水平和颈动脉内膜中层厚度（IMT）进行分析，并计算了其中24~55岁人群5~10年心血管疾病的发生风险。结果表明，与非素食者比较，素食者BMI、非高密度脂蛋白胆固醇水平及收缩压均显著降低，其患缺血性心脏病的风险降低约32%；与杂食者比较，乳素食者的血压、非高密度脂蛋白胆固醇水平、空腹血糖及IMT均显著降低，且其5~10年心血管疾病的发生风险明显降低。从心血管风险曲线看，吃素的人风险偏低，杂食者偏高。

2013 年,JAMA Internal Medicine 报告了另外一项研究,共涉及 73302 名参与者,在通过定量食物频率调查问卷评估饮食。该研究的饮食模式分为 5 种,即非素食、半素食、鱼素、乳 - 蛋素食和素食;继而从国家死亡索引中确定 2009 年前的死亡人数,评估素食饮食模式与全因和特定病因病死率之间的关系。在平均随访 5.79 年期间,素食与全因死亡率降低有关,且与心血管病、肾脏病和内分泌疾病病死率降低显著相关,这种关系在男性中比在女性中更显著。素食病死率相对低,杂的病死率较高一些。这个研究的结果证实,相比于荤食,素食更好一些,因此不要吃得太荤。

由此可见,素食对于身体健康的正作用。

那素食和低蛋白饮食到底有什么区别呢?

食物名称 100g	能量 (kJ)	能量 (kcal)	蛋白质 (g)	钾 (mg)	钠 (mg)	钙 (mg)	磷 (mg)
主食类							
大米	1448	346	7.4 ★	103	308*	13	110
小米	1498	358	9	284	4.3	41	229
高粱	1469	351	10.4	281	6.3	22	329*
玉米(黄)	1402	335	8.7	300	3.3	14	218
面粉(标准粉)	1439	344	11.2*	190	3.1	31	188
蔬菜类							
黄豆(大豆)	1502	359	35.1*	1503*	2.2	191 ★	465*
红苋菜	130	31	2.8	340	42.3	178	63 ★
榨菜	121	29	2.2	363	4252.6*	155	41 ★
马铃薯(土豆)	318	76	2	342	2.7	8	40
甘薯(红地瓜)	414	99	1.1	130 ★	28.5	23	39
芋头	331	79	2.2	378	33.1	36	55
大白菜	63	15	1.4	90	48.4	35	28

注:*:数值较高——谨慎食用;★:数值较低——推荐食用。

通过上面的列表就可以发现低蛋白饮食 ≠ 素食了。同样质量的小麦和大米分别作为主食,在提供同样多能量的情况下,其中植物蛋白的含量却有很大的差距。小麦面粉类的食品含有大量的植物蛋白(相对于水稻),会大大加重肾脏的负担。对于素食者来说,他们对于食品中植物蛋白的含量并没有特别要求，并不会给肾脏带来负担，所以说普通人素食仅仅是不食用肉制品就可以。但是肾病患者需要合理的选择主食的品种避免摄入过多蛋白质。

综合来看，低蛋白饮食和素食还是有很大差别的，所以肾病患者一定要明白它们的区别。

（二）控制钾、磷、钠的摄入

除了蛋白质的问题外，许多慢性肾衰患者体内某些金属元素（如钾、磷等）的排泄功能已经受到损伤，如果在食物中摄取过多金属元素，会导致血液中某些金属元素浓度过高，严重时会危及生命。例如：当血钾浓度过高时可能引发心脏骤停随时危及生命；磷离子长时间过高会导致心、脑血管钙化（本来柔软的血管钙化后会变成毛玻璃一样脆），当血压大幅度升高时就有可能导致血管破裂进而危及生命。除了部分离子排泄障碍，大部分肾病患者都有缺钙的现象，虽然通过嚼服钙片可以帮助我们补充血液中的钙离子，但选择可吸收钙含量高的食物依然对我们有所帮助。

首先我们需要明白的是如何确定我们是否需要控制钾、磷的摄入。

号 项目名称	代号	结果	参考范围 单位	序号 项目名称	代号	结果	参考范围 单位
葡萄糖	*GLU	5.1	3.61—6.11 mmol/L	23 钠	*Na	135	↓ 137—147 mmol/L
血尿素氮	*BUN	30.97	↑ 2.9—8.2 mmol/L	24 氯	*Cl	109	99—110 mmol/L
肌酐	*Cr	574.5	↑ 59—104 umol/L	25 球蛋白	GLB	24.9	↓ 25—40 g/L
碳酸氢盐	HCO3	11.8	↓ 22—29 mmol/L	26 白球比	A/G	1.2	1.1—2.5
钙	*Ca	1.41	↓ 2.2—2.65 mmol/L	27 镁	Mg	0.91	0.73—1.06 mmol/L
磷	*P	2.52	↑ 0.81—1.45 mmol/L	28 胆碱酯酶	CHE	1.9	↓ 4.62—11.5 KU/L
尿酸	*UA	556	↑ 208.3—428.4 umol/L	29 间接胆红素	IDBIL	5.9	0—17.6 umol/L
谷丙转氨酶	*ALT	10.9	9—50 U/L	30 乳酸脱氢酶1	LDH1	26.4	15—65 U/L
谷草转氨酶	*AST	17	15—40 U/L	31 α-L-岩藻糖苷酶	AFU	0	0—40 U/L
谷草/谷丙	AST/ALT	1.56	↑ 0.75—1.25	32 血清视黄醇结合蛋白	RBRBP	59.4	25—70 mg/L
肌酸激酶	*CK	86	0—171 U/L	33 甘胆酸	CG	4.08	<2.7 mg/L
肌酸激酶同功酶	CK-MB	6	0—25 U/L				
乳酸脱氢酶	*LDH	173	<247 U/L				
总蛋白	*TP	55.80	↓ 65—85 g/L				
白蛋白	*ALB	30.90	↓ 40—55 g/L				
总胆汁酸	TBA	22.1	0—10 umol/L				
前白蛋白	PA	13.9	10—40 mg/dL				
碱性磷酸酶	*ALP	353	↑ 45—125 U/L				
转肽酶	*γ-GT	215.38	↑ 10—60 U/L				
总胆红素	*TBIL	8.0	5—21 umol/L				
直接胆红素	DBIL	2.1	0—3.4 umol/L				
钾	*K	6.36	↑ 3.5—5.3 mmol/L				

采样时间：2017-6-26 10:00:03　　送检时间：2017-6-26 10:33:08　　报告时间：2017-6-26

这是这一张生化检查的化验单。图中用笔圈出的就是我们需要注意的血液中的钾、磷、钙、钠离子的含量。数字后面上升和下降的箭头表示检查结果相对于正常范围的高和低。这种情况下，必须要控制饮食中相关离子的摄入。

控制钾的摄入

如果想要控制钾的摄入，首先我们要明白含钾相对较高的食物都有哪些。
含钾丰富的食物有：水果、蔬菜、肉类、海产品和菌类。

常见食物钾含量(/100g)

低（＜150mg）	中（150~250mg）	高（＞250mg）
稻米 110	小米 239	土豆 502
富强粉 120 钾、磷、钠	胡萝卜 217	油菜 346
冬瓜 136	大白菜 199	菠菜 502
茄子 149	芹菜 163	香蕉 472
西瓜 124	黄瓜 234	银耳 987
苹果 110	西红柿 191	木耳 773
葡萄 124	柿子椒 180	鲜蘑 328
鸭梨 115	柑橘 190	海带 1503
菠萝 147	豇豆 200	紫菜 1640

虽然只是一个简易的表格，但是我们却看到了餐桌上的主流食材。土豆、菠菜、油菜、海带等都是我们很多人喜欢吃的菜品，可是如果我们血钾在正常范围内较高但没有超过正常值，我们又非常想吃这些菜怎么办呢？

小妙招：

如果想要吃钾含量较高的蔬菜，我们可以先将绿叶蔬菜浸泡于水中半小时，然后去掉弃浸泡的水，重新加水，将蔬菜稍微煮一会，再将蔬菜捞出继续烹饪。

对于根茎类蔬菜，如马铃薯等，先去皮，切成薄片，然后浸在水中，等一段时间后，再上锅蒸煮。

对于喜欢喝汤的朋友，冬瓜、丝瓜等瓜类做汤喝是最好的选择。

特别注意：

这里不得不叮嘱大家。现在市场上有一些帮助高血压病人控制血压的低钠盐，他们是将 NaCl 换成了 KCl，保证了口味降低了钠离子的摄入，但是钾离子含量很高，不建议大家食用！

我们要特别推荐一下马铃薯，也就是我们平时食用的土豆。门诊时，医生经常会在门诊遇到"大肚子"的患者抱怨二两饭不够吃，当确定其血钾不高时，我们会推荐他们通过土豆淀粉，或者直接食用土豆来满足"胃"的需求。

虽然土豆淀粉含量高，但是土豆淀粉属于难消化类淀粉，与大米淀粉和小麦淀粉属于不同类别，在同样质量100g的情况下，提供的热量较少，蛋白质含量也较少，可以在尽可能不增加肾脏负担的情况下帮助我们满足胃的需求。而且土豆的蛋白质营养价值很高，其品质相当于鸡蛋的蛋白质，容易消化、吸收，优于其他植物的蛋白质。如果不喜欢吃土豆，可以选择土豆淀粉制作的面食。而对于血钾高的患者，我们推荐他们吃番薯，也就是地瓜。虽然所含蛋白质的质量比土豆低，但其热量低、蛋白质含量低、血钾低的特点使其成为替代土豆、丰富患者食谱的另一绝佳选择。

控制磷的摄入

控制"磷"的摄入是一个比较困难的问题。因为我们平时血液中的磷绝大部分来自身体摄入的蛋白质，所以严格控制蛋白质的摄入就可以控制好血磷。但是血磷是一个需要严格控制的指标，它的意义不亚于血钾的控制。血磷过高会导致血液中的钙含量降低。血液中的磷和钙就像一对"冤家"，它们在血液中的含量相乘不可以超过一个固定值。也就是说当某一个高了，另一个就一定会降低。而这种降低不是排泄，而是堆积在血管壁上。这就导致了我们之前说的血管钙化。那么为什么我们要单单控制血磷呢？因为血液中的磷是摄入大于消耗的，需要肾脏排泄，当肾脏功能受损时，磷排泄不出去，就会导致血磷过高。而钙是身体内消耗大于摄入，不需要肾脏排泄。当血磷高时，血钙在血管沉积，导致了心、脑血管钙化的同时还会导致血液中钙的缺乏，产生抽筋的现象。所以血磷的控制也是我们需要重视的问题。

在这里我们就不过多强调低蛋白饮食，只是将日常生活中产检的磷含量较高的食物和饮品告诉大家。

高磷食品：酵母粉、麦胚芽、燕麦片、糙米、坚果类、鱼干、干贝、鱿鱼丝、虾米、蛋黄等。

高磷饮品：三合一奶茶、即溶咖啡、可可粉、巧克力、花生糖、洋芋片、花粉、大豆卵磷脂、可乐、啤酒。

控制钠的摄入

钠离子是维持全身体液浓度的基本粒子，肾脏排泄钠的功能非常强大，血钠浓度异常多见于其他疾病引起肾脏功能异常，大多数情况下与肾病无关。这时医生会建议患者住院，控制症状寻找原因。因此肾病患者罕见血钠浓度异常。

我们在这里讨论控制"钠"的摄入是为了帮助我们控制血压，并不是因为血钠浓度异常。在之前的篇幅中我们有提到高血压对于肾脏的损害，因此我们在这里增加一部分内容来帮助肾病患者在满足饮食口味的情况下降低食盐

（Nacl）的摄入。

目前很多高血压指南对于食盐摄入量的建议是每人每天低于 3g。整体而言，我们推荐患者饮食清淡，减少高钠调味品如食盐、豉油、味精、蚝油等现成酱料，避免选择腌咸制品如梅菜、咸菜、榨菜、腊肉等。但是对于口味普遍偏重的北方人来说，这点是很难做到的，而南方人甜食较多，食盐的摄入相对于北方人更少。因此我们建议口味较重的患者尝试用低钠的调味品，如醋、花椒、八角、香草、陈皮、芥辣、葱、姜、蒜头、辣椒、柠檬汁等。通过其他味觉的刺激帮助我们改善口味。

饮食口味是最难改变的却是最为有效的，道理非常简单，因此就不再增加冗词赘句。真切希望肾病病友可以改变自己的口味，控制好食盐的摄入，真正做好自我管理。

二、合理膳食举隅

讲完在我们日常饮食中需要注意的几大原则后，我们具体到日常生活中又该如何做呢？以下是我们提供的一个案例，希望通过这个案例可以让广大读者在日常生活中更贴合实际的实现饮食的自我管理。

低蛋白饮食特点："清淡偏素"
具体要点：
1. 限制植物蛋白质的摄入量。
2. 限制豆类、硬果、粗粮。
3. 选择土豆、白薯、芋头、粉丝等食物。
4. 高钾则限钾，水果、蔬菜、土豆等含钾高。
5. 适当饮奶。

我们举一个例子来看看如何在实际生活中实现低蛋白饮食。

男性，65 岁，蛋白尿，肾小球滤过率 40ml/min，肌酐 180μmol/L，诊断为慢性肾脏病 3 期。身高 170cm，体重 66kg。需低蛋白饮食治疗。

理想体重 =170–105=65kg

总能量 =65 × 30=1950kcal/d

蛋白质 =65 × 0.6=39g/d ≈ 40g/d

理想体重：

男性：身高（cm）–105＝ 标准体重（kg）

女性：身高（cm）–100＝ 标准体重（kg）

总能量是日常生活中一个人按照理想体重通过公式计算出的日常生活所消耗的能量。

总能量（kcal/d）＝ 理想体重（kg）× 30。

这种算法只是选取了几个简单的公式进行计算，如果想要详细计算还需要考虑年龄、基础疾病、活动剧烈程度等等复杂因素。鉴于简单实用原则，这里只选取较为简单的计算方式便于举例理解。

那么按照总能量 1950kcal/d，蛋白质 40g/d 的要求，我们设计出来的食谱如下：

食 谱 举 例

早餐	麦淀粉糖包 75g	牛奶 220ml	鸡蛋 50g	
中餐	大米 125g	青鱼 40g	蔬菜 250g	粉丝 20g
晚餐	麦淀粉面条 110g	瘦肉 25g	蔬菜 250g	
加餐	藕粉 / 西米露 20g	苹果 200g		
全日用油	35~40g	盐 3~5g		

这里的麦淀粉面条、麦淀粉糖包就是使用小麦淀粉制作的面食。麦淀粉是将小麦粉中的蛋白质抽提分离去掉，抽提后小麦粉中蛋白质含量从9.9% 降低至 0.6% 以下。用麦淀粉替代主食作为患者每日供给热量的主要来源，以减少饮食中劣质蛋白质的摄入量，一方面可以在限量范围内提高优质蛋白质摄入的比例，另一方面也保证了低蛋白质饮食的情况下摄入充足的能量。

在具体操作上，麦淀粉可以加工成各种各样的主食：一份麦淀粉用约半份滚开水烫热揉成面团，可制成面条、面片、蒸饺、烙饼等。甚至麦淀粉还可制成各色点心，来丰富低蛋白质饮食的食谱。土豆淀粉和地瓜淀粉也可以用这样的方式来处理。

如果要落实到具体每个人的主食分量，我们可以通过公式计算出来需要的蛋白质和能量后，按照自己饮食习惯更改具体分量。在体力活动加重的情况下，我们可以增加一些热量的摄入，不必严格按照公式计算出的热量，可以有富余或亏缺。最重要的是保证蛋白质的限制。

常用食疗方

除了以上的饮食注意事项，这里我们特意准备了 5 个食疗方，适用于几种常见肾病的协助治疗。

1. 黄芪鲤鱼汤

组成：鲤鱼或鲫鱼 1 条（约 300~500g）、生黄芪 30g、赤小豆 30g、莲子肉 3g、芡实 20g、砂仁 10g。浮肿明显者可加冬瓜皮 30g，茯苓 30g；脾虚便溏者，加白术 30g，茯苓 30g。

煎服方法：布包浸泡 10~15 分钟，大葱白 1 根，姜 1 块洗净，葱切段，姜切片，不添加盐及其他调味料，水开后文火煎煮 1~2 个小时。鱼汤煎至到 100~150 毫升为宜，一剂分 2 次服用，喝汤吃鱼，每周 1~3 剂。

适用于肾病综合征患者，可以明显提高肾病综合征患者的血浆白蛋白，增加尿量，其作用不逊于静脉输注白蛋白，具有简便验廉的特点。慢性肾功能不全需要低蛋白饮食的患者可以只喝汤不吃肉，同时需要注意的是，在服用黄芪鲫鱼汤时，每天的蛋白质摄入需要重新计算。

2. 黄芪粥

组成：生黄芪 15g、山药 15g、莲子肉 15g、茯苓 15g、核桃肉 12g、荷叶 9g。

煎服方法：取水 600ml，先煎煮黄芪 20 分钟，去渣，将其余药物放入，煎煮 30 分钟后再加入米，煮成稀粥，适量服用。（需要控制水摄入量的患者需适量服用）

适用于肾炎蛋白尿患者，降低蛋白尿作用明显。同时具有补中益气、健脾功效，适于脾肺气虚、神倦乏力、食少便溏、气短懒言、自汗等症。

3. 莲藕粥

组成：生黄芪 15g、莲子肉 15、莲子心 15g、旱莲草 15g、藕节 15g、山药 12g。

煎服方法：取水 600ml，先煎煮黄芪 20 分钟，去渣，将其余药物放入，煎煮 30 分钟后再加入米，煮成稀粥，适量服用。（需要控制水摄入量的患者需适量服用）

适用于肾炎血尿的患者。主要功效为益气健脾，化瘀止血。

4. 补血食疗方

组成：龙眼肉 20g、大枣 10g、莲子肉 15g、枸杞 12g。

煎服方法：取水 650ml 煮沸，将龙眼肉、大枣、莲子肉、枸杞依次放入，再次煮滚后入米，煮成稀粥，适量服用。

适用于肾性贫血患者。主要功效为补气养血。

5. 银菊玄桔麦茶

组成：金银花 12g、野菊花 12g、玄参 6g、桔梗 6g、麦冬 6g。

服用方法：以上药物洗净后，放入沸水 1500ml 中，适量代茶饮。

适用于肾病兼见咽炎的患者。主要功效为清热解毒，消肿散结。对于肾病咽炎反复发作的患者，自觉咽喉不利时可以预防咽炎发作。

　　以上就是我们推荐的几个肾病患者日常生活食疗方。这里需要注意的是，对于已经服用中药的患者，想要服用以上食疗方时需要与就诊医生沟通。若医生所开的中药汤剂已包含上述药物时再服用上述食疗方会造成重复用药，可能会影响疗效。

　　总而言之，广大肾病病友合理搭配饮食，根据自己的身体状况制定适合的食谱是十分必要的，也是对身体十分有益的。故医者有诗云：

　　　　　羸疾经年日渐沉，医者督促饮食慎。
　　　　　五味本为养气血，不知食宜何存身？
　　　　　膏粱厚味湿浊滋，多盐致瘀血脉泣。
　　　　　历览肾病轻与重，成由有节衰由奢。